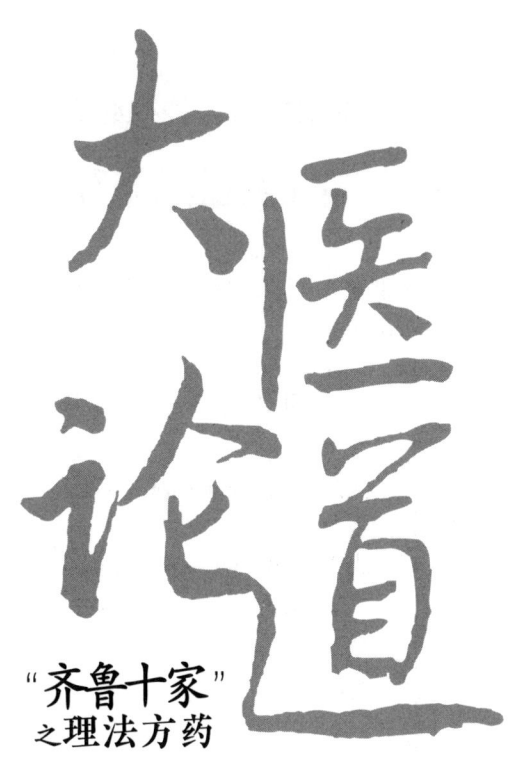

大医论道

"齐鲁十家"之理法方药

学术顾问（以姓氏笔画为序）
| 丁元庆　田思胜　刘更生
| 刘持年　刘桂荣　李玉清
| 姜建国　高洪春　陶汉华
| 魏凤琴

主　编｜王　欣
副主编｜于　鹰　刘西建
　　　　秦红松　曲　夷
编　委｜郝菲菲　温　雅
　　　　曾　辉　姚瑞元

人民卫生出版社
·北京·

版权所有，侵权必究！

图书在版编目（CIP）数据

大医论道："齐鲁十家"之理法方药 / 王欣主编 . —— 北京 ：人民卫生出版社，2024. 10. -- ISBN 978-7-117-37017-2

Ⅰ . R249.7

中国国家版本馆 CIP 数据核字第 2024MK7832 号

| 人卫智网 | www.ipmph.com | 医学教育、学术、考试、健康、购书智慧智能综合服务平台 |
| 人卫官网 | www.pmph.com | 人卫官方资讯发布平台 |

大医论道——"齐鲁十家"之理法方药
Dayi Lundao——"Qilu Shijia" zhi Li Fa Fang Yao

主　　编：王　欣
出版发行：人民卫生出版社（中继线 010-59780011）
地　　址：北京市朝阳区潘家园南里 19 号
邮　　编：100021
E - mail：pmph @ pmph.com
购书热线：010-59787592　　010-59787584　　010-65264830
印　　刷：中煤（北京）印务有限公司
经　　销：新华书店
开　　本：710×1000　1/16　　印张：21
字　　数：388 千字
版　　次：2024 年 10 月第 1 版
印　　次：2024 年 12 月第 1 次印刷
标准书号：ISBN 978-7-117-37017-2
定　　价：79.00 元

打击盗版举报电话：010-59787491　　E-mail：WQ @ pmph.com
质量问题联系电话：010-59787234　　E-mail：zhiliang @ pmph.com
数字融合服务电话：4001118166　　　E-mail：zengzhi @ pmph.com

前言

2015年，习近平总书记在《致中国中医科学院成立60周年贺信》中明确指出："中医药学是中国古代科学的瑰宝，也是打开中华文明宝库的钥匙。"他强调："深入发掘中医药宝库中的精华，充分发挥中医药的独特优势，推进中医药现代化，推动中医药走向世界，要切实把中医药这一祖先留给我们的宝贵财富继承好、发展好、利用好，在建设健康中国、实现中国梦的伟大征程中谱写新的篇章。"华夏瑰宝，岐黄之术。中医药事业的振兴和发展进入了一个新时代。

山东中医药大学长清校区中兴湖畔，有一座"十老园"，那里静静地矗立着十位老一辈著名中医药学家的雕像，他们是刘惠民、李克绍、周凤梧、张志远、张珍玉、周次清、徐国仟、张灿玾、刘献琳、尚德俊。这十位大家，被人们习称为"齐鲁十家"。他们中既有创校元老，也有国医大师，他们医德高尚、医技精湛，学术上各领风骚、独树一帜，在全国中医药界享有盛誉，是齐鲁中医学派的典型代表。

挖掘名家思想，传承临证经验，弘扬中医学术，这是中医药事业发展的需要，也是历史赋予我们的责任。遗憾的是，2020年2月国医大师尚德俊先生去世，至此十位医家都先后离开了我们，对于他们学术思想和临证经验的挖掘整理工作，更是成为当务之急，迫在眉睫，势在必行。

早在2017年春，本编委会就在山东中医药大学教务处的支持下，启动了"齐鲁名家谈方论药"在线课程的建设工作。我们采用访谈形式，邀请了刘惠民先生等创校元老的学生或弟子们，回忆跟师经历，介绍先生们临床处方用药的经验和体会。课程于2018年开始分别在智慧树、中国大学慕课（MOOC）等平台面向社会学习者开放共享，目前已有30多所学校、数万名学生选课学习，开创了中医学术传承的新范式。

"理-法-方-药"是中医学诊断治疗的完整体系。中医的临床优势在于辨证论治，理法方药融会贯通。在前期课程制作的基础上，为更好地挖掘传承老一辈中医名家的学术经验，弘扬齐鲁中医学派的学术特色，本编委会围绕"理-法-方-药"一体化的中医辨证论治特点，将齐鲁十家的学术创见、医理心法、方药运用经验进一步收集整理，编辑成《大医论道——"齐鲁十家"之理法方药》一书。通过阅读本书，读者不仅可以领略名医大家的学术风采，更能学习先生们的辨证思维以及对方、药的独特理解和应用经验，为临床实践提供有益借鉴。

本书按照生辰先后顺序，以每位医家作为一个单元，首先简要介绍其生平及从医从教经历，其后着重记述十位医家独到的学术观点和创新的理论建树，系统阐释他们对常见病、多发病、疑难病的中医诊断思维和辨证思路，总结其临床常用中药、药对、药组的选用经验，介绍其古方活用技巧以及自拟方的配伍应用，并附有典型验案，从理-法-方-药角度，集中反映了十位医家的学术成就和诊疗特色。

本书除收录"齐鲁名家谈方论药"在线课程视频拍摄的部分访谈内容外，其余文稿及医案选录自十位医家的医案医话、已发表论文及其门人弟子所整理出版的论著文集等，但根据本书内容需要进行了重新逻辑化梳理归纳，以期能系统体现每位医家独特的学术思想和诊疗经验。医家用药经验中涉及犀角、虎骨等现临床禁用药，以及有毒中药马钱子剂量较大等，为保留原貌均未做修改，请读者临证时选用替代品，有毒中药剂量需慎重选用。每位医家后均附有主要参考文献，以供读者学习参阅。

因齐鲁十家均已谢世，为保证本书内容真实可靠，编委会特别邀请十位医家的弟子或学术传承人作为学术顾问，对书中所有章节涉及的内容进行审阅认定。十位医家的弟子或学术传承人，均为知名中医药学家、教学名师。他们有的已近耄耋之年，有的仍忙碌在临床、教学、科研一线，但在本书的资料整理和书稿撰写过程中，他们都毅然从百忙之中抽出身来，与负责执笔的中青年作者们斟酌商榷，提供了大量一手资料，逐字审阅了文稿和医案，全程给予了细心、耐心的指导和帮助。他们对于师辈的敬重之情、对于中医传承的情怀与担当，对于后学者的无私提携，以及严谨求实、精益求精的治学精神，无不令人动容！在此，对本书所有学术顾问专家们表示最诚挚的感谢！

隆冬的中兴湖畔，虽然湖水已经结冰，但不论迎着晨光，还是沐浴晚霞，"十老园"里总是处处可以看到学生们诵读学习的身影。每逢教师节、毕业季或者新年元旦，每位老先生的塑像前都会摆满鲜花，寄托着山东中医药大学学子对老一辈中医药学家的怀念和祝福。希望本书可以助力"十老"精神和学术的传承，为中医事业的守正创新尽一份绵薄之力。

大医之道，健康所系，性命相托。"齐鲁十家"，杏林圣手，医术精深。本书从理-法-方-药角度，挖掘和整理了十位医家的临证经验，但由于学识所限，可能难以总结全面，疏漏不当之处，敬请批评指正。

编者

2024 年 1 月

目录

刘惠民 先生
理法方药经验 1

刘惠民生平简介　2
用药峻猛治外感，喜用重用生石膏　4
辨证立法重整体，以通为用治胃痛　9
深谙药性与药理，突破常规巧用药　15
临证善用药粉方，汤散并用有奇功　23

李克绍 先生
理法方药经验 29

李克绍生平简介　30
胸中无尘为良医，整体辨证疗癫痫　32
五更泻非皆肾泻，疏泄太过脾湿盛　36
大青龙汤治水气，变法思维更可贵　37
不囿膀胱蓄水证，内通三焦用五苓　40
血虚寒厥抓主症，当归四逆温养通　43
风热外感阴液伤，清透凉营阴血益　46
肠胃不和九窍病，调和肠胃心神宁　52

周凤梧 先生
理法方药经验 59

周凤梧生平简介　60
擅医内杂温，理精治法活　62
妇疾分阶段，气血宜调和　70
儿科重脾胃，祛湿调阴阳　76
老年慎补益，邪正需兼顾　81
医药同一理，治病炼于药　89
组方重法度，配伍贵精专　95

张志远 先生
理法方药经验 101

张志远生平简介　102
发挥河间玄府说，耳病中风功效确　104
重剂黄芪起沉疴，益气复脉有奇功　109
柴胡应用重品种，退热疏肝升降行　116
补阴利水有妙义，六味茯苓泽泻齐　123
儿科活用平胃散，祛湿运脾消导全　128
妇科十治巧变化，古方新用卓效显　134

张珍玉 先生
理法方药经验 149

张珍玉生平简介　150
悟脾胃学说精髓，完善大脾胃思想　152
厥阴风木五脏贼，诸病皆可从肝治　157
营卫气血分表里，气血调达致和平　161
处方用药精配伍，相反相成用药对　165
治咳之要在宣降，桑薄清宣效力彰　170

周次清 先生
理法方药经验 175

周次清生平简介　176
气血失和致胸痹，调畅气血治为先　178
辨证重在肝脾肾，分期治疗高血压　184
阳气虚弱是根本，善施三法治病窦　190
分期分型相结合，巧治病毒心肌炎　195
善用交通心肾法，辨治健忘有良效　201

徐国仟 先生
理法方药经验 207

徐国仟生平简介　208
　　皓首穷经研医理，活用经方重变通　211
　　调补阴阳和气血，温中除痰疗中风　215
　　扶正祛邪二期治，壮脾全土臌水消　222

张灿玾 先生
理法方药经验 229

张灿玾生平简介　230
　　首提呼吸气化府，辨治咳喘功效确　232
　　多方考辨胃脘痛，疏肝理脾治为先　238
　　承继家学治痈疽，理法方药特色明　244
　　冲任损伤致崩漏，标本分治重调气　250
　　小儿泄泻辨轻重，内治外治相结合　255

刘献琳 先生
理法方药经验 261

刘献琳生平简介　262
　　整体观念作指导，不治已病治未病　264
　　衷中参西融新知，病证结合显奇效　269
　　四诊合参重舌脉，方证相应出真知　274
　　遵古鉴今不盲从，读书临证相印证　279
　　机圆法活守病机，胸中有方不泥方　283

尚德俊 先生
理法方药经验 287

尚德俊生平简介　288
　　倡导瘀证，活血为要　290
　　病证结合，异病同治　292
　　中西合参，整体辨治　294
　　外治五法，疗效独特　296
　　临证灵活，特色鲜明　300

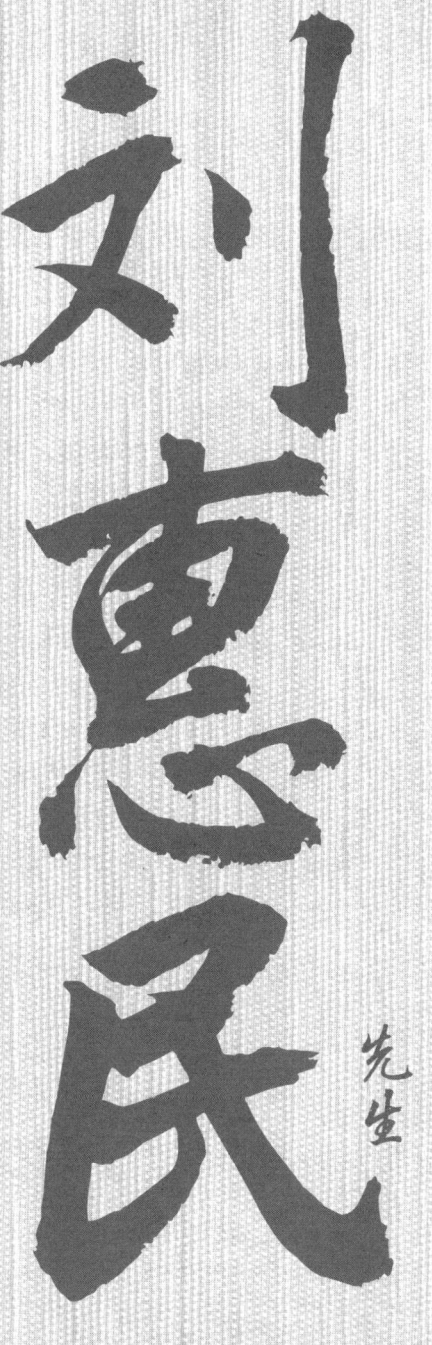

刘惠民先生理法方药经验

刘惠民
生平简介

　　刘惠民先生（1897—1977），名承恩，字德惠，号惠民，山东沂水县人，全国著名中医。

　　刘惠民幼年时受其伯祖父的影响，酷爱医学。17岁因病辍学，开始攻研医学。后又参加了上海丁福保创办的新医学讲习社函授学习2年。20世纪20年代，曾远赴奉天（今沈阳）张锡纯先生创办的立达中医院学习、工作。回乡后以行医为业。

　　抗日战争和解放战争时期，曾任鲁中八路军第二支队医务主任、山东省人民政府卫生局临沂卫生合作社社长、山东大药房副经理、沂山福利制药厂经理等职务，并一直坚持医疗工作。先生曾历任山东省卫生厅（现山东省卫生健康委员会，后同）副厅长、山东省立中医院（现山东中医药大学附属医院、山东省中医院）院长、山东中医学院（现山东中医药大学）院长、山东省中医药研究所（现山东省中医药研究院）所长等职。

　　1957年夏，毛泽东主席在青岛开会期间患了重感冒，恶寒发热、无汗咳嗽，几经诊治未见好转。与会的山东省委书记舒同推荐刘惠民先生赴诊。他四诊合参后，考虑毛主席发病虽在盛夏，但由于青岛昼夜温差较大，仍是因外感风寒日久，表未解而里热盛所致，于是处以大青龙汤重剂加减，以表里双解。服药1剂，毛主席热退病消，又服1剂痊愈。毛主席对刘惠民先生说："我30多年没吃中药了，这次感冒总是不好。刘大夫的两剂中药解决了问题。中医中药好，刘大夫的医术也好啊！"之后，刘惠民先生被指定为毛泽东主席的保健医生之一。同年11月，他以随团保健医师的身份，跟随以毛泽东为首的中国共产党代表团参加了莫斯科十月革命40周年庆祝大会，并为苏联的一些领导人诊病。

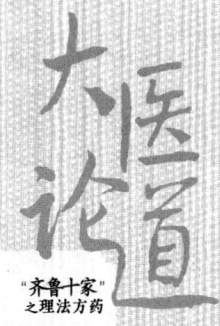

1958年10月，毛泽东主席作出重要指示："中国医药学是一个伟大的宝库，应当努力发掘，加以提高。"为了贯彻这一指示精神，刘惠民先生精心组织了西医离职学习中医班。首届学习班于1958年12月20日正式开学。在开班仪式上，先生指出，医生需要具有现代科学知识，而西医学习中医则是创造祖国新医学的捷径。会中会西，一个医生有两套技术，中西医结合就容易了。两年后，学习班结业时，学员们都受益匪浅。

1959年冬，刘惠民先生为毛主席诊治感冒。在开处方时，毛主席忽然提了个问题，问先生民间常说的"上火"怎样解释。刘惠民先生用中医理论讲解后，毛主席笑着说："你讲的这些我不懂啊，你看怎么办？"先生略微思索一下，回答说："西医学了中医，再用西医的话讲出来，主席就懂了。"毛主席听后，非常高兴地站起来，说："对喽，所以我说，关键的问题在于西医学习中医。"刘惠民先生与毛主席之间看似普通的对话，实则内涵丰富，具有重要的现实指导意义。

刘惠民先生从医近60年，研读大量经典医籍，在临证中勇于创新，大胆探索，善于从实践中总结经验，对内、外、妇、儿各科许多疑难杂症的诊治，都有较深的造诣，在国内享有较高的威望，为全国著名中医。

先生主要论文有《麻疹和肺炎的防治法》等。曾编写《与张锡纯先生的通信》《黄元御医学史迹考俟正》《中医经络学选要》《中医妇科学选要》《中医伤寒病学选要》等多部书稿。最能体现他的医疗特点和风格的是1976年出版的《刘惠民医案选》，该书由他的门人根据病历整理而成。后来，戴岐、刘振芝、靖玉仲又对本书进行了修订和补充，1979年出版《刘惠民医案》，更完整地反映了刘惠民先生医疗经验的全貌。

用药峻猛治外感，
喜用重用生石膏

刘惠民先生从医60载，研读大量经典医籍，博采众长，尊古不泥，积累了丰富的临床经验。刘老精于内、外、妇、儿各科病证的辨治，尤其对外感热病的治疗颇有见地。

一、治以太阳经病为主，灵活化裁经方

刘惠民先生多从经典中总结对感冒、流行性感冒（简称流感）等外感热病的认识。《难经·五十八难》云"伤寒有五：有中风、有伤寒、有湿温、有热病、有温病"，说明中医之伤寒多为广义伤寒，即一切外感发热性疾病的总称。因此，先生认为感冒、流感也应属于广义伤寒的范畴。他秉承仲景的六经辨证，尤以治太阳经病为主，如仲景的桂枝汤、麻黄汤、大青龙汤、小青龙汤、麻黄杏仁甘草石膏汤、葛根汤等是刘老临证常选用的方剂。在《刘惠民医案》中所收录的12例感冒和流感医案中，就有10例的处方源于《伤寒论》。

刘惠民先生临证并不拘泥于原方，而是据证加减，有是证用是药，可谓"形似"。如恶寒重者，重在解表散寒，常麻黄、桂枝并用，并酌加羌活；咳嗽吐痰者，偏于止咳化痰，常选桔梗、川贝母、杏仁等；咽喉疼痛者，伍以宣肺利咽，常用桔梗、牛蒡子、射干等；胸脘痞闷者，酌以宽胸散结，常配伍薤白等；心中烦躁者，则需清心除烦，酌加栀子、淡豆豉，即仲景栀子豉汤；口渴者，则需清热生津，常用天花粉等；而对于食欲不振者，当以消食和胃，先生喜用神曲、麦芽等；如若小儿高热不退，先生则常用钩藤、薄荷清热凉肝，息风止痉，"截断"病势，以防热盛动风而致惊厥。

除了随证加减，刘惠民先生还效仿经方之意创制新方，可谓"神似"。如《刘惠民医案》"附方"中载有他创拟的解表散寒退热、宣肺止咳利咽的感冒退热汤之一（由麻黄、玄参、葛根、生石膏、山药、钩藤、薄荷、桔梗、射干、柴

胡、生姜、大枣组成)、感冒退热汤之二(由麻黄、防风、生石膏、炒白术、薄荷、羌活、葛根、钩藤、生姜、炙甘草组成)，以及止咳化痰、宣肺解表的外感咳嗽方(由麻黄、炒杏仁、生石膏、五味子、干姜、薄荷、瓜蒌仁、山药、钩藤、炙甘草组成)等。

二、善用发汗峻猛之剂，强调因时制宜

刘惠民先生认为，外感热病，患者感邪不久，正气多不虚，此时应重在解表散邪，常遵"治外感如将，贵在峻猛"之说，一般主张应用发汗峻猛之剂以祛邪为主。如在先生撰写的《中医伤寒病学选要》中载有治疗太阳病的常用代表方3首——加减桂枝汤、加减麻黄汤、加减葛根汤。

加减桂枝汤是由桂枝汤合大青龙汤加减而成，组方：桂枝12g，麻黄9g，白芍18g，杏仁12g，生石膏24g，知母12g，山药30g，生姜9g，大枣5枚。

加减麻黄汤组方：麻黄12g，桂枝9g，杏仁12g，白芍12g，半夏9g，防风9g，生石膏30g，山药36g，桔梗10g，生姜9g。

加减葛根汤组方：葛根15g，麻黄9g，桂枝9g，知母12g，生石膏24g，山药30g，白芍12g，升麻9g，甘草3g，生姜9g，大枣5枚。

以上3首方剂中，均以麻黄、桂枝并用。麻黄发汗力猛为历代医家所熟悉，如《神农本草经百种录》中云其"较之气雄力厚者，其力更大"，《本草害利》赞其"轻扬善散，发表最速"，张锡纯更称麻黄"为发汗之主药"；而与桂枝合用，发汗解表之功益著；且二药用量较大，又配伍生石膏以加强辛散祛邪之效，确为发汗峻猛的方剂。

除此之外，刘惠民先生还认为，即使是小儿患有外感，如果病情较重，也可选用成人的剂量去治疗。如先生曾诊治一位感冒患者，年龄11岁，感冒1周，鼻塞流涕，周身不适，3天前开始恶寒发热，体温39~40℃，无汗，头痛，周身酸痛，咳嗽，口苦，恶心，食欲不振，小便黄，大便干，舌苔黄，脉浮数。先生辨其为外感风寒，肺胃蕴热，治宜发汗解表，清解肺胃。处方：麻黄9g，羌活6g，柴胡9g，桂枝9g，白芍12g，山药30g，知母15g，生石膏24g，炒杏仁9g，竹茹9g，生姜6g，大枣4枚，炙甘草6g，水煎服。方中麻黄、桂枝相须，又协柴胡、羌活以加强解表散邪之功；生石膏、知母、竹茹同用，共奏清肺热、止呕逆之效。从药性看，先生所选药物皆为峻烈之品；再观用量，也皆为成人常用剂量，实可谓功效峻猛。患儿服用1剂，即汗出热退，体温降至正常。

然而，治疗外感热病，刘惠民先生更强调应根据病情轻重以灵活处理，病重

药亦重，病轻药亦轻，而非皆用峻烈方药。他尤为重视因时制宜。如在冬季，患者腠理郁闭，先生必重用麻黄、桂枝、羌活等猛药以发汗之；在春季或秋季，常用葛根、薄荷、苏叶等，即使选用麻黄，亦小量用之；而至夏季，天气炎热本易汗出，则常用香薷、浮萍等发汗平和之品。

三、强调解表清里，善用重用生石膏

刘惠民先生认为，外感热病早期不仅限于表证，特别是对服药而热不退的患者，多为表邪未解，入里化热，常兼有不同程度的里热。这是由于风寒之邪侵袭体表，腠理致密，卫阳闭遏，失去正常的宣泄途径，从而导致凝聚人体内而发热。若一味解表，则里热难解；而单纯清里，则药过病所而表邪不能散。因此，先生强调"清里内热，表散而解"，应解表清里两法并行，处方善用解表之麻黄、桂枝，伍用清里之石膏、知母，以奏表里双解之效。如先生习用的大青龙汤、麻黄杏仁甘草石膏汤、加减桂枝汤、加减麻黄汤、加减葛根汤等，组方配伍皆体现表里双解之意。解表有助于清里，清里有利于解表，二者相辅相成。

从其处方遣药来看，先生除用解表发汗之品外，还善用喜用生石膏。在《刘惠民医案选》中共录"感冒和流感"病例12例，其中11例用到生石膏。此药性寒，清热泻火，为治里热炽盛之要药。《医学衷中参西录》云其"凉而能散，有透表解肌之力"，并进一步阐明"逐热外出也，是以将石膏煎服之后，能使内蕴之热息息自毛孔透出"。

刘惠民先生早年曾在张锡纯先生创办的立达中医院学习和工作，因此对生石膏的使用，深受张氏的影响。生石膏辛寒解肌透热，甘寒清泻里热，"其辛散凉润之性，既能助麻、桂达表，又善化胸中蕴蓄之热为汗，随麻、桂透表而出也"（《医学衷中参西录》）。麻黄、桂枝得生石膏，辛温发表而无助热之弊；生石膏得麻黄、桂枝，清泻里热而无凉遏之虑。因此，生石膏与麻黄、桂枝等解表之品合用，既相辅相成，又相制相成，以达表里双解的目的。此外，先生根据证情轻重，用量多在12~24g之间。由此可见，喜用、重用生石膏是刘惠民先生治疗外感热病的又一特点。

四、强调重视脾胃，时时顾护胃气

如前所述，刘惠民先生在治疗感冒、流感等外感病时，主张祛邪为主，且用药峻猛，常麻黄、桂枝与大剂生石膏合用，稍有不慎，易致汗过伤津，抑或寒凉败胃。中医学认为，人以胃气为本，有胃气则生，无胃气则死。脾胃为后天之本，实为汗液滋生之源。因此，在临证时先生无论是在药物配伍，还是服药方法上都强调对脾胃的顾护。

先生治疗外感热病，处方中常选用怀山药。此品性味甘平，益脾养胃，可防石膏寒凉太过而损伤胃气。早在《神农本草经》中就有"主伤中，补虚羸，除寒热邪气，补中益气力，长肌肉"的记载，《本草纲目》亦称其能"益肾气，健脾胃"。另外，先生每用山药，其用量往往要重于生石膏，体现其对脾胃的重视。

麻黄、生石膏、怀山药亦是刘惠民先生治疗感冒、流感等外感病时常用的一组"角药"。麻黄、生石膏解表清里，配伍怀山药，既可养阴，又能健脾益胃，祛邪不伤正，扶正不碍邪，相辅相成，相得益彰。由此可见，先生对表里双解法的应用达到了辨证精确、胆识过人的境地。

除此之外，刘惠民先生在服药方法上亦强调顾护胃气，常效仿仲景桂枝汤药后啜粥取汗之法，嘱患者"服第一次药后，喝热米汤一碗，半小时后，再服第二次药，取汗"，并于处方后详细写明。借水谷精气，温养中焦，汗源充足；又可借谷气内充，鼓舞胃气，扶助卫阳，祛邪外出。由此可见，先生在治疗感冒、流感等外感热病时，既用药峻猛，又顾护正气，祛邪而不伤正。

先生常说："感冒、流感虽属外感轻证，但临床诊治、处方、用药，绝不容有丝毫马虎，否则必将延误治疗。"因之，他特别强调早期、及时、正确的治疗，同时极为重视护理得法。如用发汗之剂，每多嘱病人夜间服药，汗后注意保暖、避风，勿令外出，以免重感或发生其他变证。

五、喜用民间验方

治疗外感病证，刘惠民先生除辨证施治、遣药处方外，还常根据患者病情采用民间验方，每多收获良效。如取生姜15g、生萝卜30g、带须葱头（洗净）5个、苏叶9g，水煎，趁热顿服，服后片刻，再喝热米汤一碗，取微汗。又如取午时茶2块、生姜1块，水煎，服法同上。再如用苏叶12g、薄荷9g、淡豆豉12g、带须葱头5个、生姜3片、大枣3枚，水煎，服法同上。以上都是刘老临床喜用的民间验方，不仅用药简单，而且药物取用便捷，像生姜、萝卜、带须葱头、大枣等多是家中常备之品。验方中所选用的药物药性平和，对于病情较轻或体弱患者尤为适宜。

总之，刘惠民先生治疗感冒、流感等外感疾病，无论辨证、立法、处方、用药等方面，确有许多独创见解，凡经诊治者，多一两剂痊愈，深受病者赞许。

【验案举隅】

患男，30岁，1962年1月18日初诊。患者4天前因劳累受凉，发冷，发热，头痛，烦躁，周身酸楚，流涕，咳嗽，吐白黏痰。舌苔黄，根部略厚，脉紧而数。先生辨证为外感风寒，郁热于里。治宜发汗解表，清热除烦，润肺化痰。处方：麻黄6g，生石膏（捣）24g，柴胡9g，桂枝9g，白芍12g，款冬花9g，炒杏仁9g，山药30g，五味子6g，炙甘草6g，生姜6g，大枣（劈）3枚。水煎2遍，分2次温服。服第一次药后，喝热米汤一碗，过半小时，再服第二次药。服药2剂而愈。

按：患者感受寒邪不久，此时正气多不虚，因此刘惠民先生治疗时选用药性较为猛烈的药物祛邪为主，处方仿大青龙汤解表寒兼清里热之意，酌加柴胡解表退热，白芍和血敛阴，款冬花、五味子润肺化痰，更佐以山药益肺健脾。在用量上，山药重于生石膏，正是先生重视脾胃学术思想的体现。

辨证立法重整体，
以通为用治胃痛

刘惠民先生常说："治外感如将，贵在峻猛；治内伤如相，贵在圆通。"外感病多为病邪侵入不久，正气多不虚，治疗需多用峻猛祛邪之品，邪去则病愈；内伤病与之不同，多系慢性病，正气不足，虚证较多，或虚实夹杂，寒热并见，需以药性和缓之品扶正调整为主，思虑周密，照顾全面，才能收效。《刘惠民医案》中共录有胃痛医案16例，数量较多，可见先生临证对胃痛的治疗颇有心得。

一、辨证立法，注重整体

胃痛，又称胃脘痛，是以胃脘部疼痛为主症，同时常兼有脘腹痞闷、恶心呕吐、吞酸嘈杂、食欲不振、大便不调等症的病证。胃痛是临床上一种常见病证，可见于急、慢性胃炎，消化性溃疡，胃痉挛，胃下垂，胃黏膜脱垂等疾病。

刘惠民先生非常重视整体观念，强调脏腑之病并非孤立存在，而是相互关联，相互影响的。因此，在探讨病因病机时，先生坚持审证求因、审因论治、整体为本的治则。如胃痛的发生，先生认为常因情志不畅、饮食不调所致，病位虽在胃，但与肝、脾、肾、心密切相关，其病机多为"不通则痛"，故以"通"为治则，结合疏肝解郁、理气健脾、滋肾养肝、养心安神等治法。处方用药亦不离脏腑经络，常数证合治，脏腑兼顾。

刘惠民先生根据患者临床表现，审证求因，认为胃痛常因情志不遂、饮食不调、素体虚弱等所致。探究其病机，多为忧思恼怒，情志不畅，肝郁气滞，肝胃失和；或饮食不节，损伤脾胃，胃气失和；或素体不足，劳倦太过，气血虚弱，中气下陷，胃失和降；抑或寒凉伤中，脾肾阳虚，寒自内生，胃失温养。先生治疗的胃痛患者，病程多长达数年，除胃脘部症状外，多伴有失眠多梦、头晕心悸、记忆力减退等心肾虚弱的症状，说明心肾虚弱与胃痛关系密切，且互为因果，相互影响。

因此，先生认为，胃痛的病变脏腑关键在胃，但与肝、脾、心、肾相关，其中，与肝、脾关系最为密切。故在辨证立法时，仍强调以整体为本，重视脏腑之间的联系。例如，证属肝郁气滞，脾胃失和者，法以疏肝理气，健脾和胃，佐以养心益肾；肝气郁滞，脾气虚弱，肝胃失和，心肾不足者，治当健脾和胃，补益心肾，佐以疏肝；证属脾肾两虚，心神不宁者，当以益气健脾，补肾养阴为要，辅以清心安神等。

先生曾诊治一位胃溃疡患者，胃痛5年余，时轻时重，饥饿时重，进食则缓，时有吞酸嘈杂，胃脘胀闷，大便时干时稀，近两三年又出现失眠多梦、心慌头晕等症状，舌边红，苔薄微黄，脉沉弦。先生四诊合参，认为胃痛是因肝胃不和，脾气虚弱，心肾不足所致，遂以疏肝和胃，益气健脾，补养心肾为法，予以汤剂、药粉并用，数剂后效果甚好。这样的医案屡见不鲜。如此辨证立法，不但全面兼顾，而且主次分明。许多经年不愈的胃痛患者，一经先生治疗而获得良效。

二、法活机圆，贵在于"通"

中医学认为，胃为多气多血之腑，主受纳腐熟水谷，以通为用，其气以和降为顺。若感受外邪，内伤饮食，情志失调，劳倦过度，皆可伤及胃腑，致胃气失和，气机不利，不通则痛。古有"通则不痛"的治痛大法，故先生亦主张治疗胃痛，当以"通"为治疗原则。然而对"通"的认识，不能局限为单纯泻下之法，而应全面深入地去理解。

刘惠民先生非常赞同清代医家高士宗所言："夫通则不痛，理也。但通之之法，各有不同。调气以和血，调血以和气，通也；上逆者使之下行，中结者使之旁达，亦通也；虚者助之使通，寒者温之使通，无非通之之法也。若必以下泄为通，则妄矣！"（《医学真传·心腹痛》）也就是说，理气、化瘀、降逆、散寒、化热、除湿、养阴、温阳等治法，均是"通"法的具体体现。

先生结合多年临证经验，在"通"法的使用上，根据辨证灵活运用。肝气郁滞，肝胃失和，法以疏肝理脾，药用柴胡、香附、青皮、川楝子、厚朴、枳壳、木香等，气行则通。气机不畅，郁而化热，法以清热解郁，药用黄芩、黄连、栀子、龙胆草等，热清则通。寒邪伤中，或脾肾阳虚，寒从内生，法以温中散寒，药用丁香、炮姜、吴茱萸等，寒祛则通。气不布津，津聚为痰，法以豁痰，药用半夏、胆南星、天竺黄等，痰消则通。气不行血，瘀血阻滞，法以活血化瘀，药用延胡索、五灵脂、蒲黄等，瘀散则通。胃失和降，胃气上逆，法以降逆和胃，药用代赭石、半夏、生姜等，气降则通。气血不足，脾胃失和，法以益气养血，药用人参、白术、黄芪、当归、白芍等，气血充足，脾气健运，气运则通。肝肾不足，肝胃失和，法以滋补肝肾，药用菟丝子、何首乌、枸杞子等，培补肝肾，肝气条达，气顺则通。心肾虚弱，神志不安，法以补养心神，药用酸枣仁、柏子仁、茯神等，心神安宁则通。诸如上述立法与遣药，皆能体现"通"法。

三、善用古方，圆通灵活

刘惠民先生治疗胃痛，处方遣药善用古方。常取《伤寒论》理中丸、旋覆代赭汤，《医学统旨》清中汤、补气运脾汤，《太平圣惠方》金铃子散，《景岳全书》化肝煎，《丹溪心法》左金丸，《证治准绳》养心汤，《太平惠民和剂局方》失笑散、二陈汤、香砂六君子汤等历代名方。临证时，根据患者病情，在"以通为主"的治则指导下，灵活化裁，每收良效。

1. 随证加减 肝郁气滞显著者，常用柴胡、香附、青皮、郁金、川楝子以疏肝理气；脾胃气滞重者，常用陈皮、木香、厚朴、枳壳等以畅行气机；血瘀者，常用延胡索、蒲黄、五灵脂、酒大黄、牡丹皮以活血；胃热者，常用金银花、黄连、黄芩、栀子等以清热；胃寒者，常用炮姜、丁香、生姜、吴茱萸、草果以温中；痰浊中阻者，常用半夏、橘络、胆南星、天竺黄等以豁痰；脾胃气虚者，常用人参、党参、白术、黄芪、鸡胚粉、炙甘草以益气健脾；肝肾虚弱者，常用何首乌、黄精、枸杞子、覆盆子、菟丝子以滋肾养肝。

2. 据症化裁 胃痛以上腹胃脘部疼痛为主症，常兼见泛恶、脘闷、嗳气、大便时干时稀等症。先生常根据患者临床表现，加减化裁。如疼痛重者，用沉香、三七、乳香、没药、蒲黄、五灵脂、延胡索、川楝子、罂粟壳等以增止痛之效；腹胀甚者，用大腹皮、莱菔子、枳实、槟榔等以行气除胀；呕吐呃逆者，用代赭石、半夏、生姜、竹茹等以降逆止呕；腹泻者，用茯苓、薏苡仁、肉豆蔻、罂粟壳等以健脾止泻；吐久伤阴者，用天花粉、麦冬、黄精、玉竹、石斛、百合等以滋养胃阴；便秘者，用肉苁蓉、当归、熟地黄、芦荟、玄明粉、大黄等以泻下通便；出血者，用仙鹤草、三七、白及等以止血；食欲不振者，用神曲、鸡内金、鸡胚粉、麦芽、谷芽等以健脾消食；失眠多梦者，用酸枣仁、柏子仁、远志、百合、夜交藤、琥珀、朱砂以宁心安神；心中烦躁者，常用栀子、淡豆豉，即仲景栀子豉汤以清心除烦。先生详审权衡，投药对症，往往药到病除。

3. 同病异治 刘惠民先生曾诊治过这样两位胃痛患者,均诊断为十二指肠溃疡,一位病人为进食前疼痛剧烈,得食则缓,并伴有嗳气、痞闷、纳呆、失眠、多梦、烦躁、大便干结;另一位病人则是饭前无痛感,食后上腹疼痛,并伴有吐酸、腹胀、大便稀薄。二位患者虽同病,但临床证候有明显区别,故辨证、立法、遣方、用药均有所异。

先生四诊合参,前例辨证为"肝经郁热,脾胃失和,心肾不足",法以滋肾清肝,理气和胃,佐以养心安神。先生认为,肝郁化热,横逆犯胃,肝胃失和,方用青皮、厚朴、砂仁以疏肝理气;脾胃失调,食欲不振,用白术、鸡内金以健脾消食;患者常有失眠、多梦、烦躁,故方中重用炒酸枣仁45g,辅以柏子仁、栀子、淡豆豉以宁心安神,清热除烦;又虑患者大便干结,遂用肉苁蓉、当归、芦荟以润肠通便。

而后例辨证为"脾胃虚弱,肝气不舒",法以温中健脾,理气和胃,佐以疏肝。方用木香、砂仁、厚朴、川楝子、陈皮以疏肝理气和胃;丁香、生姜以温中和胃;因病人时有吐酸、腹胀,先生遂选海螵蛸、白及、浙贝母以制酸止痛;又因其大便稀薄,伍用炒白术以健脾止泻。

四、顾护脾胃,慎用活血

刘惠民先生非常重视脾胃,强调脾胃乃后天之本。"五脏六腑皆禀气于胃""有胃气则生,无胃气则死",脾胃在人体生理及病理中具有极为重要的意义。调理脾胃不仅对脾胃疾病本身有较好疗效,且治疗任何疾病也只有脾胃功能健全,受纳输布功能正常,才能将药力输布至病所,更好地发挥药物的效能。因此,先生在胃痛的治疗中,也十分注重脾胃功能,强调顾护脾胃。这一观点,在其处方、用药上均有体现。先生善用人参、党参、白术、山药、炙甘草、砂仁等,益气健脾,培补中焦。

胃痛易反复发作,多缠绵难愈。先生诊治的患者,其病程短则三五年,长则八九年。中医认为"久痛入络",易致血行不畅,瘀血内阻,本应常用活血祛瘀药以化瘀行滞,截断病势。但活血药多辛香走窜,用之不当易损伤脾胃。综观先生的处方,他对活血药的选用还是十分谨慎的,如川芎、赤芍、桃仁、红花等较少使用。可以说,这也是先生重视脾胃观点的又一体现。但当患者有明显瘀血之象时,不能为此所限,还应选用合适的活血之品。如先生常用养血和血之当归,活血而不伤正,或配以健脾和胃药以防败伤脾胃,抑或饭后服药,以减少对脾胃的损伤。

五、明晰病理，融汇中西

刘惠民先生早年在名医丁福保创办的新医学讲习社函授学习，学到很多西医知识，如西医生理、药理、解剖等，这对先生的影响颇深。他在治疗疾病时常参考西医的诊断，融汇中西，采用相应的治疗措施。

如溃疡病者，胃液分泌较多，且溃疡部位常伴有出血，因此先生在中医辨证的基础上，常辅以制酸止痛、生肌止血之法，善用海螵蛸、白及、浙贝母、瓦楞子等药。现代药理研究表明，海螵蛸、瓦楞子中含有的碳酸钙能中和胃液，促进溃疡面愈合；另外，海螵蛸、白及、瓦楞子还可对胃、十二指肠黏膜损伤创面有明显的保护作用。

又如胃下垂，中医认为多因脾胃虚弱，脾气下陷所致，故重用补中益气及升提之法，常用人参、白术、黄芪、蛤蚧粉以补气培元。而从西医角度来看，胃下垂的发生与胃肌张力减弱有关，因此先生还喜用马钱子。马钱子有效成分为士的宁，既能增强胃肌张力，又能增加消化液的分泌，促进消化功能和食欲。如先生诊治的一位胃下垂患者，病程7年余，除上腹疼痛外，常兼见腹胀，嗳气，饭后尤甚，食欲不振，消化不良，消瘦乏力。先生诊为脾胃虚弱，中气不足，在用人参、白术、鸡胚粉、鸡内金补中益气、健脾和胃的基础上，加入精制马钱子以奏升提之效。患者服药近2月，病情大有好转。

由此可见，在胃痛的治疗中，无论辨证、立法、处方、用药等各方面，都充分体现了先生重视脏腑为本、整体调理的诊疗学术特点。

【验案举隅】

患男，37岁，1956年9月18日初诊。患者上腹部经常疼痛，伴有胀满、嗳气、吞酸、嘈杂等不适已多年，饭前疼痛较重，食欲不振，矢气多，大便略干，钡餐透视诊为胃幽门部溃疡，长期服用小苏打、氢氧化铝等药无效。近来常失眠，多梦，烦躁，易惊，腰酸，乏力。患者体瘦，面黄而黯，舌质淡红，苔薄白，脉弦细，沉取弱。辨证为脾气虚弱，肝胃失和，心肾不足。治法：健脾和胃，补益心肾，佐以疏肝。处方：酸枣仁（炒）45g，柏子仁12g，枸杞子15g，山药24g，黄精

12g，白及15g，海螵蛸15g，浙贝母15g，厚朴9g，白术12g，鸡内金15g，砂仁9g，吴茱萸9g，黄连4.5g，陈皮9g，半夏9g，甘草6g，水煎2遍，分2次温服。服药数十剂后，上腹疼痛减轻，食欲好转，体力增强。天凉或阴天时仍有胃痛、吐酸及腹胀感，睡眠仍差。原方加木香9g、党参15g、远志9g，水煎，服法同前。10个月后来函述：前方继服数十剂，吞酸、腹胀、嗳气等症已消失，余症也有好转，两三个月前经钡餐透视复查，溃疡已愈合。

按：本例患者，凭证参脉，胃痛是因脾气虚弱，肝胃失和，胃失和降所致，又因伴见失眠多梦，腰酸乏力等症，兼有心肾不足之象。其病虽在胃，但与脾、肝、心、肾相关。治法为健脾和胃，补益心肾，佐以疏肝。由此可见，刘惠民先生辨证立法，以整体为主，强调脏腑间的联系。方中山药、白术、砂仁、鸡内金、厚朴、甘草健脾和胃；枸杞子、黄精、酸枣仁、柏子仁补益心肾，养心安神；白及、海螵蛸、浙贝母制酸止痛；半夏、陈皮燥湿化痰，理气和胃；吴茱萸与黄连合用，看似《丹溪心法》左金丸，然左金丸中黄连用量需重于吴茱萸，但此处吴茱萸用量倍于黄连，是因患者多在天凉或阴天时症状加重，其证多寒象，故重用吴茱萸，少取黄连。

深谙药性与药理，突破常规巧用药

刘惠民先生临证尊古不泥，善于突破常规，特别是在药物的使用上有很多独到的见解。如前所述，在治疗外感病中对生石膏、山药的运用就颇具特色。除此之外，先生对酸枣仁、马钱子、荆芥穗的使用，亦是巧妙。

一、对酸枣仁的认识和运用

酸枣仁首载于《神农本草经》，为鼠李科植物酸枣 *Ziziphus jujuba* Mill. var. *spinosa*（Bunge）Hu ex H. F. Chou 的干燥成熟种子。味甘、酸，性平，归肝、胆、心经，具有养心补肝，宁心安神，敛汗，生津之效，为用治虚烦不眠的要药。在《刘惠民医案》中，收录有 9 例不寐病案，处方中均用到酸枣仁。另外，对于其他病证中兼见失眠症状者，刘惠民先生也是首选酸枣仁以安心神。先生临证善用本品，主要体现两个特点：一是用量宜大，二是生熟并用。

1. **主张用量宜大** 酸枣仁重在养心阴、益肝血而宁心安神，故为养心安神之要药，早为历代医家所重视并应用于临床。《神农本草经》中就有酸枣仁"久服安五脏，轻身延年"的记载，《名医别录》中也称其能"补中，益肝气，坚筋骨，助阴气，令人肥健"，《本草汇言》云其"敛气安神，荣筋养髓，和胃运脾"。现代药理研究表明，酸枣仁中所含有的酸枣仁总皂苷、总黄酮、总生物碱、不饱和脂肪酸等均有催眠、镇静作用，此外还有改善心肌缺血、提高耐缺氧能力、增强免疫功能等作用。

但从汤剂中酸枣仁的用量来看，古今医家单剂用量多为 10~30g，《中国药典》（2020 版）中载其用量为 10~15g。更有人提出，酸枣仁如果一次用量超过 50 粒，即有"发生昏睡，丧失知觉，使人中毒"的危险。但是在刘惠民先生的医案中，酸枣仁的用量都比较大，多数方中超过了 30g。先生结合多年用药经验认为：酸枣仁不仅能养心安神，久服还可养心健脑、滋补强壮，因此临证主张该药用量宜大，一般成人1次用此药多在30g以上，甚至有多达75~90g者，用量五六倍于他人。即使用于小儿，本品用量也较大，一般为6~15g，重者可至24g。酸枣仁大量使用，完全突破古今本草方书对本药用量的记载。当时曾有人批评先生"太大胆"，但先生说有关酸枣仁用量，不应受书本知识的约束，应根据患者病情的轻重缓急和体质的强弱来酌情使用，只要配伍得当，大多效如桴鼓，且无不良反应。

2. **强调生熟并用**　李时珍称酸枣仁"熟用疗胆虚不得眠……生用疗胆热好眠"（《本草纲目》），此说被后世众医家所熟知。先生亦认为酸枣仁生用可醒神，炒用能安神，主要是对神经系统兴奋或抑制的不同。因此，先生临证中每遇精神思维活动异常为主的患者，常生熟并用酸枣仁。因为本品又兼具补养之功，故对体质虚弱者尤为适宜。

【验案举隅】

患男，23岁。1年来经常失眠多梦，头痛目胀，眩晕眼花，记忆力减退，注意力不集中，有时心悸，惊恐，烦躁，食欲不振，时有腰腿酸痛，四肢无力，麻木。查体见患者体胖，面色黧黄，舌苔白，微厚，脉弦细，沉取虚弱。辨证为心脾不足，肝阳偏盛。治宜养心健脾，清肝潜阳，祛风豁痰。处方：酸枣仁（生熟各半）46g，柏子仁（炒）12g，生龙骨9g，朱茯神12g，天麻12g，生珍珠母30g，苍耳子9g，全蝎（去刺）9g，炒槐实9g，淡豆豉12g，栀子9g，木香9g，白术9g，生鸡内金12g，水煎温服。另取天竺黄1.8g、人参1.5g、琥珀1.8g，共为细粉，冲服。服药10余剂，睡眠好转，梦减少，心悸头胀、眩晕、烦躁等症均有减轻。仍感头昏，肢体麻木。脉象缓和，沉取仍弱。原方去槐实、淡豆豉，加蕤仁（炒）12g、海藻12g、谷精草9g，水煎服。又服药10余剂，每天可睡眠7小时左右，头晕、眼花、烦躁、心悸、惊恐等症状明显减轻，食欲增进，脉象同前。服药有效，嘱原方继服，以资巩固。

按：本案例中，患者失眠多梦是因心脾不足所致，因此先生重用酸枣仁，且生熟并用，是取得良好效果的关键。如若墨守成规，迷于酸枣仁用多中毒之说，则常因病重药轻，杯水车薪，致延误病情。先生之善用酸枣仁，犹如张锡纯之善用生石膏，确有创见。

二、对马钱子的认识和运用

马钱子首载于《本草纲目》，原名番木鳖。为马钱科植物马钱 Strychnos nux-vomica L. 的成熟种子。味苦，性温，有大毒，归肝、脾经。属于活血化瘀药，具有散结消肿、通络止痛的功效。《本草纲目》称其"治伤寒热病，咽喉痹痛，消痞块"，《串雅补》曰其"能钻筋透骨，活络搜风"，故临床上可用治跌打损伤，骨折肿痛，痈疽疮毒，咽喉肿痛，风痹瘫痪等。刘惠民先生在临证中，深谙中医辨证论治，并结合药物的现代药理研究，巧妙运用马钱子治疗胃下垂、慢性风湿及类风湿性关节炎、脑炎后遗症、脊髓灰质炎及其后遗症、面神经炎、急性感染性多发性神经根炎等多种疾病，确有奇效。

1. 马钱子用治痿证　张锡纯先生曾赞马钱子"开通经络，透达关节，实远胜于他药也""马钱子性虽有毒，若制至无毒，服之可使全身瞤动，以治肢体麻痹"，用其治风湿顽痹、麻木瘫痪等，如《医学衷中参西录》所载治疗肢体痿废的振颓丸、起痿汤中均选用马钱子。刘惠民先生受张师的启发，在治疗脑炎后遗症、脊髓灰质炎及其后遗症，以及急性感染性多发性神经根炎等疾病时，见以肢体筋脉弛缓、肌肉痿软甚至瘫痪为主症者，处方中常配伍马钱子以通经活络，强肌振痿。

【验案举隅】

验案1　患男，2岁，1956年12月8日初诊。患者于7个月前出现发热、咳嗽，医院诊断为支气管肺炎，七八天后并发脑炎，出现神志昏迷，肢体抽搐，自汗，经住院治疗后，抽搐止，热退，但后遗半身瘫痪，伸舌障碍，两眼球固定，经中药、针灸等治疗，好转不明显。现在左侧肢体肌肉萎缩，扶之稍能站立，但不能行走，坐时，时间很短。食欲差，进食略多则呕吐，睡眠不宁，易惊，伴有咳嗽。查体：发育营养较差，面黄，两眼球活动不灵活，语言謇涩，舌苔根部白厚，脉虚数，指纹青紫，达风关。诊断为中毒性脑炎后遗症，左侧中枢性瘫痪，中医辨证是脾气不足，肺气失宣，风痰阻络。治当健脾益气，息风活血，通经活络，清热化痰。先生予以汤剂与药粉方同服。

汤剂：葛根6g，钩藤4.5g，千年健4.5g，生石膏4.5g，桔梗3g，天竺黄3g，白术3g，麦芽3g，天麻3g，薄荷2.4g，灯心草1.5g。水煎两遍，约煎150ml，分4次服完，每日1剂。小儿回春丹2丸，每日3次。

药粉方：天麻24g，天竺黄18g，全蝎15g，僵蚕15g，白术12g，人参12g，犀角（现已禁用，以水牛角代）9g，白芷9g，没药9g，乳香9g，当归9g，红花6g，马宝6g，朱砂2.4g，牛黄1.5g，蜈蚣3条，琥珀4.5g，血竭4.5g。研细粉，加麝香1.5g、冰片0.9g，研细匀，每30g药粉加精制马钱子粉0.9g，研匀装瓶。每次0.6g，每日3次，饭后蜜调服。

1957年2月22日二诊：服药后，肢体肌力增强，自主运动显著进步，能自己坐起，但仍不能行走，两眼球活动已恢复正常，讲话仍不流利，夜间睡眠易惊醒，精神及食欲良好，咳嗽已愈。舌苔薄白，两手指纹色青，至气关，脉虚弱。仍予以汤、散并用。

汤剂：葛根9g，钩藤6g，千年健6g，狗脊6g，炒酸枣仁6g，白术4.5g，天麻4.5g，薄荷3g，天竺黄3g，炙甘草3g，桔梗3g，灯心草1.5g。水煎服。煎服法同前。

药粉方：天麻30g，全蝎24g，党参24g，白术24g，虎骨（现已禁用，可用替代品）18g，羚羊角骨15g，僵蚕15g，白芷12g，没药12g，乳香12g，当归12g，生石决明12g，犀角（现已禁用，以水牛角代）9g，马宝9g，血竭9g，胆南星6g，蜈蚣5条，冰片（后入）1.5g。共为细粉，每30g药粉加精制马钱子粉0.9g，研匀装瓶。每次0.9g，每日3次。

按：脑炎后遗症以肢体筋脉弛缓，软弱无力，不能随意运动为主要临床表现，属于中医"痿证"的范畴。刘惠民先生认为，该患儿是因脾气不足，肺气不固，复感温邪，侵及于肺，肺气失宣，津液不布，痰浊内生，风痰阻络而致。治宜健脾益气，息风活血，通经活络，清热化痰，邪正兼顾。先生在方中加入精制马钱子粉，以通经活络，振痿起颓。此病证因邪热稽留络道，痹阻不宣，久久不能复原，治疗上非常棘手。所以先生认为治疗本病，不能求其速效，宜配药粉方长期调理，使患者逐步恢复。

2. 马钱子用治胃下垂　胃下垂属中医学"胃缓""胃下"范畴。《灵枢·本脏》曰："脾应肉，肉䐃坚大者胃厚，肉䐃么者胃薄……肉䐃不坚者，胃缓。"胃下垂，多因脾胃虚弱，运化减弱，中气下陷，升提无力所致。《刘惠民医案》中收录3例胃下垂医案，3例处方中均用到马钱子。可见，对于胃下垂的治疗，先生善用马钱子。马钱子虽无补中益气之功，但有升提脾胃之效，近代名医张锡纯更是将此品誉为"健胃妙药"。

> **验案2**　患男，28岁，1955年9月21日初诊。患者7年来经常上腹疼痛、闷胀、嗳气，饭后尤甚，食欲不振，消化不良，消瘦，无力，经钡餐透视检查，诊断为胃下垂。检查：体瘦，面色黄，舌质淡红、苔薄白，脉沉细。辨证为脾胃虚弱，中气不足。治宜补中益气，健脾和胃。处方如下：人参51g，生白术90g，鸡胚粉150g，鸡内金120g，红豆蔻45g。共研细粉，每30g药粉加精制马钱子粉1.5g，研匀。每次4.5g，每日2次，饭后服。
>
> 一个半月后来函称：服上药一料后，腹痛、腹胀、嗳气等症大减，食欲好转，体重增加6斤，做钡餐透视复查，胃较前明显上升。嘱其原方继服，以求彻底治愈。

按：胃下垂是指直立位时胃大弯抵达盆腔而小弯弧线的最低点降至髂嵴连线以下所出现的临床综合征。轻度下垂者临床可无明显症状，明显下垂者可出现胃脘痛或痞满，易饱胀、食欲不振、恶心、嗳气等临床表现，属于中医"胃脘痛""胃痞"的范畴。该患者患病已七八年，经常出现胃痛，胃胀，嗳气，纳呆，消化不良，消瘦无力等症，先生辨证为脾胃虚弱，中气不足，遂以人参、白术、鸡胚粉、鸡内金、红豆蔻补中益气，健脾和胃，又于每30g药粉中加入精制马钱子粉1.5g。正如《医学衷中参西录》云："若少少服之，但令胃腑眴动有力，则胃中之食必速消。"

3. 融汇中西，借毒增效　现代药理研究证明，马钱子主要有效成分是士的宁（又称番木鳖碱和马钱子碱）。士的宁能兴奋脊髓前角运动神经元，使神经传导持续刺激肌肉收缩，从而增加肌张力，对振痿起颇确有疗效；并可增强胃肠平滑肌张力，从而赋予其牵肌之效，可用于胃下垂的治疗。胃下垂患者，常伴有食欲减退，饮食难消，脘腹胀满等，而士的宁又能增加胃液分泌，促进消化、增强食欲。可见，刘惠民先生治疗痿病、胃下垂时善用本品，不但符合中医传统用药理论，又有现代研究证实其合理性。然而，士的宁也是马钱子的主要毒性成分，先生正是运用逆向思维，借其毒而增其效。若能善用则为良品，错用则害人性命，当谨慎用之。

4. **马钱子的炮制** 马钱子为大毒之品，在临床上，特别是内服时，不宜生用，需炮制后入丸剂或散剂使用。马钱子的炮制方法始见于《本草纲目》，但仅限于豆腐制、油炸、炒黑、甘草制等。至清代，又增加了土炒、麸炒等炮制方法。《中国药典》（2020版）收录马钱子的炮制方法为炒法（用砂烫至鼓起并显棕褐色或深棕色）。

刘惠民先生对本品的炮制，在传统方法的基础上，总结出独特的加工经验。他常取净马钱子，用冷水浸泡3天，每日换水1次，捞出刮去皮毛，再用热水浸泡3天，每日换水3次，捞出，置土中埋藏半天，取出晾干，以香油炸至酥黄，取出，研细粉。经此炮制后，既可降低马钱子的毒性，又便于粉碎。因此先生凡用马钱子，多在处方中注明"精制马钱子粉"。

三、对荆芥穗的认识和运用

荆芥首载于《神农本草经》，为唇形科植物荆芥 *Schizonepeta tenuifolia* Briq. 的干燥地上部分。味辛，性微温，归肺、肝经。具有祛风解表，止痒，透疹，止血之效，尤长于发表散寒，且微温不烈，药性平和，可广泛运用于外感表证的治疗，如《摄生众妙方》荆防败毒散、《温病条辨》银翘散中都用此药。当秋季花开穗绿时，摘取本品的花穗，即为荆芥穗，其性能功效与荆芥相同，唯发散之力强于荆芥。

刘惠民先生临证用荆芥穗，常用治妇科病证。如先生创制的治疗月经不调或经闭的"十珍益母膏""保母荣"，治疗先兆流产及习惯性流产的"保胎丸"诸方中，均有荆芥穗一药。整理《刘惠民医案》中收录的妇科医案，发现先生在治疗痛经、先兆流产、习惯性流产、妊娠呕吐、不孕症等病证时，亦常选用荆芥穗。2019年5月，山东省中医院从民间收集到一张1954年刘惠民先生亲手书写的处方笺。处方为：芥穗一钱，川续断四钱，黄芩一钱三分，川羌一钱，杜仲三钱，力参一钱三分，菟丝子（酒洗）三钱，白术四钱，归身二钱，紫根朴（姜汁炒）七分，砂玉二钱，炙草一钱。蕲艾（自备）引。处方的首味药物就是荆芥穗。在处方中先生还书有"此方为保胎养血之良方",据此分析,该方功效是治先兆流产。

不难看出,此时运用荆芥穗,并非用其疏风解表之效,其用究竟如何?刘惠民先生治疗妇科病证用荆芥穗,明显受清代医家傅山学术观点的影响。《傅青主女科》中,以女科部分使用荆芥穗最多,达14处,用治带下、血崩、调经、小产、难产、正产及产后诸疾。中医学认为"女子以肝为先天",荆芥穗入肝、肺经,傅山在《傅青主女科》中多次强调本品能引血归经,"是和血之法,实寓顺气之法"。说明此药为"血中气药",引血和血以达调气之目的,可使气血调和,肝气疏泄。用量上,傅山秉承"用药纯和"的特点,主张荆芥穗用量宜轻,如治产秘验良方、保产无忧散、保产神效方中本品用量均为八分,而完带汤中用量更轻,仅用五分,这也体现出傅山轻灵施药的用药特点。刘惠民先生继承傅山荆芥穗用药经验,用量多为一钱,且习惯将此药列为处方中的首味药,以强调和突出其在方中的重要性,此举可以说是在继承基础上的创新和发挥。

【验案举隅】

患女,27岁,1960年3月9日初诊。患者怀孕2个月,近六七天来胃口不适,不欲进食,闻到饭味即恶心欲呕,自觉胃内发热。全身无力,倦怠嗜睡。原有慢性胃炎史。患者体型瘦弱,精神不振,舌苔薄黄,脉弦而稍数。先生四诊合参,诊为脾气虚弱,胃失和降。治法宜健脾和胃,调气降逆。处方:荆芥穗3g,羌活2.5g,厚朴(姜汁炒)2g,当归身6g,川芎1.5g,白芍5g,砂仁(捣)6g,杜仲(糯米炒)15g,黄芩6g,陈皮3g,法半夏3g,枳壳5g,生菟丝子19g,生白术9g,竹茹6g,水煎服。服药3剂症状皆除。

按:妊娠早期,出现严重的恶心呕吐,头晕厌食,甚则食入即吐者,称为"妊娠恶阻",多因脾胃虚弱,或肝火犯胃,抑或痰饮内停,导致冲气上逆,胃失和降,治宜调气和中,降逆止呕为主。本案患者素来脾胃虚弱,中阳不振,浊气失降,以致呕逆不食,故以健脾和胃、调气降逆之法治疗,药仅3剂就获良效。刘惠民先生将荆芥穗放于处方的首位,可视为君药,足以说明先生对此药的重视。荆芥穗引血和血以调气,气血调畅则有助胃气降逆,使之渐安。然孕妇用药，当慎之又慎，故先生在用药时皆取小量，以免对孕妇及胎儿有所损伤。

综上所述，刘惠民先生对酸枣仁、马钱子、荆芥穗等药物的运用，在继承前贤的基础上有所突破和创新，用之巧妙，获之良效，这些宝贵的用药经验对我们临证都大有裨益。马钱子毒性较大，临床需慎重选用。

临证善用药粉方，汤散并用有奇功

《神农本草经》云："药性有宜丸者，宜散者，宜水煮者，宜酒渍者，宜膏煎者，亦有一物兼宜者，亦有不可入汤酒者，并随药性，不得违越。"可谓是对剂型选用标准的最早记载，提示剂型对方药疗效的影响非常重要，医者应重视对剂型的合理选用。

先生临证善用多种剂型，像他创拟并习用的感冒退热汤、清肺利咽丸、润肠导滞散、十珍益母膏、冠心活络酒、首乌桑椹补脑汁、降压片等，汤、丸、散、膏、酒、汁、片等剂型俱全。但他亦强调，临证选用剂型应灵活，这些剂型需与就诊时医生开的汤药各有所用。若是患者病证较重或病情不稳定，此时需随证化裁，因此以汤剂更为适宜。如果病情较为稳定，且服药时间较久，可据证选用适宜剂型。

一、善用药粉方

对药粉方的使用，可以说是刘惠民先生选用剂型的一大特点。药粉方是将方中药物研成极细的粉末，以供患者服用，也就是常说的散剂。在《刘惠民医案》中，使用药粉方的医案共40例，用方51首，涉及多种病证。如在胃痛的治疗中，共载有16例，其中用药粉方者有8例。又如脑炎后遗症案例4例，4例均使用药粉方。可见，先生临证善用药粉方。

【验案举隅】

患男，32岁，1965年3月16日初诊。患者经常上腹疼痛，伴有吐酸、嘈杂等不适。7年前，因溃疡病曾做胃大部切除手术，术后不久，腹痛、吐酸等症又发，饮食差，食量少，经检查诊断为溃疡病复发（吻合口溃疡）。时有失眠，烦躁，头痛，头晕，记忆力差，体倦乏力。查体见面黄，体瘦，舌质红、苔黄而滑，脉细弱。辨证为脾气不足，肝经郁热证。治宜健脾益气，清热化痰，佐以补肾安神。处方如下：白术60g，生鸡内金90g，白及45g，人参36g，山茱萸36g，天冬36g，红豆蔻30g，淡豆豉36g，栀子30g，天麻36g，天竺黄36g，橘络36g，炒酸枣仁54g，胆南星18g，琥珀18g，紫河车粉150g。共研细末，每次服4.5g，日3次，饭后服。

服药3个月后来函述及：效果明显，吐酸、胃痛等症已消失，饮食消化已正常，体力也有所恢复，现仍在继服上药。

按：诊疗过程中，刘惠民先生注重辨证施治，同时考虑患者患有吻合口溃疡，且病程已久，此时予以药粉方治疗更具优势。药物研磨成细粉后既可以直接作用于局部，对胃黏膜具有机械保护作用，又能维持较长时间的治疗效果，更有利于溃疡病的治疗。

二、汤散并用

刘惠民先生临证时不拘泥于一两种剂型的选用，特别是治疗病情较复杂或疑难病证时，主张将两种剂型并用，常以汤剂为主，再以药引、药粉、药酒或丸药为辅，以提高药效，尤其是汤剂与药粉方即散剂的并用，亦是先生临证选用剂型的显著特点。

汤散并用，能充分发挥这两种剂型的优势，相得益彰。汤剂吸收快，起效迅速，便于随证加减，能灵活而全面地兼顾病证；而药粉方吸收相对较慢，但能直接作用于局部，且可维持较长时间的治疗作用。先生常用的是汤散同服、汤散前后服两种服药方法。

1. 汤散同服　汤散同服是指患者同时服用汤剂与药粉方,药粉方既可以助汤剂的药力,又能弥补汤剂药物配伍的不足,使其药效更加全面。

如先生曾诊治一位2岁的脑炎后遗症患儿,症见左半身瘫痪,肌肉萎缩,不能行走,伸舌障碍,两眼球固定,食欲差,睡眠不宁,易惊,舌苔根部白厚,脉虚数,指纹青紫,达风关。辨证为脾气不足,肺气失宣,风痰阻络,治宜健脾益气,息风活血,通经活络,清热化痰。先生先治用葛根、生石膏、钩藤、天麻、千年健、桔梗、天竺黄、白术、麦芽等煎汤服用,以清热生津,息风化痰,健脾助运。同时又予以药粉方,天麻、全蝎、僵蚕、蜈蚣以息风止痉,白术、人参补气健脾,乳香、没药、当归、红花活血化瘀。汤剂和药粉同时服用了两个多月,患儿症状大有改善,肢体肌力增强,自主运动显著进步,眼球活动恢复正常,食欲良好。

脑炎后遗症临床表现以肢体筋脉弛缓,手足肌肉痿软无力最为常见,严重的也可出现抽搐、痴呆、失语、吞咽困难等。属中医"痿病"的范畴。其病机主要为邪热熏蒸,津液枯槁,精血耗伤,脾胃虚弱,肝肾亏损。热邪久羁,阻痹不宣,加之真脏亏损,病多沉重深痼,久久不能复原,因此治疗上相当棘手。刘惠民先生认为,治疗本病不能求其速效,且患者年龄尚小,为了便于长期调理,使用药粉方更宜坚持。同时药粉方在遣方用药上与汤剂清热养阴的治法稍有差异,多以活血化瘀、息风化痰为主,佐以补气培元、健脾和胃的治法。

汤散同服还有一种情况就是先用汤剂,服用一段时间后,在汤剂的基础上加以药粉方,汤散同时服用。如先生曾诊治一位慢性胃炎患者,患病多年,每因情志不畅、饮食失宜而发胃痛或疼痛加剧,并时有嗳气、吐酸等不适,饮食一般,不敢进硬食,否则腹疼、胀饱更剧,大便常干燥。平时常有头痛、头晕、失眠、多梦等不适。查体见面色黧黄,舌质淡红,舌苔薄白,脉弦细。先生四诊合参,认为患者是肝郁气滞,脾胃虚弱所致,治宜疏肝理气,健脾和胃,佐以安神。先以香附、柴胡、陈皮、半夏、橘络、吴茱萸、炒酸枣仁、人参、神曲、白术、鸡内金、厚朴、大腹皮、豆蔻、延胡索制成汤剂,又用沉香、琥珀共研细粉冲服。服药后患者病情均有减轻,复诊时先生除对原汤剂进行化裁,又将原药粉补充为药粉方。药粉方:白术120g,鸡内金150g,神曲90g,川楝子60g,香附90g,豆蔻90g,丁香45g,沉香39g,白及60g,生蒲黄60g,鸡胚180g,大黄30g,炒酸枣仁150g,琥珀24g,五灵脂30g。上药共研细粉,每次服6g,一日3次,饭后姜汤送服。1年后随访,疗效显著。此验案中,先生首先选择了汤剂,"汤者,荡也",吸收快,能迅速发挥疗效。待病人复诊时,除将汤剂随证加减外,再另设药粉方,以增强疏肝行气、健脾助运、安神定志的功效。

2. 汤散前后服　对于患病病程日久，且易复发，需长期服药的患者，刘惠民先生主张病情较急且不稳定时，先予以汤剂；待其病情相对平稳，又需长久服药，为防止复发，往往停用汤剂而给予药粉方以善后调理，也方便患者保存服用，省去经常去医院的劳顿。先生曾诊治一位慢性胃炎患者，常因为生气导致胃痛、胃胀、嗳气、嘈杂，进食后尤为明显，并伴有失眠多梦，记忆力减退，舌质淡红、苔白中部略厚，脉弦细。辨证为肝郁气滞，脾胃失和，治宜疏肝理气，健脾和胃，清胃制酸，佐以养心益肾。方选木香、厚朴、砂仁、白术以疏肝理气，健脾和胃；竹茹、海螵蛸、浙贝母、吴茱萸、黄连以清胃制酸；又佐炒酸枣仁、夜交藤、菟丝子以养心益肾。患者服药约3个月后诸症大减，胃已不痛，嘈杂、嗳气、胀闷等不适明显减轻，睡眠也有所好转，舌苔正常，脉缓和。于是先生仿原法配药粉一料，嘱其继服，以资巩固疗效。

由此看出刘惠民先生临证时对于药粉方的使用十分灵活，根据病证的不同，抑或单独使用，抑或与汤剂并用，抑或用作善后调理。

综上所述，先生在选用剂型时，考虑颇为周全，既从病证、药性出发，又顾及患者的年龄、体质等诸多因素。这也为我们临床剂型的合理运用提供了有力借鉴。

主要参考文献

［1］戴岐，刘振芝，靖玉仲．刘惠民医案［M］．济南：山东科学技术出版社，1979.

［2］刘宇，刘建华．刘惠民先生治疗外感的用药经验［J］．山东中医杂志，2002，21（5）：309-311.

［3］楼友根，童健媛．名老中医运用"角药"的经验［J］．河南中医，2007，27（1）：24-25.

［4］于鹰，刘更生．刘惠民学术思想及辨治外感热病方药经验［J］．山东中医药大学学报，2018，42（1）：1-4.

［5］刘瑞高，丁兆平．纪念刘惠民诞辰九十周年暨学术思想研讨会在济南召开［J］．山东中医杂志，1990（1）：65.

［6］邹勇，刘桂荣．刘惠民治疗胃痛初探［J］．中医函授通讯，1999，18（4）：13-14.

［7］钟赣生．中药学［M］．北京：中国中医药出版社，2016.

［8］刘宇．山东中医药大学九大名医经验录系列——刘惠民［M］．北京：中国

医药科技出版社，2018.

［9］孙守华．有毒中药合理应用：马钱子［M］．北京：人民军医出版社，2011.

［10］曹静，武庆花．刘宇教授中医药治疗运动神经元病经验［J］．中医临床研究，2014，6（14）：66-67.

［11］王欣．山东中医药大学创校元老方药经验访谈录［M］．北京：中国中医药出版社，2018.

［12］李俊圻，朱姝，刘红燕，等．刘惠民等名医名家应用马钱子经验探赜［J］．山东中医杂志，2020，39（12）：1340-1343+1374.

［13］丁兆平，姜锡斌，丁明升．刘惠民运用荆芥穗治疗流产与妊娠恶阻经验撷英［J］．山东中医杂志，2020，39（10）：1115-1119.

（于鹰整理，刘更生审阅）

李克绍先生

理法方药经验

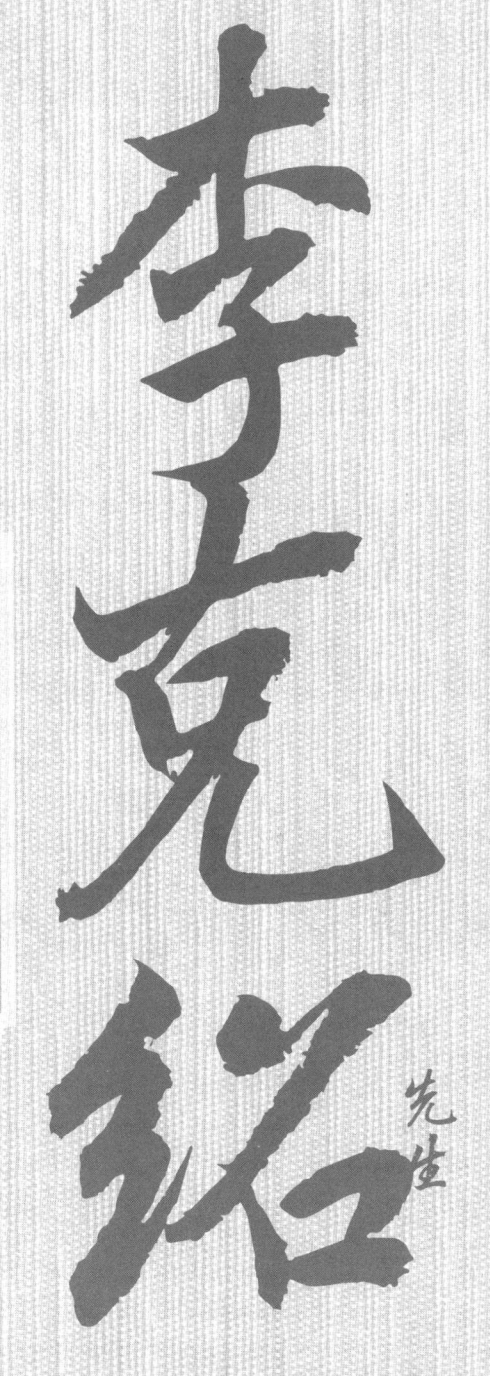

李克绍
生平简介

  李克绍先生（1910—1996），字君复，山东省牟平县（今烟台市牟平区）人。私塾修学，19岁任小学教师，自学中医典籍近10年。1935年通过考试正式行医。1956年进灵岩寺中医进修班，随后调入山东中医学院（现山东中医药大学）任教。1978年，李克绍先生成为全国首批伤寒专业硕士研究生导师，1988年退休，1996年因病去世，享年86岁。

  先生事临床与教学工作50余载。研习中医经典，治学严谨，并涉猎后世医家名著，采众家学术之长。对仲景著作，尤喜研究。临床审证精细，立法确当，配伍灵活，药简量轻为其特点。

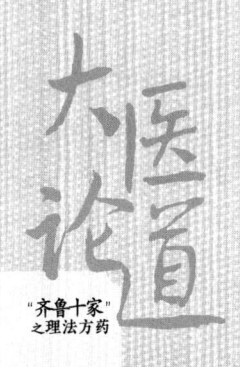

著作有《伤寒解惑论》《伤寒串讲》《伤寒论语释》《伤寒百问》《胃肠病漫话》等。其中《伤寒解惑论》一书最能体现其学术观点，提出了很多具有划时代意义的观点，解释了很多长期困扰伤寒界的问题，颇得读者好评。

20世纪80年代，湖北中医学院（现湖北中医药大学）叶发正研究员在《伤寒学术史》一书中，将李克绍先生与冉雪峰、刘渡舟、陈亦人、李培生等8位医家一同，作为当代伤寒学研究的代表人物。认为"他的论著享誉海内外，称得起现代的伤寒著名学家"。

胸中无尘为良医，
整体辨证疗癫痫

一、独立思考，不囿于常法

李克绍先生为人正直，治学严谨，学识渊博，勤于医学，著述甚丰。在2000年出版的《李克绍学术经验辑要》中，有一段描述让人印象深刻。先生20多岁时打算自学医学，最初是想学西医的。他看了日本人下平用彩著的、浙江汤尔和翻译的西医《诊断学》，在汤尔和作的序中，他读到了这么一段："吾固知中医之已疾，有时且胜于西医，但此系结果，而非其所以然。图以结果与人争，无以时。"汤尔和是当时的政治、文化名人。原本这段话是要说明中医不科学，鼓动大家学习西医。先生读后却有了不同想法。作为医生最重要的是把病治好，既然中医能治好病，我就要去学中医。可见先生具有批判精神，善于独立思考，不盲从，不迷信。

李克绍先生先后指导研究生10人，其中有多人现已成为国家级、省级名中医药专家、学科带头人。他们回忆起跟师学习的经历，都提到先生治学严谨，提携后学。王新陆教授是伤寒专业的第一届研究生、徐国仟先生的弟子，他在为《李克绍医学文集》作的序当中提到："他对《伤寒论》的研究创当代《伤寒论》注疏之新风，其见解独特、基于临床、前后呼应、逻辑严密；他活泼泼地注疏通解了活泼泼的《伤寒论》。"正是因为先生勤奋、严谨、不盲从、不守旧的治学风格，使得他的学术研究独具创见、观点鲜明、思路清晰。2012年，以李克绍先生为创建人的齐鲁伤寒流派，成为国家中医药管理局批准建设的流派传承工作室项目。

先生晚年仍坚持读书，笔耕不辍。学生们拜访老师，总见老人家手不释卷，还时常找出笔记分享学习心得。先生的儿子李树沛老师在《李克绍医学文集》的序当中，提到很多先生工作、学习的细节。比如爱惜书籍从不乱写乱画；买来的字典有缺页，自己用毛笔抄写几可乱真；读书一定要穿戴整齐在桌前端坐；读书写笔记，病案记录有按语。姜建国教授也曾经讲过先生生活俭朴，就是喜欢读书，喜欢和学生讨论。可以看出，李克绍先生就是这样一位很有个性，敢于发表不同观点，同时又做事有原则，守规矩的学者。

《伤寒论》研究中历来有诸多疑难争论问题，李克绍先生对这些问题的分析不盲从专家、不折衷是非，旗帜鲜明地提出自己的观点，独树一帜地从学习方法的角度入手写成了《伤寒解惑论》。该书是先生的学术代表作，它的出版，确立了李克绍先生在伤寒学术界的地位。40多年来，该书不断再版，受到后学关注。这本不足9万字的专著的核心内容是提出了伤寒研究的9种方法。其中尤以"要与临床相结合"为其根本所在。正如先生在《伤寒解惑论》前言中所说："能否理论联系实际，在临床医疗中能否灵活运用，这是检验学习《伤寒论》成功与否的重要标志。"与临床结合，学以致用是目标；"敢破敢立""对原文要一分为二"强调了治学态度。可以说，先生提出的这9点涵盖了目标、方法、态度。

李克绍先生自学中医，背诵方歌、经典，没有老师引导不敢轻易临床。据先生回忆，救治的第一位患者是本村的一位村民，病人主要表现为气短、胸满。先生根据《金匮要略》"夫短气有微饮，当从小便去之，茯苓桂枝白术甘草汤主之，肾气丸亦主之"，试着用了苓桂术甘汤原方，1剂获效。从此有了诊病的信心。临床一段时间后，先生发现单靠熟记原文，对症用方，有时有效，有时无效，正所谓"医之病，病方少"。经过多年的临床体悟，先生终于认识到好的医生应当灵活辨治，不囿于书本上的条条框框、治病的所谓常法，并引用柯韵伯的话提出"胸无半点尘者方可为医"，只有抛开框框与教条的东西，才能体现出中医变、灵、动的辨证论治思维的精髓。

二、衷中参西，活法愈癫痫

许多疑难病久治不愈是由医师辨证思维的局限，不识病本造成的。癫痫是较为棘手的疑难病，李克绍先生从利水调中、温阳散寒的角度施治，提示我们在治疗复杂疾病过程中，要重视整体辨证。

【验案举隅】

验案1　饮结中脘治以桂枝去桂加茯苓白术汤

患女，年五旬余。患者经常跌倒抽搐，昏不知人，重时每月发作数次，经西医诊断为癫痫，多方治疗无效，望其舌上，一层白砂样干厚苔。

触诊胃部，痞硬微痛。问诊知食欲不佳，口干欲饮，此系水饮结于中脘，处方：茯苓9g，白术9g，白芍9g，炙甘草9g，枳实9g，僵蚕9g，蜈蚣1条，全蝎6g，水煎服。患者1年后又来找先生诊病，自称上方连服数剂后，癫痫未再发作，当时胃痛也好了。

按：关于此案的辨治思路，李克绍先生曾有如下分析："癫痫虽然是脑病，但是脑部的这一兴奋灶，必须通过刺激才能引起发作……本患者胃脘有停痰宿水，可能就是癫痫发作的诱因，如果消除了这些诱因，就有可能避免癫痫的发作。"先生的分析显然是借鉴了西医学对癫痫病的认识。西医学认为癫痫是以一组大脑神经元异常放电所致的暂时性中枢神经系统功能失常的慢性脑部疾病和综合征，但是，导致大脑神经元异常放电的原因未明，也就是说本病更深层次的发病机制尚不清楚。就本案来看，先生认为患者心下的痰饮才是导致神经元异常放电的根本所在。这一点或许对西医学有借鉴意义。

中医学讲究整体观念，认为机体各部分之间密不可分，局灶性的功能失常往往只是整体状态失衡的特异性表现。本案若只把注意力放在神经元异常放电上，中医治疗根本无从入手。李克绍先生对疾病的分析，提示我们中西医结合应当是高层次的、理论上的贯通，用中医的思维解读西医学生理、病理变化，而不是在治疗上简单的中药加西药。再者，本案还启示我们，临证不能被患者的迫切诉求和主要症状干扰。本案患者迫切要求治疗癫痫，并不以中焦胃脘不适为重。先生着眼于疾病的根本，从化中焦水饮入手，达到了不治癫痫而癫痫自愈的效果。

验案2　少阴阳虚治以附子汤加味

患女，7岁。其父代述：患儿2岁时，因感冒发高热，难以安静致癫痫发作。每日发作3～5次，从未间断。长期服西药氯丙嗪，每日3片，亦未停止发作。当时考虑，既是由高热引起，恐是脑中余热未清，遂将《金匮要略》中的风引汤原方予服。

二诊：前方连服5剂，无效，反见夜间盗汗，即在白天也比从前容易出汗。观其面色㿠白，脉细而兼弦，比初诊时虚象较为明显。其家长追述云："此女二三岁时，曾患过严重腹泻，日夜无度。当时服药无效，后经针刺治愈。"根据上述病史，结合目前虚象，另拟一方，健补脾阳，佐以镇静。

处方：党参15g，炒白术9g，茯苓9g，炮附子3g，炙甘草6g，僵蚕3g，全蝎1.5g，远志肉3g，柏子仁9g，生龙骨12g，生牡蛎12g，清半夏6g，肉桂1.5g，石菖蒲18g。水煎服。

三诊：上方共服25剂，氯丙嗪已由3片改为每日只服1片。患儿面色红润，盗汗已止，精神远较以前活泼。癫痫虽仍有时发作，但已极轻，只几秒钟即已过去，陌生人一般不易看出。其家长并云，此女孩过去烦躁易怒，现已大为改变。并已入学，担任班长云云。诊其脉已缓和，舌诊无异常，上方去僵蚕、全蝎、半夏，肉桂改为3g，加入熟地黄9g，嘱其续服，巩固疗效。

按：本案病属少阴阳虚，清窍失养而发癫痫，与小儿慢惊风应属同类。此类病证多因禀赋本虚或久疟、久痢，或风寒饮食积滞过用攻伐，或病后失于调理而致，其中尤以吐泻者最多。此患儿就患过严重的腹泻，脾肾阳虚，清阳不升，以温阳散寒的附子汤加味治疗获效。

此外，某十余岁患儿被诊为癫痫久治不愈，李克绍先生知其病发于夏月烈日当空的野外割草时晕倒后，诊为暑厥，以生脉散加蜈蚣、僵蚕、全蝎等入络豁痰镇静药十余剂治愈。

李克绍先生认为，不套成方，辨证地自制新方，这仅仅是从外行初步接近内行，还谈不上"胸中无半点尘"。真正胸中无半点尘，那是中医的化境，要达到这一境界确非容易。古稀之年，先生引述孔子"及其老也，血气既衰，戒之在得"之说，认为"得"，包含着功成名就，自鸣得意，不求上进，优游而休等想法。将"戒之在得"作为自己时刻加以警惕的座右铭。

五更泻非皆肾泻，
疏泄太过脾湿盛

李克绍先生在《胃肠病漫话》一书中，对李中梓先生治泻九法的认识与总结十分详尽，值得后学玩味与学习。特别是先生对五更泻的临床表现与病机的阐述，颇为典型。

五更泻，是根据泄泻发生的时间特点来命名的。因为是在半夜以后，天未亮以前，必腹泻一两次或多次，每天如此，丝毫不减。教材中一般认为五更泻属于肾泻，临床常用四神丸温阳涩肠。

李克绍先生提出，五更泻的病机在肝肾失调。肝肾协调，互相制约，疏泄和闭藏统一，大便就会正常。反之，如果肝气太强，疏泄太过，肾气太弱，不能闭藏，就会不分昼夜，大便频繁。另一方面，如果肾闭藏太过，肝不能疏泄，又会大便闭而不行。这都是病态。

肾阳虚的五更泻，发病于半夜之间，或刚过夜半，即肝气始生萌动之时便急不可待，须马上腹泻。这说明五更泻的关键，在于肝而不在于肾。提示我们虽然病机关键在肾失闭藏，但更要从整体上认识导致肾失闭藏的原因。

李克绍先生强调五更泻不能等同于肾泻。不要把所有起床以前腹泻的人，都认为是肾阳虚。五更泻只是强调了发病时间有规律性，临床辨证不能只看时间，还需整体辨证，先生列举了两种临床常见的晨起腹泻。首先，是脾湿太盛型。患者白天尚好，时至傍晚就腹部胀满，一夜不安，天将明时腹泻，泻后症状减轻，此类患者没有大便鸭溏、手足发凉、精神疲惫等肾阳虚的症状，而且在夜半之前已有胃肠不适。可用胃苓汤加木香、砂仁，或理苓汤加木香。此外，内有酒积之人，早晨未起床就欲大便。大便溏黏，或夹杂粪块，午后大便粪质接近正常，患者没有手足发凉、脐下冷等肾阳虚的症状。需用二陈汤加酒煮黄连、红曲，研末，再用陈酒曲打糊为丸，乌梅煎汤送服，即可逐渐治愈。

不同原因引起的五更泻，在治疗上亦有共同之处。李克绍先生提出，治疗五更泻的服药时间需要特别注意："凡治五更泻，必须在临睡前服药。若服在起床以后，距离腹泻时间太长，效果就差。"这与《伤寒论》第54条中对于"时发"的病证提出的"先其时"服药的方法恰相吻合。

大青龙汤治水气，
变法思维更可贵

《伤寒论》第38条："太阳中风，脉浮紧，发热恶寒，身疼痛，不汗出而烦躁者，大青龙汤主之。"第39条："伤寒脉浮缓，身不疼，但重，乍有轻时，无少阴证者，大青龙汤发之。"以上两条都以大青龙汤主治，因第38条论及"烦躁"，故多数注家认为第39条也应当有"烦躁"一症。李克绍先生认为这样理解原文是典型的画蛇添足，39条不讲烦躁，才使之更有临床指导意义。

首先，先生提出此两条冠首中风、伤寒，在此是从相对的角度区分阳邪、阴邪。大青龙汤证，无汗烦躁者为阳邪，为中风；身不疼但重，不烦躁者对比之下为阴邪，为伤寒；再者，先生结合临床经验提出：身重为荣卫滞涩导致的周身有拘束感，脉浮缓，是荣卫滞涩所致的脉来迟缓有力，不同于太阳表虚证的浮缓。这一身重的特点是"乍有轻时"，同时其脉犹浮，仍能说明是太阳表证。荣卫滞涩已极，表邪已有顽固难拔之势，必须用大青龙汤"发之"；此外，《金匮要略·痰饮咳嗽病脉证并治》云："病溢饮者，当发其汗，大青龙汤主之，小青龙汤亦主之。"证之临床，溢饮一般是不出现烦躁的。

李克绍先生的解读将大青龙汤从"不汗出而烦躁"的框架里解放了出来，拓宽了大青龙汤的临床运用，其弟子姜建国教授在其学术专著《姜建国伤寒论讲稿》中记述了3个大青龙汤验案。

【验案举隅】

验案1 空调病

病人因盛夏季节突发皮肤过敏，四肢零星红斑，呈现不规则的圆圈状，感觉瘙痒就诊。曾用抗过敏西药3天，疗效不好。通过四诊，发现病人长期在空调屋工作，平时不容易出汗，夏季空调温度越低感觉越舒服，舌质红，小便赤，易急躁。认为病由卫阳郁闭，营阴滞涩所致，处以大青龙汤开表发汗，调和营卫。处方：生麻黄15g，桂枝10g，生石膏30g，炒杏仁10g，生姜3片，大枣5枚，炙甘草3g。1剂，因患者未遵医嘱，药后未能取汗。第二天复诊时遍身红斑，尤其是前胸后背已经连成一片，病情明显加重，瘙痒异常一夜未眠。再予1剂大青龙汤，麻黄用到18g，患者遍身微汗，红斑消失，天热或活动的时候身体也开始出汗了。

验案2 月经失调

35岁女性患者。时至盛夏身体不出汗，烦热难受，每天早上手指肿胀，难以握拳，胞睑虚浮，舌胖有齿痕，苔黄白而腻，右脉沉缓，左脉弦，但是身体不胖。血不利则为水，决定先行发汗，调节水气，处以大青龙汤，生麻黄用到15g，2剂。嘱取遍身微微出汗。复诊时讲服药发汗的时候能够出汗，但过后身体还是不出汗，早上手指肿胀稍微减轻。再处以大青龙汤2剂，煎服禁忌同前。三诊时身体开始出汗了，手指肿胀和胞睑虚浮也都已消失，齿龈变浅，舌苔变薄。水气通利了再治血，处以四物汤加活血利水药调理月经。

验案3 嗜睡案

患者无明确诱因近10年睡眠逐渐增多，现每日睡眠13小时左右，白日亦哈欠连天，时时欲睡。自觉疲倦，头目不清，前额拘紧，时偏头疼，腹胀嗳气，双下肢肿胀。平素无汗出，急躁易怒，纳可，二便调，月经量少。见：患者肥胖，肤白，皮肤干涩，舌边、尖红，苔薄白，脉沉缓。辨为腠理闭塞、水湿郁滞，阳气不宣。以大青龙汤加减治之，处方：生麻黄12g，桂枝15g，炒杏仁10g，细辛6g，生石膏30g，生黄芪30g，大腹皮30g，泽泻15g，炮附子10g，生姜3片，大枣3枚，炙甘草3g。3剂，水煎服，日1剂。嘱患者只需煎药1次，约20分钟，顿服后温覆取微汗。经2次复诊，病人症状明显减轻，每日正常睡眠7~8小时，白日亦精神爽利，下肢已无肿胀，改用理气除胀法调理善后。

上述3个病案，看似与《伤寒杂病论》原文所示病证无关，但表闭、湿郁、阳遏的病机与39条却是一致的。姜建国教授总结道，大青龙汤的临床运用率不是太高，究其原因，一是恐惧其"汗多亡阳"，因为本方的发汗力最大；第二点就与辨证思维僵化有关，就是将该方限定于专治外感太阳伤寒证的框框里难以自拔。本案的治疗，虽然数次运用大青龙汤发汗，但是强调微汗即止，这样完全可以避免过汗伤正。同时，从知常达变的角度讲，第 39 条变法辨证思维的意义，比第 38 条更为深邃，只有把第 39 条的道理分析理解透彻了，才对大青龙汤证有真正的理解。

不囿膀胱蓄水证，内通三焦用五苓

五苓散见于《伤寒论》太阳病篇的第71条至第74条，多数注家认为这是太阳之邪，循经入腑，以致热与水互结的水蓄膀胱证，将其归入太阳病本证中的腑证。李克绍先生提出此为太阳病过程中三焦功能失调的变证，非水热互结的太阳腑证。

从蓄水证的形成来看，蓄水证均出现于太阳病发汗或自汗出之后。平素三焦气化不足的患者，一经大汗，水液外应皮毛，其下输膀胱的功能就会减弱，其上行外泛之水，不能尽出体外留滞于三焦；从症状表现来看，除小便不利外，还有口渴、水逆等症，霍乱"热多欲饮水者"，《金匮要略·痰饮咳嗽病脉证并治》还有"瘦人脐下有悸，吐涎沫而癫眩"者。提示三焦不利水道不畅，而非仅限于下焦膀胱；从药物组成来看，五苓散为温阳化气行水的方剂，不适用于水热互结证。

传统的水蓄膀胱说不能解释原文中出现的水入即吐、消渴、汗出等症，更主要的是会局限五苓散的临床应用。五苓散绝非治疗膀胱蓄水尿潴留的专方，李克绍先生从"内通三焦，外达皮腠，通阳化气，行水散湿"的功效入手，拓宽了五苓散的临床运用思路。

【验案举隅】

验案1 精神性多饮

患男，7岁，1975年7月12日就诊。患儿多饮多尿，在当地医院曾检查尿比重为1.007，疑为尿崩症，治疗无效，遂来济南。李克绍先生诊视后，神色脉象，亦未发现异常，唯舌色淡，有白滑苔，像刷一层薄薄不均的糨糊似的。因思此证可能是水饮内结，阻碍津液输布，所以才渴欲饮水，饮不解渴。其多尿是多饮所致，属于诱导性的。能使不渴、少饮，尿量自会减少。遂予五苓散方，药用白术12g，茯苓9g，泽泻6g，桂枝6g，猪苓6g。水煎服。上方共服2剂，7月14日其家长来述症状见轻，又予原方2剂，痊愈。

按：病人饮多小便多，但舌淡、白滑苔呈现水饮内结之象，缘于阳虚气化失常，不能上输津液于口，饮不解渴，多饮而致尿量增多。以利水药物为主组成的五苓散通阳化气行水，而起到减少饮水量，从而减少小便次数的效果。如果五苓散主治病证限定为膀胱蓄水，将五苓散的功用局限在利小便，面对这样一个小便量多、尿比重偏低的病人就不可能想到运用五苓散。李克绍先生还专门指出，五苓散对人体的水液代谢，有明显的促进作用，由于本方的药性稍偏于温，所以凡由于水液代谢失调所形成的各种症状，而又宜于温性药的，都可以考虑应用本方。

验案2 湿疹案

患男，64岁，1975年3月16日就诊。患者两上肢及颈部患湿疹，已2年多，虽迭经治疗，服中西药甚多，疗效不显，时轻时重，本次发作已月余，症见两上肢及颈部密布粟粒样疹点，渗水甚多，点滴下流，轻度瘙痒，身微恶寒，汗出较多，口干饮水，大便正常，小便略黄，舌苔薄白，脉濡缓略浮。症属阳虚不能化气利水，湿邪郁于肌表，津液但能向上向外，外出皮毛，而通调水道的功能迟滞。治宜温阳化气利水，药用五苓散方，组成：茯苓15g，泽泻9g，白术9g，薏苡仁24g（代猪苓）水煎服，3剂。3月19日复诊：患者服第一剂后，患处即明显减少，全身汗出亦基本停止。恶寒消失，口干减轻。此是阳化水降，原方再服3剂。1年后随访，未见复发。

按：此为李克绍先生在其学术代表作《伤寒解惑论》中记述其学生谷越涛先生的一则验案。李克绍先生在原书中加了按语：湿疹在中医学文献中未见此病名，对其论述，散在于"癣""疮""风"等范围内，其病因病机，一般多认为由于风、湿、热客于肌肤而成。急性湿疹以湿热为主，慢性湿疹多因病久耗血，以致血虚生燥、生风，肌肤失养所致。而本例之病机，则是由于阴虚不能化气利水，不能"通调水道，下输膀胱"，津液但能上行外泛，郁于肌表，从皮毛作汗，或从患处渗出水液。气机不降则患处渗水不止，故前虽迭用祛风利湿止痒之剂，终未见效，以致缠绵不愈。五苓散对人体的水液运行功能有良好的调节作用，故虽不用祛风利湿止痒之品，而诸症均除，此不治而治之法，体现出中医"异病同治"的原则和辨证论治的重要性。

李克绍先生的弟子、齐鲁伤寒流派负责人姜建国教授在其专著《姜建国伤寒论讲稿》一书中，记述了以五苓散合二陈汤治疗梅尼埃病引起的眩晕，以五苓散加附子治疗泌尿系感染引起的淋证，以五苓散加桑螵蛸、益智仁治疗小儿遗尿症。提出蓄水部位的学术之争，实际上是"涉及分析思维的问题，也就是线性思维和整体性思维的问题"。只注意到小便不利，忽略了消渴、水入即吐、心下痞、肉上粟起、霍乱吐利等三焦水液功能失调的病证。在此基础上，进一步提出："五苓散是一张调节水液代谢失常的方子，或者说是一张调理三焦气化的方子。虽然其治疗离不开水，但是'水'却不一定局限在'蓄'上。例如张仲景用五苓散治疗霍乱病，如果讲成蓄水，恐怕于理难通。五苓散证的概念范围比之蓄水证更为广泛。"

血虚寒厥抓主症，当归四逆温养通

当归四逆汤见于《伤寒论·辨厥阴病脉证并治》第351条，原文提出"手足厥寒，脉细欲绝者，当归四逆汤主之"。论述了厥阴病血虚寒凝致厥证治。患者平素肝血虚少，又复感寒邪，寒气凝滞经脉，导致血行不畅，四肢失于温养，从而手足厥寒。按照常法辨证思维，手足厥寒应该是阳气虚衰，脉象的"欲绝"也说明了这个问题。但是本条讲的不是脉微欲绝，而是脉细欲绝，细脉主血虚，这就证明了本证的手足厥寒，不是单纯的阳虚，而是还具有血虚的因素。另外，众所周知，四逆汤治疗厥逆证，但是在四逆汤的前面加上了"当归"两个字，当归属于血分药，又进一步证明本证的手足厥寒确实与血分有关系，而厥阴肝脏恰恰就是血脏。再联系第352条的吴茱萸，吴茱萸归经于厥阴肝脏，是温肝降逆的首选药物，加吴茱萸又一次证明本证属于厥阴寒厥证。既然是病在厥阴经脉血分，是经脉有寒，而不是脏腑有寒，因此不用姜附类温脏回阳，而是用当归四逆汤温通肝经，养血散寒。

原文所示的手足冷、脉细为辨证关键点，却未必是病人的主诉。李克绍先生以本方辨治头昏病人。

【验案举隅】

患者为中年男性，初夏就诊。主诉：头目不适，似痛非痛，有如物蒙，毫不清爽，已近1年。自带病历一厚本，若菊花、天麻、钩藤、黄芩、决明子、荆芥、防风、羌活、独活等清热散风的药物，几乎用遍，俱无效果。李克绍先生见其舌红、苔少，考虑是血虚头痛，为其拟四物汤加蔓荆子一方，3剂。患者复诊时，自述服本方第1剂后，曾觉一阵头目清爽，但瞬间即逝，接服二三剂，竟连一瞬的效果也没有了。李克绍先生详查细诊，无意中发现，时近仲夏，患者两手却较一般人为凉。

> 再细察脉搏，也有细象。因想《伤寒论》中论厥证，肢冷脉细，为阳虚血少，属于当归四逆汤证。此患者舌红、苔少，也是血少之征，即予当归四逆汤原方3剂。复诊症状基本消失，为巩固疗效，又予3剂，后患者回报，已能恢复工作。

按：李克绍先生在《谈谈〈伤寒论〉的辨证方法》一文中指出："只要掌握了主脉主症，即使在构不成症候群的情况下，辨证同样有方向，用药同样有目的。"《伤寒论》中的当归四逆汤本是治疗血虚寒厥证的代表方，上案依据肢冷脉细的主症，辨证用方起到了清利头目的功效，恰如先生所说，"掌握关键性的脉症，这正是《伤寒论》的辨证精神"。同时也理解了前服四物汤加蔓荆子方，之所以能取瞬间之效，全在辛散与补血并用。但续服之后，川芎、蔓荆子之辛散，远不敌地黄、芍药之滞腻，补血有余，通阳则不足，也就无一瞬之效了。本案充分反映了中医辨证与理论结合实践的重要性。

《伤寒论》第352条进一步提出："若其人内有久寒者，宜当归四逆加吴茱萸生姜汤。"所谓的"久寒"，当指肝脏素有陈寒痼冷，应该兼见腹痛、便溏、纳呆、呕恶等症。既然是经脉与脏腑同时有寒，治疗就应在当归四逆汤的基础上，再加吴茱萸、生姜，温肝祛寒，和胃止呕。这样一来，经络的病与脏腑的病可得到同时治疗。

姜建国教授在《姜建国伤寒论讲稿》一书中记录以当归四逆加吴茱萸生姜汤治疗关节脱位案。

【验案举隅】

> 患女，19岁。1982年12月8日就诊。患者常年手足欠温，冬季尤为严重，时常眩晕头重，1个月以前患感冒发汗愈后，遂发生关节脱位，近来每每因为体力过重或者体位不适而频频发作，尤其以左侧的髋、腕关节较严重，脱位的时候惊恐万分，疼痛不可转侧，伴冷汗淋漓，有时每日脱位竟达数次之多，必以手法整复方可复位。舌淡、苔白，脉沉细。关节频繁脱位，古今医著方书没有记载。根据脉细、手足

寒的典型脉症，处以当归四逆加吴茱萸生姜汤，组成：桂枝15g，赤白芍各20g，当归15g，细辛3g，生姜5片，大枣5枚，炙甘草20g，路路通15g，吴茱萸6g。上方服3剂，手足转温，关节仅仅脱位一次，两小腿腓肠肌有缩引疼痛感，原方继服6剂。后因诊治其他的病，询问患者此后关节再没有脱位。

按：姜建国教授提出，该案治以当归四逆加吴茱萸生姜汤与血虚内寒的病机相应，证明方机相应才是六经辨证的精髓和灵魂，否则什么异病同治、同病异治等都不能够成立。

风热外感阴液伤，清透凉营阴血益

李克绍先生是山东近代著名伤寒学家，从事教学与临床工作50余年。先生研习中医经典，治学严谨，并涉猎后世医家名著，采众家学术之长，所著《伤寒解惑论》，一扫旧论，见解独到，观点新颖，是当代《伤寒论》研究的突破性成果，深受国内外中医界好评。先生临床审证精细，立法确当，配伍灵活，药简量轻。在《伤寒解惑论》中针对六经病传变这一基本问题，先生创新性提出"六经病皆有表证期，非独太阳"的观点，认为肤表受邪可发为具有不同脉症特点的六经表证，在外感病治疗中积累了丰富的理论与临床经验。临证尤善以青蒿、白薇、玄参三者配伍，治疗风热外感、阴虚热结之证，疗效确切，经验独到。

一、强调阴虚热结是风热外感的病机关键

1. 阴虚内热为发病基础　阴虚、热结是招致风热外感的病理因素。"内里无伏热，不易受外感"。外感发热的病机是外邪袭表，正邪交争，所谓虚处最易受邪。当代临床所见，往往以内有蕴热者居多。内热之起，责在调摄失宜，气机不利，气化失常。

郁热内结是当代人群重要的体质特征。社会节奏加快，精神高度紧张，卫气往往浮而不敛；生活压力陡增，睡眠减少或失眠，阳气难以入阴；饮食肥甘厚味，卫气生成过多，形成气有余的状态；衣着条件改善，气候变暖，环境温暖，阳盛热蕴，阳气亢奋，易生内热；工作性质不同，劳作强度降低，多坐少动，卫气消耗过少，郁滞不化，久则发生肥胖，以致阳气易于郁滞，滞则生热。正如

《丹溪心法》所说："气有余便是火。"气机郁滞，积久化热，形成内热郁滞的病机变化。内有郁热，易感外邪。内热多因气机失调而生，里热内结，气机失调，卫外不固，外邪易感。内结之热，损伤阴津。阴虚津亏，久而形成阴虚内热体质，机体抵御温热邪气的能力随之降低，易受外邪特别是温热邪气的侵扰，从而成为温病易感人群。

阴虚之人，易感热邪。阴津亏虚是温病易感人群的体质特征。阴津能抵御温热邪气。营阴内守，卫阳固外，营卫和谐是人体卫外功能的基础。营阴津液是人体的精微物质，具有滋养躯体、荣润脏腑、化生阳气、制约阳气、消除内热等多种生理功能。阴津充足，有助于维持阴平阳秘的协调状态，同时，营阴津液尚能发挥抵抗温热邪气的作用，从而减少或避免温热病发生，故《素问·金匮真言论》曰："夫精者，身之本也。故藏于精者，春不病温。"阴虚易感温热。阴液不足，无力抵御温热邪气，风热、暑热、湿热、燥热极易乘虚而入。此外，阴虚郁热之体，易为风寒外束，郁久不散，阳气被遏，邪从热化。《温病条辨》曰："可见病温者，精气先虚。"阴津亏虚是温热病易感的病理基础。阴津能够抵御温热病邪，温热病发病过程中，温热邪气极易损伤阴血津液，故温热病后期，或多或少总会发生阴液损伤的病机变化。阴津常在热病之先已有伤损，热病过程中往往会加重这种损害，故热病愈后，阴血津液多有不足，成为温热病反复发生的病理基础。《温病条辨·上焦》篇说："是温病之人，下焦精气久已不固。"

2. 蕴热与阴虚互为影响　蕴热内结，易于耗伤阴血津液；阴虚之躯，热自内生，同时易受外感，形成阴虚与内热互为其害的病理过程。同时，阴液不足，不能制约热邪，其内蕴之热扰于血分，形成阴虚、热结、血瘀的病机变化，临床所见患者出现红绛舌，即是明证，此为杂病之热入营分证。阴虚热结是招致外感的发病基础。热蕴于内、阴虚血热成为反复外感的发病基础。此类人群极易外感，时常患外感发热、风热感冒、咽喉肿痛等。故对经常发生发热、咽喉疼痛、便秘、失眠、头痛者，须察阴虚热结之有无。

3. 阴虚热结，兼夹有形之邪　阴虚热结常夹痰、瘀、秽浊之邪。阴虚不能滋润，脏腑气化无力，水道、血道、谷道、浊道皆失润养。内热责在卫气失常，气化失司，由此导致津停生痰，血滞为瘀，谷停为滞，浊气不泻则成秽浊。故《温病条辨·上焦》篇有"秽浊""秽浊之结气"的记述，从而形成阴虚内热兼夹痰、瘀、秽浊的复杂病机变化，使原本较为单纯的温热病机复杂化，治疗趋难。

二、主张清透凉营法治疗风热外感

1. 虚则补之，实则泻之 阴虚热结、热结阴伤是风热外感的内在因素。热结于内，最易感受风热邪气。遵循"虚则补之，实则泻之"的原则，热邪当用清解法，其中表热宜清透，内热宜清散，合之则为清凉宣透。清热药物种类繁多，功效各有所长，李克绍先生经过长期临床体验，发现青蒿、白薇最为适宜，由此先生弟子丁元庆教授通过学习、临证、总结其"清透凉营法"理论。

阴虚需要养阴，养阴之品有甘寒、咸寒之分。李克绍先生独取玄参，其中确有妙义。《素问·至真要大论》曰："风淫于内，治以辛凉，佐以苦，以甘缓之，以辛散之。热淫于内，治以咸寒，佐以甘苦，以酸收之，以苦发之。"玄参味苦咸、性寒，先生用之恰合《黄帝内经》之旨。

2. 药物分析

（1）青蒿：味苦兼辛，性寒凉，其气芳芬宣疏透达。性寒则能清热，味辛而具有透达之力，味苦则降而能泻，善于清热凉血、解暑化湿，又善清退虚热，芳化浊气。清热解暑不致寒凝气机，辛透宣达、芳化湿浊又不损伤阴液，芳芬疏达肝胆气机，苦寒无碍胃之虞。《本草备要》曰："凡苦寒之药，多伤胃气，惟青蒿芬香入脾，独宜于血虚有热之人，以其不犯胃气也。"青蒿既能清透气分，又善清血分热邪，其苦能燥，芬芳透达，善于除湿醒脾、化浊解暑。

（2）白薇：味苦、咸，性寒。具有清热解毒、凉血利尿、通淋疗疮等功效，目前临床多作清退虚热药用。《本草乘雅半偈》记载白薇"气平，味苦咸……苦能入骨，润下作咸，咸性走血，咸能软坚"，《本草分经》谓白薇"苦、咸，寒。阳明冲任之药。利阴气，清血热，调经"。《重庆堂随笔》曰："温热证邪入血分者，亦宜用之。"

白薇善于治疗内有阴虚、外感风热之病证，古今医家皆以之为阴虚外感常用药。本品内能清解阴虚之内热，外则清泻在表之风热，故最宜于阴虚外感风热之证。孙思邈用白薇与葳蕤为主组成葳蕤汤（《备急千金要方》），用于外感风温身热、汗出、身重之症。正如《神农本草经疏》所说："白薇全禀天地之阴气以生，经曰：热淫于内，治以咸寒。此药味苦咸而气大寒，宜其悉主之也。"何廉臣曰："惟风热风燥二症，常多夹痰，均当用辛润法，解其邪以豁其痰，如加减葳蕤汤、清燥救肺汤之类。"

（3）玄参：味甘、苦、咸，性寒。玄参味苦能泻火、解毒；甘能养阴生津、润肠通便；咸能软坚散结；性寒能清热凉血，长于治疗外感风热、内蕴火热、风火上扰等证。《药性论》曰："味苦。能治暴结热，主热风头痛。"其能清热降火、养阴散结，善治阴虚血热、热盛动血、咽喉肿痛、大便燥结等证。《神农本草经疏》谓玄参："味苦而微寒无毒……散结凉血降火，故解斑毒，利咽喉也。"清热降火、滋阴凉血、利咽散结是玄参之所长。正如《景岳全书》所云："味苦甘微咸，气寒。此物味苦而甘，苦能清火，甘能滋阴。"

玄参寒能清热，苦能降下，甘主滋养，泻火是其专长。火有虚实之分，治法迥异。玄参乃实火、虚火通治之佳品。《本草新编》曰："盖火分虚、实，实火宜大寒之品，以降其炎腾之势；虚火宜微寒之味，以引其归敛之途。元参泻中有补，治虚火实宜，浮游之火，正虚火也，故亟需之耳。"《医学衷中参西录》曰："外感大热已退，其人真阴亏损、舌干无津、胃液消耗、口苦懒食者，愚恒用玄参两许，加潞党参二三钱，连服数剂自愈。"玄参滋阴清热、凉血降火、利咽散结，功用独到。

3. 配伍原理

（1）青蒿配白薇：外散风热，内清蕴热，无伤阴之弊。青蒿能外散风热，内清郁热；清透实热，清退虚热。且其清热不伤阴，退热不遏阳气；清气分，兼清血分。白薇清热，尤善除内生之虚热，又能解外感之风热，故既可用于阴虚之热，又可治外感风热壅滞上焦、留滞阴分、血分之病证。二者配伍实为阴虚血热、外感邪热在表之首选，对阴虚外感发热、咽喉疼痛颇为适宜。

（2）青蒿配玄参：清热养阴，凉血透邪，利咽止痛。青蒿苦寒泄热，芳芬透达，善于清透内蕴之热；且能外散风热、兼清湿热秽浊，并能清退虚热，凡风热、虚热、湿热皆其所宜。玄参养阴降火、清热散结、清营凉血。两药配伍，清热凉血、散风达邪、养阴增液，对阴虚外感、阴虚热结之发热、咽喉疼痛颇为适宜。

（3）玄参配白薇：养阴降火，清热达邪。玄参养阴降火，清热凉血，利咽散结；与白薇配伍，滋阴清热，凉血散结。阴虚内热复感风热邪气，内有阴虚、风热外束者用之颇为对证。

青蒿、白薇、玄参配伍，具有清热透达、益阴凉血、解毒散结之力。外感风热用之能清能透，里热蕴结用之能清能泻，阴虚火旺用之能滋阴降火，阴虚血热用之能养阴凉血，阴虚痰结用之能滋阴清热、降火散结，阴虚湿浊用之能清热化浊又不伤阴，阴虚热结便秘用之能滋阴润肠通便。临证最宜于阴虚之体，兼夹内热、湿浊、火旺，或阴虚外感风热、温热以及盛夏之时感受暑热暑湿之证。李克绍先生选用这3味药，是依据患者的体质特点，参以季节气候的变化。所谓"审察病机，无失气宜"，因人、因时、因地制宜。

扶正达邪、预护其阴是三物配伍之优势。阴虚最易外感，虚处易于留邪。阴液亏虚，外感风热、温热、暑热、暑湿，此时用玄参取其滋阴增液、清热降火，预护其既虚之阴津，以求立足于不败之地。

4. **加减应用** 齐鲁伤寒代表性传承人丁元庆教授在李克绍先生经验基础上，提出药物加减应用方法：风热上扰、咽喉肿痛，加桔梗、蝉蜕、僵蚕、牛蒡子、生甘草、升麻清疏风热、宣肺利咽。风热头痛，加连翘、薄荷、蝉蜕、钩藤、菊花疏散风热、清利头目。伤阴较重，或素体阴虚、口干口渴，加麦冬、生地黄、沙参、天花粉、玉竹养阴清热。风热邪气较重，发热烦躁，加石膏、滑石粉、淡竹叶、甘草。阴虚热扰、咽喉作痒、咳嗽无痰，加沙参、天花粉、川贝母、僵蚕、薄荷、蝉蜕等甘寒养阴、辛凉透邪、通络利咽。盛夏暑热外感，加石膏、滑石粉、金银花、连翘、厚朴、扁豆花、淡竹叶等清暑泄热。湿热内蕴、口干、苔黄腻，加淡竹叶、芦根、滑石粉、茵陈蒿、炒栀子等清热利湿化浊。阴虚血瘀、舌质黯红或绛，加生地黄、沙参、赤芍、牡丹皮、紫草、丹参、白茅根等滋阴清热、凉血活血。便秘，加牛蒡子、决明子、桔梗清热润肠。热扰心营、发热烦躁、入夜不寐、舌质红绛，加麦冬、生地黄、连翘、金银花、竹叶、人工牛黄粉（冲服）、羚羊角粉（冲服）等清热解毒、清心凉营。

丁元庆教授强调，熟谙药性，用药才能精当；熟悉证候变化，临证才能灵活加减。加减灵活，药随证易，量因证变，效应于药，每于加减之中，新意迭出。另外，还需熟悉调剂方法，注意服药因证而异。这也是学习《伤寒论》并全面掌握理法方药的最后一个环节。

此外，齐鲁伤寒流派代表性传承人姜建国教授提出，随着环境及人们饮食结构的变化，"营热体质"在人群中占较大比重，外感初期若拘于"在卫汗之可也""治上焦如羽"的方法则疗效不佳，或瘥后易复，或病情隐伏反复发作。提出从体质辨治入手，标本兼治，立辛凉宣散表热与滋阴凉营相结合的治法，并创制"清营解表汤"。齐鲁伤寒流派代表性传承人于俊生教授在肾脏疾病早期，运用伤寒论太阳、少阴表证的理论与方法透表达邪。所研制的"尿感康胶囊""补肾排毒合剂"等制剂应用于临床。以上均是李克绍先生"清透凉营法"的继承与发挥。

李克绍先生对药性的研究、运用颇为独到。2006年出版的《李克绍医学文集》，汇集了先生平生医学著述，其中一部分是他生前未曾发表的医案医话及个人辑录的中药药用经验，名之为《中药辑要》。该书收录了常用中药487种，辑录的书籍有本草学著作、古今医案集、专科医著等。内容有医家的用药经验，本草著述有关于药性、药效、使用方法、炮制方法的记述，验案等。熟悉证候变化，临证才能灵活加减。熟谙药性，用药才能精当，加减灵活，药随证易，量因证变，效应于药，每于加减之中，新意迭出。

【验案举隅】

患男，4岁，1985年7月8日就诊。患儿素有慢性扁桃体炎，每因气候变化而引起急性发作，始终不得根治。此起病急骤，持续高热39.5℃不退，曾用抗生素、激素及中药治疗效果不明显。现查扁桃体Ⅱ度肿大，色红，体温38.5℃，舌质红、少苔。

处方：麦冬9g，清半夏6g，玄参12g，生甘草6g，桂枝3g，白薇6g，僵蚕3g，薄荷2g（后下），青蒿9g，水煎服。

上方服1剂，体温下降，服完3剂，体温完全正常。继服本方6剂，扁桃体肿大消退如常，色不红，患儿此后感冒次数明显减少，且偶有感冒，扁桃体炎一直未再发作。

李克绍先生按：扁桃体炎最易反复发作，缠绵难愈。尤其是扁桃体肿大，色泽淡红时，用苦寒之类药物效果较差。此方用青蒿、白薇清透虚热，以玄参清浮游之火，再用半夏以散结，麦冬以养阴，诸药合用，使得扁桃体炎得以痊愈。

风热外感阴液伤，清透凉营阴血益

肠胃不和九窍病，调和肠胃心神宁

胃肠病为临床常见病、多发病。应《山东中医杂志》约稿，李克绍先生根据临床诊疗经验，总结15种常见胃肠病常用方，自1981年，连续刊载于《山东中医杂志》，在读者中产生了较大影响，后结集出版。书中所有收录的方剂，须是经过历代医家和先生自身临床实践的有效方剂，不局限于是否出自"名人"之手，也不限制于出自经典著作。李克绍先生临床处方用药，药物一般六七味，用量大致3g、6g、9g，可谓用药简练精到。关于脾胃病的治疗方药，自古至今流传甚多。从书中援引诸多医家的医案与方药，可以看出先生明显偏爱实用精练的小方，体现了他一贯的处方用药主旨和习惯。书中"胃肠病引起精神、神经症状的治法"一章，提出"调胃肠以安心神"治疗精神、神志病证，值得临床借鉴。

一、强调"肠胃不和则九窍不通"理论

李克绍先生根据前人"肠胃不和则九窍不通"之说，在《胃肠病漫话》一书中列专篇"胃肠病引起精神、神经症状的治法"，提出"胃肠病致九窍不和"理论，为临床辨治失眠、眩晕、头痛、耳鸣及烦躁，甚至谵妄、癫狂痫等病证提供了新思路。

1. **胃肠病与九窍的概念** 《胃肠病漫话》中胃肠病的概念是指以胃肠病变症状为主要临床表现的疾病，如呕吐、泛酸、脘痞、胃痛、腹泻、便秘等。其按照中医学传统依据症状来分类，而非采用西医学的分类法，有助于较好地认识与研究此类病证。

"九窍"是人身门窍之总括。在《胃肠病漫话》一书中，李克绍先生首先指出，九窍是"耳、目、口、鼻七个窍，加前后二阴两个窍"。其后，在九窍相关病案中又提到头晕、烦躁、失眠、谵妄等。可见，先生对于九窍概念的定义较为广泛，包括了传统意义上的九窍以及清窍（头）、心窍等关窍。"九"为约数，表示"量多"之意，"九窍"实际内容统括了遍布人体五脏六腑、四肢百骸的门窍，是人身关窍之总括。经络运行气血，内联脏腑、外通四肢百骸，使人体成为一个有机整体。其中，各机窍的开合有序对气机升降出入至关重要。九窍启闭有常，气血流行，"元真之气"方能通畅，人体各部才能维持正常功能。人身之气，贵在流通，如九窍闭塞，则会导致各种病证。张仲景在《伤寒杂病论》中提出"勿令九窍闭塞"的论述提示我们，窍闭为百病之由。

2. 胃肠与九窍的关系 胃肠安和，气机调畅。肠胃为器，器有生化之用。阳明胃与大肠为传化之腑，以通为用，以降为顺，其受纳、腐熟、传导正常，则气机调畅。胃肠通降正常，浊阴得降，清阳得升，气机顺降畅达。

九窍启闭，以气为用。气机畅达，诸窍得利，人即安和。人体气机以畅达为要，宜流通而恶郁滞。气机畅达，诸窍得以正常启闭，则生机勃发。《素问·五脏别论》云："夫胃大肠小肠三焦膀胱……故泻而不藏，此受五脏浊气，名曰传化之府，此不能久留，输泻者也。魄门亦为五脏使，水谷不得久藏。"如胃肠通利，则消化系统之"七冲门"开阖有序，水谷入口，津液得生，糟粕得降；则肺之宣降有常，皮肤毛窍开阖有度，以适寒温；则清阳上升，头目清利。

胃肠安和，九窍得养。胃肠主管汲取营养和排泄糟粕，营养物质通过肠胃的吸收，化生清阳之气，到达九窍以滋养之，即"降中寓升"，从而使清阳出上窍。九窍得清阳之气滋养，功能如常，在人则听觉、视觉、味觉、嗅觉灵敏，神清目明，心智睿敏。

3. 胃肠病致九窍不和 胃肠病所致的九窍不和，常见症状如头晕、头痛、目眩、耳鸣，以及烦躁、失眠，甚至谵妄、发狂、便秘、吐泻等，涉及脑病多个常见病证。

胃肠病易致九窍不和的主要病机，以气机不利为根本。中焦通上连下，为气机升降之枢纽，故调理气机，必以调畅中焦为首务。胃肠病最易导致气滞与气逆，这是胃肠病导致九窍不和的病机之根本。胃肠气机不利，不能充分吸收营养，或者排泄障碍，导致"清阳不升，浊阴不降"。清不升，浊难降，九窍不仅难以得到滋养，反受浊邪蒙蔽，发为九窍不和。火热闭窍，生风扰神。阳明为盛阳，若邪热犯胃；或因嗜酒、辛辣、过食膏粱厚味，助火生热；或因气滞、血瘀、痰、湿、食积等皆可郁结化热、化火；若肝胆气逆化火，横逆犯胃，均能导

肠胃不和九窍病，调和肠胃心神宁

致胃热（火）。火热盛极，为害甚烈，扰心伤神，导致神昏谵语、狂越妄动、躁扰不宁、惊悸不安、烦躁不寐、妄言乱语等，皆为九窍不和的具体体现。火热日久，灼伤津液，壅滞气机，凝痰成瘀，可引起一系列复杂的病理变化。痰湿中阻，清阳不展。胃喜润恶燥，脾胃应燥湿相济，升降相宜。若胃失和降，脾失升健，则津液输布不得，水湿停留，久生痰浊，气机痹阻，清阳不展，九窍失和。多见头重昏蒙，身困乏力，厌食便溏，口多涎沫；或壅滞肌肤形成肥胖，症见形体丰满，神疲嗜睡，脘腹胀满，大便黏腻，脉沉或细弱。痰热腑实，蒙塞清窍。饮食失节，中焦受损，运化失职，阳明胃气不能通降下行，饮食停滞，气机阻滞，浊气不降，上泛清窍；或食积生痰，痰阻化热，痰热中阻。痰热扰心，上犯清窍，而见心烦，口苦，头晕目眩，甚则性急易怒，头痛失眠，面红目赤，狂乱无知。肠胃虚弱，诸窍失养。饮食不节、寒温不适，或劳倦过度，或精神刺激，致肠胃功能虚弱，滋养不能，诸窍失养，难以安和；气虚推动无力，九窍启闭失司，亦可为病。

二、主张"调肠胃以安心神"治法

《胃肠病漫话》一书临床应用部分，李克绍先生列举的四则医案分别治以探吐涌痰、暖脾镇静、理气化痰、祛湿和胃等法，提示治疗此类病证应以调和肠胃、畅利气机为原则。李克绍先生弟子、齐鲁伤寒代表性传承人丁元庆教授秉承先生学术思想，临床总结、应用"调和肠胃法"诊治头痛、失眠等神经、精神病证，疗效确切，兹择要介绍如下。

1. **头痛** 阳明头痛部位以前额、面颊、眉棱骨常见，或痛连齿龈，或颜面疼痛。其中，以实证、热证多见，治疗以清利阳明、畅利气机、祛除邪气为主。宜随证选方，伴脘痞者用半夏泻心汤；大便不爽者用葛根芩连汤；湿热久结者加土茯苓、苦参，或选用陈茶芽煎等。

2. **不寐** 胃不和则卧不安。调和胃气，可以升降水火，协调心肾，使阴阳协和，精神安宁。湿热食滞中阻，胃脘痞闷胀满，当用半夏泻心汤泻浊清热，和中安神；痰热内扰，心神不宁，心烦少寐，治宜小陷胸汤；胃中积热，腑气不通，卧不安宁，以大承气汤加减治之。

3. **眩晕** 阳明邪热内盛，热盛生风，风热上扰清窍；或化燥成实，燥屎结于下，浊气攻于上，皆可见头眩，治宜白虎汤或大承气汤加减；夏季暑热上蒸，发于阳明，方选竹叶石膏汤；湿热壅阻，中焦气机失和，茵陈蒿汤加减主之；脾阳虚，水饮内停，清窍被蒙，发作眩晕，以茯苓桂枝白术甘草汤治之。

4. **口僻** 口僻以阳明经脉受病，面部筋脉失养，肌肉松弛为主要病机。因此，其证治应从阳明着眼，祛阳明之邪，通阳明之络，补阳明之虚。治疗重用葛根，祛风同时当兼顾所夹之邪，湿热加茵陈、赤小豆、黄芩；热盛用黄连、栀子、生石膏等；便秘加大黄、芒硝，佐以秦艽；夹痰配制南星、白附子、僵蚕、远志。

5. **耳鸣** 足阳明胃经满布面部，过耳前，与耳鸣的发病息息相关。阳明胃火上攻，火热闭窍，耳中轰鸣雷响，治用葛根芩连汤或白虎汤化裁以清热通利，若火热日久凝痰成瘀，宜酌加半夏、竹茹、丹参、连翘等化痰散瘀之品。痰浊壅窍，或化热中阻，或呈痰热腑实之证，耳鸣音量大而音调不高，常伴阻塞、胀满感，治应根据病情采用二陈汤加减，或合用小陷胸汤、承气汤类方。石菖蒲、远志等皆为耳鸣必用之品。

6. **口疮** 胃为多气多血之腑，胃气通于口。胃热致血分亦热，阴血受损，而致血热、血瘀、瘀热互结，腐化血肉而成溃疡，发为口疮。脾胃积热，火热内盛，循经上攻，腐肉成溃，治宜清热泻火，如三黄石膏汤合甘露饮加减，清泻同时应酌情加用泻下或滋阴生津之品；口疮发病日久，耗气伤阴，脾胃虚弱，无力托举，治宜参苓白术散加减；清阳不升，浊蒙清道，脾失健运，邪浊积蕴，久困中洲，郁蒸而上凌清窍发为本病，治宜茵陈蒿汤合二陈汤加减，可加少许芳香化浊之品。

综上，李克绍先生提出的"胃肠病致九窍不和"理论，发挥了《素问·通评虚实论》中"头痛耳鸣，九窍不利，肠胃之所生也"的学术见解，对治疗官窍病证具有重要指导意义。

此外，据现代精神病学的论述：有一些精神失常的患者，是由于营养缺乏、内分泌功能失调或代谢紊乱各种不同的内脏疾患所引起的。这类疾患的躯体症状常很显著，而在全身功能都可能受到干扰的同时，精神症状往往只是疾病的整个临床征象的一部分，因此，又称为症状性精神病。症状性精神病，在《伤寒论》中就有不少的启示。如"谵语""郑声""惕而不安""发则不识人""烦躁不得眠"等都是。这些症状的产生，除少数例外（如热入血室），大部分是由于胃肠疾患——阳明实热或胃家湿热所引起。中医学中有所谓"食厥""痰厥"等，也大都属于这一类。这些精神症状的病理，基本上是"肠胃不和，则九窍不通""清阳不升""浊阴不降"或"浊邪害清"所致。因此，治疗时应健脾胃以治本，泻热导滞以治标，不论从本从标，或补或泻，都能达到不去安神而神自安的目的。

还有需要说明的问题是：同是胃肠不和，却有的能引起精神症状，有的不出现精神症状。即使出现精神症状，其表现也各不相同，从临床看，不但在症状方面有头晕、目眩、耳鸣、失眠、烦躁、谵妄以及癫痫等的不同，而且在程度上也或轻或重，极不一致。为什么会有这样的差别呢？这是因为精神障碍的发生，不仅决定于躯体疾患性质的严重程度和发展阶段，更重要的是决定于患者高级神经活动的类型，和患病时的大脑功能状态，并且与先天的遗传因素、年龄、精神因素以及环境等，也都有密切的关系。

【验案举隅】

患女，年约六旬。1970年春，失眠症复发，屡治不愈，日渐严重，竟至不眠，每日只得服用安眠药物才能勉强略睡片刻，邀李克绍先生前往诊治。按其脉涩而不流利，舌苔黄厚黏腻，显系内蕴湿热。因问其胃脘满闷，并云大便日久未行，腹部并无胀痛。这就是"胃不和则卧不安"，要使安眠，先要和胃。处方半夏泻心汤原方加枳实。傍晚服下，当晚就酣睡了一整夜，烦躁满闷等症状都大见好转。又接连服用几剂，终至食欲恢复，大便畅行。

按：《灵枢·邪客》提到"厥气客于五脏六腑"，致使"卫气独卫其外，行于阳，不得入于阴……故目不瞑"，治法是"补其不足，泻其有余，调其虚实，以通其道，而去其邪"。本证心下有湿热壅遏，就是"厥气"内客，尽管半夏泻心汤在《伤寒论》中并未提到有安眠的作用，但是苦辛开泄，消散湿热，就能达到"决渎壅盛，经络大通，阴阳得和"的目的，因而取得"阴阳以通，其卧立至"的效果。

除了《素问·逆调论》所说的"胃不和则卧不安"之外，《素问·通评虚实论》还提出："头痛，耳鸣，九窍不利，肠胃之所生也。"胃肠气机和畅，浊气下行，营卫调和，则人体脏腑百骸、五官九窍和利。这就告诉我们，头面官窍，乃至精神心理疾病可以从阳明胃肠论治。胃肠气机与人的精神活动密切相关，因此，胃肠失调，脏腑失和，就会导致精神失常，正如邹澍在《本草疏证》中所说："胃肠流通，气机畅茂。"

此外，当代有关胃肠菌群的研究，从另一个方面解释了胃肠与大脑功能密切相关。患者舌苔黄厚黏腻，胃脘痞满，不思饮食，表明湿热中阻，胃气失于和降，浊气上逆，以致烦躁不寐。半夏泻心汤去人参、干姜，加枳实、炒麦芽、神曲、苍术，清理湿热，和中降浊，其效立至。

主要参考文献

[1] 叶发正. 伤寒学术史 [M]. 武汉：华中师范大学出版社，1995.

[2] 姜建国. 李克绍学术经验辑要 [M]. 济南：山东科学技术出版社，2000.

[3] 李克绍. 李克绍医学文集 [M]. 李树沛，姜建国，辑. 济南：山东科学技术出版社，2006.

[4] 姜建国. 李克绍伤寒解惑论四讲 [M]. 北京：中国中医药出版社，2015.

[5] 曲夷，丁元庆. 李克绍治学方法及临证方药经验 [J]. 山东中医药大学学报，2018，42（2）：95-98.

[6] 于长雷，曲夷. 从脾胃辨治癫痫验案 [J]. 山东中医杂志，2015，34（2）：141.

[7] 姜建国. 姜建国伤寒论讲稿 [M]. 北京：人民卫生出版社，2016.

[8] 尚云冰.《伤寒解惑论》学术思想与治学特色研究 [D]. 山东中医药大学，2014.

[9] 丁元庆. 李克绍清透凉营法理论阐释与临床应用 [J]. 山东中医杂志，2019，38（11）：997-1000+1013.

[10] 丁玉洁，丁元庆."胃肠病致九窍不和"理论探析与临床应用 [C]. 全国名医学术思想研究分会年会资料汇编，2014：170-172.

[11] 李克绍. 发作性睡病1例治验 [J]. 中医杂志，1985（10）：36.

[12] 李克绍. 从半夏汤谈失眠的证治 [J]. 中医杂志，1983（8）：64-67.

[13] 李栋，丁元庆. 李克绍治疗失眠经验 [J]. 山东中医杂志，2015（7）：543-544.

（曲夷、温雅整理，丁元庆审阅）

周凤梧先生

理法方药经验

周凤梧
生平简介

　　周凤梧先生（1912—1997），山东省临邑县人，祖籍浙江省萧山县（今杭州市萧山区）。著名中医方剂学家、教育家、临床家。山东中医学院（现山东中医药大学）教授，中共党员，九三学社社员。

　　先生1912年12月19日出生于山东省临邑县一个三代中医世家，曾祖父、祖父、伯父皆为临邑名医。16岁高小毕业，师从表兄张文奇医生启蒙学习中医。20岁后相继问业于山东名医王静齐、徐鞠庐、吴少怀，医术日进。1937年迁居济南。1940年经济南市中医考试，领取执照。1945年借济南市永安堂药店坐诊悬壶，因医术高超，挂牌不久便名扬泉城。1949年，响应政府号召，成立济南市医务进修学校暨济南市中医学会，任该校中医部副主任及学会副主任。1951年5月，组建济南市第一中西医联合诊所，任所长。1956年，入山东省中医研究班进修，结业后留任教员。1958年，调至新建校的山东中医学院，任中医内科教研室主任兼附属医院内科副主任、中药方剂教研室主任、《山东医刊》副总编辑等职。

　　1979年6月20日，先生在中华全国中医学会成立大会召开之际，作为山东的唯一代表，应邀参加了国家主要领导人召开的名老中医座谈会，欣慰之余，他赋诗一首："枯木逢春春无际，风云际会会有时。伏枥犹有千里志，试教岐黄换新姿。"热切期望中医药事业在我国医药卫生事业中发挥更大的作用。

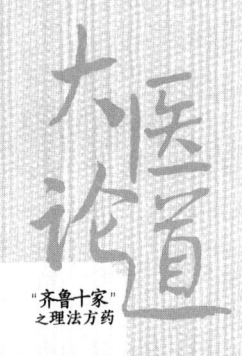

周凤梧先生从医、执教 30 余年，熟谙岐黄经旨，敏于临证变通，擅长内、妇、儿诸科疾病，精专中药方剂，善施小方，学验俱丰；为人师表，行为世范，专心培养后学，深受学生爱戴；学识博深，勤于著述，主编和编著了《黄帝内经素问白话解》《黄帝内经素问语释》《本草经百五十味浅释》《实用中医妇科学》《中药方剂学》《实用中药学》及《实用方剂学》《实用千金方选按》《名老中医之路》《古今药方纵横》《中药函授讲义》（自编）等，共计 620 余万字，畅销国内外。

先生生前为改善小儿厌食、偏食、食欲不振所创制的"小儿消食片"（炒鸡内金、山楂、炒六神曲、槟榔、陈皮等），已开发成为"中国名牌产品"和国家中药保护品种。

先生历任中华全国中医学会中医理论整理研究委员会委员、中华全国中医学会理事、中华全国中医学会山东分会副理事长、中华全国中医药学会山东分会顾问、山东省第四届、第五届政协常委，全国中医方剂研究会顾问，以及《山东中医杂志》《山东中医学院学报》编委会主任等职，享受国务院政府特殊津贴。

周凤梧先生一生情志高远，勤奋好学，淡泊名利，倡导"医道精深，不可浅尝辄止，而医者责任重大，临证不可不慎"，为中医药学发展做出了突出贡献。

擅医内杂温，
理精治法活

周凤梧先生临床不仅擅治内科杂证，而且对温病学亦有深入研究，尤以治疗湿温、暑温、痧胀等时令病更为专长。在病因方面，先生认为患者发病初期多为邪气兼夹，如外感风寒、内有暑湿，或湿热熏蒸，或痰热内蕴，病久则损伤正气，而见气阴不足、气血亏虚或阴阳两虚等证。治疗宜分清阶段、多法合用，急则治标，缓则治本，如表邪未尽、里热壅盛者，宜外散内清；正虚邪恋，则宜扶正祛邪、邪正兼顾；湿邪缠绵，治宜三焦分消，芳化调中以治其本，宣畅气机以利水道。先生临床不囿经方时方，遣方时多将仲景方与温病方有机结合，灵活选用白虎汤、桂枝汤、麻杏石甘汤、承气汤、茵陈蒿汤、五苓散、银翘散、清营汤、三仁汤、二陈汤等经典名方，药证契合，效如桴鼓。

【验案举隅】

验案1　湿温

患男，34岁。卧床经月，诸治不效。1945年9月20日初诊。症见形容枯槁，两目暗黄，痰涎胶着难咯，胸闷不饥、口渴不饮，两脚酸痹不良于行，午前畏寒，午后潮热，小溲短赤混浊，大便微溏。按六脉濡细，察舌苔黄腻而微灰，显系湿热弥漫三焦，且虚象毕露。询问所服方药，前医认为感寒，误用苏防表散；后医又认为虚劳，误予参芪滋补，以致缠绵不解，日渐衰羸。嗣复请诊前医，仍以为表邪未解，拟再投表散之剂，幸患者以体力不支为虑未饮服。

周凤梧先生诊断为湿温之证，治以三仁汤合茵陈四苓散，组成：生薏苡仁24g，苦杏仁9g，白豆蔻（研）4.5g，姜半夏9g，厚朴4.5g，黄芩9g，滑石12g，白通草6g，茵陈15g，炒白术9g，茯苓12g，猪苓

6g，泽泻4.5g。水煎2次，合兑分2次服。

4剂后诸症大减。复诊守原方，再进4剂，诸症若失，唯自汗不止。先生认为，此时湿热之邪业已逐荡殆尽，自汗现象乃属病久多阴虚之故。复予当归六黄汤加味以善其后，组成：当归9g，生黄芪15g，生地黄12g，黄芩6g，黄连1.5g，炒杭白芍9g，麻黄根9g，煅牡蛎12g，浮小麦30g。水煎2次，合兑分2次服。

3剂则汗敛身静，饮食调养月余，体力康复痊愈。

按：吴鞠通《温病条辨》云："头痛恶寒，身重疼痛，舌白不渴，脉弦细而濡，面色淡黄，胸闷不饥，午后身热，状若阴虚，病难速已，名曰湿温。汗之则神昏耳聋，甚则目瞑不欲言，下之则洞泄，润之则病深不解。长夏深秋冬日同法，三仁汤主之。"周凤梧先生认为，湿温证被医生误治者并非少见，因此证有头痛身痛、恶寒发热，易被误认为外感风寒而用发汗之剂；患者胸闷不饥，易被误认为饮食积滞而用泻下之法；患者见午后身热，有医家认为此乃阴虚之象，而误用滋阴之品。对于以上误治，吴鞠通在《温病条辨》之中早有明示。该案患者病情复杂，曾两度被前医误治，病至危笃。先生细心思忖，仍从理、法、方、药之规则，拨云见日，据证选方，大胆运用治疗湿温证之名方三仁汤与茵陈四苓散合方，宣肺、运脾、渗下，使热解于外，湿渗于下，诸症缓解。复诊考虑到邪去正伤，湿热蕴聚，日久真阴必耗；清热祛湿，亦可损伤阴津，故以当归六黄汤合牡蛎散，以滋阴潜阳、敛阴止汗、益气固表，如此则气阴充盛，以善其后。

验案2 湿痰胶着兼舌体糜烂

患女，70岁。1991年7月25日初诊。患者近年来经常口中黏腻，气逆烦躁，日晡为甚，睡眠不甘，静时阵发汗出，劳则加剧，微风而栗，虽盛夏之时，亦不敢行、坐于电扇之旁，怠于外出活动。近一周来，咽喉不爽，咯吐稠痰，黏如胶条，屡咯不辍，但不咳嗽，气逆胸满，烦躁泛恶，胃呆不甘，口淡不渴，夜寐欠佳，大便燥结，有时溏软，或干稀不调，小便黄热，舌痛。自服牛黄解毒片，舌涂冰黛溃疡

擅医内杂温，理精治法活

散，未效。舌苔淡黄，黏腻而厚，满布舌面，不见舌底，舌质边尖深红，舌体左边沿中部有绿豆大凹陷白腐溃疡点。六脉濡缓无力。

周凤梧先生认为，患者素体欠壮，阴阳两虚，抵抗力低下，湿滞中焦，积而化热。近月来，正值盛夏酷暑，气压低，气温高，又逢时降大雨，蒸热凌人，困闷倦怠，以致津聚成痰，升多降少，湿热交蒸，伏毒内发，故现上述诸症。急则治标，缓则治本。治宜先予辛开苦降、宣化淡渗、蠲痰除湿、清热解毒之法，他症徐图。方拟二陈汤加味，组成：姜半夏10g，白茯苓12g，陈皮6g，旋覆花（包煎）10g，黄芩10g，黄连（打）5g，连翘10g，板蓝根10g，牛蒡子10g，滑石12g，生甘草6g。水煎2次，药汁合兑分2次服。3剂，每日1剂。

二诊：咯痰略少，诸症显效未著，舌边糜烂斑块加大如黄豆，边覆白腐，苔仍淡黄厚腻。前方续服3剂，以观察之。

三诊：患者近日感舌体灼热，舌根麻木，影响咀嚼，胃中泛哕。急赴某医院口腔门诊，诊为"扁平苔藓"，给麦迪霉素，嘱每次2片，6小时服1次，另给维生素B_2、B_6每次2片，日服3次，服药一昼夜，病未稍瘥，增加烦躁不宁，遂自停药。

诊时见患者稠痰胶着已大减，舌苔略薄，舌体灼热疼痛，伸缩不利，咀嚼不便，糜烂斑块逐渐扩大。治以渗湿清热解毒之法，方以三仁汤加味，组成：生薏苡仁18g，苦杏仁（打）10g，豆蔻（打）6g，黄芩10g，黄连（打）5g，姜半夏10g，厚朴6g，板蓝根10g，牛蒡子10g，滑石12g，通草6g，淡竹叶6g。水煎服，2剂，每日1剂。

四诊：服上方后，痰涎胶着、烦躁泛哕均瘥，小便仍有热感，大便调畅。舌面前半部苔已退净，根部略黏腻，脉仍濡缓无力。唯舌体左侧边沿已扩大为1.1cm×0.6cm椭圆形之糜烂斑块，边沿周围白腐高突，溃面嫩红凹陷，酸咸甜味皆不敢接触，触之痛甚，舌体灼热疼痛，舌本僵木，饮食咀嚼、说话都感不便。

先生揆思良久，认为此证病机仍与上证湿热痰浊、伏毒内发密切相关，非一般湿热溃疡可比。转拟益阴泻火、清热解毒、活血化瘀、除湿散结之法，予《千家妙方》之湿热瘀化汤加减，重制其剂，补清双施，以遏其炎焰之势，组成：生地黄12g，玄参10g，石斛10g，白花蛇舌草18g，连翘10g，蒲公英10g，白芷10g，赤芍10g，南红花6g，昆布15g，海藻15g，生薏苡仁18g，霜桑叶10g，灯心草6g，淡竹叶6g。水煎服，2剂，每日1剂。

五诊：舌本僵木、舌体灼痛均已瘥减，咀嚼、说话已无影响，但糜烂斑块仍被覆白腐，溃面未见显效，仍不敢接触酸咸诸味。效不更方，继投2剂。

六诊：糜烂斑块逐渐缩小，大如黄豆，溃面遍被白腐。食欲增加，二便自调，睡眠甚甘，为防刺激，仍忌食酸咸。效已桴应，原方再投4剂。

七诊：舌边糜面愈合，斑块消失，舌苔薄白，脉无变化。至此，前述两症，均告霍然。嘱慎食将息，无须再药。

按：此案例病情较为复杂，本虚标实，虚实兼杂，临床处理，有费思忖。《素问·调经论》曰："阳虚则外寒，阴虚则内热。"患者夙病气逆烦躁，日晡为甚，阳气不留于阴，阴虚也；自汗阵发，微风而栗，阳虚也。今患稠痰胶着兼舌体糜烂，乃湿热交蒸，伏毒内发，是为邪实之候。急则治标，缓则治本。当此痰热方盛之时，虚不受补，滋阴则增湿，扶阳则助热，补之无益。故宜先行蠲痰除湿、清热解毒。予二陈汤加味，以辛开苦降，宣化淡渗。方中二陈汤燥湿化痰，理气和中，是治疗湿痰的主方，旋覆花功专宣通下气，消痰化饮，尤其唾如胶漆者，为必用之品；黄芩、黄连燥湿清热解毒；牛蒡子宣肺散结，以解咯痰不爽；板蓝根苦寒性降，能凉血解毒，擅治斑毒口疮；连翘轻清而浮，能透达表里，长于清心泻火，解散上焦之热，向为疮家要药。以上牛蒡子、板蓝根、连翘三味，都为抑制舌糜而设。

周凤梧先生认为，六淫之中，唯湿邪最为缠绵、迁延，其病机如油入面，其治效如抽丝剥茧，病难速已。但治湿莫过于通阳，通阳不在温而在利小便，故使六一散（组成：滑石、甘草）清暑利湿，俾内蕴之湿热，从下移泄，此二味尤为口舌生疮常用之品。继用三仁汤加味，仍意在清利湿热、宣畅气机。此一阶段，只是稠痰胶着获得解决，而舌体糜烂未能有效控制，继续发展。

舌体糜烂，又名"口糜""舌烂"，中医学早有记载。《素问·至真要大论》云："少阳之复，大热将至……火气内发，上为口糜……"《素问·气厥论》云："膀胱移热于小肠，隔肠不便，上为口糜。"《辨舌指南》云："或生糜点如饭子样，谓之口糜，此由胃体腐败，津液悉化为浊腐，蒸腾而上，循食道上泛于咽喉，继则满舌，直至唇齿，上下颚皆有糜点，其病必不治矣。"《中国医学大辞典》云："此证由阳旺阴虚，膀胱水湿泛溢，脾经湿热瘀郁，久则化为热毒，热气熏蒸胃口，以致满口糜烂，甚于口疮，色红作痛，甚则连及咽喉，不能饮食。"《病源辞典》云："舌烂，由心脾积热，心火上炎，以致舌头溃烂。"《中医名词术语选释》曰："本证多因脾经积热，上熏口腔，致使口腔内出现白色形如苔藓状之溃烂点，疼痛，甚至妨碍饮食。"

综上所述，口糜一病，其内因多急而重笃，故不得与一般心火上炎、脾热熏蒸之赤、白口疮等同看待，临床勿掉以轻心，如经久不愈，须防恶变。

从病机、症状来看，口疮与口糜有相似之处，然轻重之分、预后之别，大不相同。口糜患者以口腔内泛现白色糜点，形如苔藓为特点，而口疮则多表现为溃疡，这是二者最主要的鉴别点。

本例所投之湿热瘀化汤加减，方中生地黄、玄参、石斛以养阴生津、清热凉血，盖因阴虚则火炎，阴虚之火，非火有余，乃阴不足，故首取滋阴；白花蛇舌草、连翘、蒲公英清热解毒、散结疗疮；白芷一味，虽属辛温之品，但配入大队清热利湿药中以反佐，亦能增强其化湿除浊、消肿排脓之效；赤芍、红花活血化瘀；昆布、海藻功专消痰散结，并有利水作用；薏苡仁利湿清热，排脓消疮；桑叶轻清疏散，又专清泄肝胆气分之火邪，以釜底抽薪；灯心草、淡竹叶清心火、除烦热，使火热湿浊，上清下导，斯邪无余蕴矣。

验案3 非典型病原体肺炎

患女，23岁。患高热头痛，胸闷咳喘，急症赴某院检查，确诊为非典型病原体肺炎，当即收入住院，经注射青霉素、链霉素，高烧头痛减轻，10天后出院。仍午后低热，呛咳痰少，痰色淡黄，胸脘迫闷不畅，周身酸痛，气短乏力，胃呆纳少，恶心泛哕，烦躁自汗，大便干少，小溲短赤。X线检查示左肺非均匀性密度增深阴影，边缘不整，界限不清。

初诊：1969年12月23日。按六脉滑数，舌绛苔黑。诊断：肺胃热炽阴伤，气机阻滞不畅；治法：辛凉化痰止咳，止嗽定喘，肺胃两清；处方：麻杏甘石汤合三子养亲汤加滋阴之品；组成：炙麻黄4.5g，苦杏仁9g，生石膏24g，紫苏子9g，白芥子4.5g，莱菔子4.5g，青竹茹9g，薄荷4.5g，淡竹叶9g，生地黄12g，麦冬9g，芦根15g，生甘草3g。水煎，2次分服。

二诊：上方服2剂，胸闷气促大瘥减，仍呛咳黄痰，胃呆不思纳谷，周身疲惫不堪，二便不畅，口燥欲冷饮，脉仍滑数，黑苔略退，舌质红绛。宗前义着重滋阴清热解毒，处方：生地黄12g，麦冬9g，玄参12g，黄芩9g，金银花12g，连翘12g，知母9g，生石膏24g，炙麻黄4.5g，苦杏仁9g，紫苏子9g，生甘草6g。水煎，2次分服。

三诊：前方又进3剂，胸闷气促已瘥，呛咳大减，周身颇感轻松，唯环唇起有疱疹，如豆大者五六枚，周围红润，唇干口燥，脉滑缓，黑苔尽退，舌质淡红。此乃温毒外透之佳象。再拟清温解毒之法，处方：金银花15g，连翘12g，薄荷6g，板蓝根9g，知母9g，生地黄12g，天花粉9g，黄芩6g，桔梗9g，淡竹叶9g，芦根15g，生甘草4.5g。水煎，2次分服。

患者先后服药8剂，即告痊愈。

按：肺炎属于中医学"风温犯肺""肺热喘咳"等范围。多由风寒、风温之邪侵犯肺经，留滞肺胃，郁而化热，热盛痰阻，肺失清肃，故发热咳喘，或由麻毒内陷，热闭痰壅，气滞血瘀，呼吸不利，也可导致发热咳喘。本病临床可分为风温证、痰热证、内陷证、正虚邪恋证等类型。周凤梧先生认为，本例属痰热证，治宜辛凉化痰、清肺定喘，以加味麻杏甘石汤为主，继则滋阴清热解毒，随症化裁而取效。至于风温证，治宜辛凉疏解、宣肺化痰，方用银翘散加减；内陷证，治宜清营解毒，方用清营汤加味；窍闭昏迷痉厥者，则又宜凉开或温开，以开窍启闭；正虚邪恋证之阳虚者，宜补虚养正，方用桂枝龙牡汤加味；阴虚者，宜滋阴养肺，方用沙参麦冬汤加减等。临床需辨证施治，不可执一驭他。

验案4　产后感冒夹瘀

患女，23岁。产后旬日，感冒夹瘀，症见恶寒发热，头痛肢痛，胸闷烦躁，经某医投以生化汤加柴胡、紫苏等味，3天之内，又连进辛温补益之剂，灼热加剧，目痛胀突，大汗不止，烦乱呕哕，足冷手抽，大显痉厥之兆，急候毕现。

初诊：1949年9月3日。产后匝旬，露天登厕，为暴雨所遏，身热恶寒，口渴引饮，欲呕不得，自汗面赤，烦乱不宁，厥逆肢抽，按脉洪大而数，舌苔黄厚而腻。产后气血两虚，内伤暑湿，外感风寒，屡投益气养血、辛温表散之剂，未见稍瘥，致成湿热内滞，身热增剧，热极动风之候，治宜辛凉清热、解肌祛风之法，方用白虎加桂枝汤加减，组成：生石膏24g，桂枝3g，炒杭芍9g，荆芥穗炭4.5g，秦艽9g，紫苏叶1.5g，竹茹9g，淡竹叶9g，鲜芦根30g，生甘草3g。1剂，水煎，2次分服。

二诊：昨进辛凉解肌之剂，烧热大退，脉已转缓，舌苔仍黄厚而腻，呕哕不得，烦乱不宁，口中秽气过重，恶寒未尽，小腹隐痛，拟芳香祛湿、辛疏化瘀，兼活血解毒之法，辅以胸背、曲池、委中刮痧治疗，处方：鲜藿香9g，鲜佩兰9g，郁金4.5g，独活3g，细辛2g，苏叶1g，炒桃仁4.5g，红花4.5g，银花12g，蒲公英9g，焦山楂9g，台乌药6g，陈皮3g。1剂，水煎，2次分服。

三诊：经服芳香辛散、化瘀祛浊之剂，呕哕烦乱均瘥，脉静身凉，唯中脘痞闷，胃呆纳少，大便坚秘，微有自汗，夜寐不佳。产后气血本伤，兼罹病之后，积滞不消，此刻难议滋补，治当开提、消导、宣化，补益之法后图，处方：厚朴2.4g，枳实4.5g，酒大黄3g，瓜蒌皮12g，薤白9g，槟榔4.5g，郁金4.5g，姜半夏6g，陈皮4.5g，苦杏仁9g，莱菔子6g。2剂，水煎，2次分服。

四诊：经开提消导，泻下数行，中满已除，诸症悉瘥。唯产后病后，气血损伤，致乳汁短少，今脉和苔薄，治宜养血通络之法，处方：全当归12g，王不留行9g，穿山甲珠6g，瓜蒌皮9g，青橘叶9g，路路通5枚，白通草4.5g，丝瓜络9g，生甘草4.5g。水煎，2次分服。并嘱另服猪蹄汤以摄养。

按：患者产后百脉空虚，又值盛夏，冒雨涉水，则外感风寒，内伤暑湿，以致恶寒发热，头痛身痛。治当解表化湿、清热解暑之法。但前医反投辛温补虚之剂，造成湿滞邪恋、热极动风之危证。周凤梧先生首用白虎加桂枝汤化裁，辛凉清热、解肌祛风以救其急，并佐以竹茹清胃中虚热以止呕，淡竹叶清热利湿从下分消，重用甘寒而不恋邪之芦根养阴清热，一剂而热退脉缓。二诊用鲜藿香、鲜佩兰、银花等芳化甘寒之味清化湿热秽浊；乌药、桃红等理气化瘀以除恶露。一剂而脉静身凉、呕哕烦乱等症均瘥。三诊以小承气汤合二陈汤化裁，以消导宣化、驱除积滞痰饮。两剂后邪去胃气复。四诊投以养血通络之品，佐以猪蹄汤等食补之法，通乳善后。先生此案极有章法，前后四诊，用药不足 10 剂，方随病转，机圆法活，药到病除，确属大匠手笔，示人以规矩。

妇疾分阶段，气血宜调和

妇科疾病相当复杂，所以古人有"宁医十男子，莫治一妇人"之说。《备急千金要方》提出："夫妇人之别有方者，以其胎妊、生产、崩伤之异故也。"所以妇人病比男子十倍难疗，说明妇科疾病有其独特之处。周凤梧先生临床勤于思考、积累经验、探求规律，于1985年5月出版了《实用中医妇科学》一书，详细阐述其妇科辨治的学术观点，为临床诊断和治疗妇科疾病提供了可借鉴的思路和方法。

对妇科疾病病因病机、治法的认识

1. **女性生理特点** 周凤梧先生认为，就人体脏腑经络气血的活动规律而言，男女基本相同。但由于女性在解剖上有胞宫，在生理上有经、孕、胎、产、乳等特点，因此在生理上与男子又有所不同。

人体以脏腑经络为本，以气血为用。女性的月经、胎孕、产育等，都是脏腑经络气血的化生功能作用于胞宫的具体体现。脏腑是气血生化之源，经络是运行气血的通路，气血是经、孕、胎、产、乳的物质基础，胞宫是行经和孕育胎儿的器官。因此，研究女性的生理，必须以脏腑、经络、气血、胞宫为核心，尤其是肾、肝、脾和冲、任、督、带四脉在女性生理、病理变化上具有更加重要的意义。

2. **病因病机** 清代徐灵胎说："妇人之疾，与男子无异，唯经带胎产之病不同，且多癥瘕之疾。其所以多癥瘕之故，亦以经带胎产之血，易于凝滞，故较之男子为多。"若气血调匀，脏腑安和，冲任通盛，则女性经、带、胎、产正常，反之即成为病。因此周凤梧先生认为，研究妇科疾病的病因病机，要从外因内因和脏腑气血及冲任督带诸脉的变化来探讨。

先生认为，外感六淫、内伤七情以及饮食劳倦是导致妇科疾病的重要因素。气血失调，脏腑功能失常和冲任督带损伤，是妇科疾病的主要病理特点，三者之间相互影响，互为因果。因此，先生强调，病变不论起于哪个脏腑经络，病机反应总是整体的，临床在探讨病机的时候，既要了解邪在哪经，病在何脏，更要探求其相互影响，才能从千变万化中，找出病机转变的关键所在。

周凤梧先生提出，心、肝、脾、肺、肾五脏功能失调，均可导致妇科疾病，但以肾、肝、脾三脏与妇科病最为密切。他提出，年少青春女子应重益肾。青春少女肾气初盛，生殖器官尚未发育成熟，若感受病邪，最易伤及肾气。肾气之盛衰，影响着人体的生长发育，更延及冲任二脉充盛及月经通调。中年女性应重养肝。中年女性大多已有孕、产、哺乳经历，数伤于血，血伤则肝失其所养。同时由于肝血虚，则肝气有余，气盛而易激动，七情失制，使肝气郁滞，气结不散，气逆不顺，气乱不序，致月经不调、痛经、闭经、带下等病。老年女性需重健脾。老年女性断经前后，肾气渐衰，气血皆虚，故先天之本的不足，全赖后天水谷滋养。脾为后天之本，气血生化之源，脾主运化，健脾则使水谷精微调养气血，本固而枝荣。

3. 治法概要　周凤梧先生把妇科之疾分为"经、带、胎、产、杂"五大门类，再细分为调经、崩漏、带下、种子、胎前、小产、临产、产后、杂病等九小类。先生认为，妇科疾病的治疗方法，也和其他各科疾病一样，必须根据"治病求本"的原则，运用四诊八纲，查明病因病机，分清寒热虚实，进行辨证论治。再结合气候、环境、饮食、起居、性情等情况，然后确定治疗方法。但由于女性的生理特点与男子不同，在辨证论治中，遣方用药，又与男子有别。

先生认为，临床应根据女性不同年龄的生理特点分别重视肾、肝、脾的养护和调理。同时，胃为水谷之海，五脏六腑皆禀气于胃，得胃气者昌，失胃气者亡，故妇科疾病在治疗中应始终注意顾护胃气。另外，特别需要注意的是，现代研究多次证明，肾在女性生理、病理方面的重要性首屈一指，经、带、胎、产及杂病等无不与肾有密切关系。因此，先生在临床中常根据异病同治原则，灵活运用补肾法，取得理想疗效。

先生根据多年临床经验，将补肾填精、疏肝养肝、健脾和胃、调和气血作为妇科疾病治疗的常用治法。养肝肾即是益冲任之源，源充则流自畅，疾病自可痊愈；健脾胃即是处方不宜过用滋腻克伐之品，以免损伤正气，祸及后天之本；调和气血，冲任通盛，则月经以时下，胎儿孕育正常，气血以冲和为本，不宜耗散，以防滞血滞气或伤气伤血。

【验案举隅】

验案 1　妊娠水肿

患女，26岁，妊娠6个月，遍身水肿，小溲癃闭。某医院认为须将胎儿取出，始可治疗。其夫不肯，旋另转一家医院妇科，仍以取出胎儿为治疗之先决条件，否则，别无善策。无奈之下，遂忍痛允其手术。住院4个月，虽创伤愈合，然通体依然水肿，小便仍不利。医者无药可施，令出院休养。患者已失去男婴，受尽痛楚，而原病又未见消除，殊为懊丧。爰复改投中医。症见全身肿胀，面项、四肢浮肿尤甚，皮薄而光亮，特别是项肿及颏，按之凹陷不起，手胀不能握，腰酸足凉，胃纳量少而不甘（也与忌盐有关），小溲短少，大便稀软，气短胸闷，精神疲倦，体力不支，六脉濡弱无力，舌苔灰腻。诊断：脾肾阳虚证。治宜温阳利水，辅开盐方以助饮食。方以金匮肾气丸加味，组成：熟地黄15g，炒山药12g，山茱萸9g，牡丹皮9g，茯苓18g，泽泻9g，熟附子6g，肉桂3g，车前子（包煎）12g，琥珀粉（分2次冲）3g。水煎，2次分服。

开盐方：鲫鱼1尾（约250g），剖去鳞杂，食盐1两，装填腹腔，置铁锅内反复干炙令焦，研细末。每用少量以调味。

二诊：药进4剂，虽无不良反应，但毫无效验。转思脾肾阳虚，且舌苔灰腻，在此阳虚阴盛之际，采用熟地黄、山药、山茱萸等以滋肾阴，反助湿滞、碍脾运，虽有淡渗之味、温阳之品，作用力微，与法相背，宜乎不应。遂转方以健脾温阳利水为主，处方：高丽参3g（另煎兑），炒白术12g，茯苓18g，大腹皮12g，干姜皮6g，生桑皮9g，陈皮6g，熟附子9g，炒杭白芍9g，鸡内金9g，砂仁3g。水煎，2次分服。

三诊：上方计服30剂，肿胀消除。唯久病之后，气血两伤，宫体似有坠感，拟气血双补佐以升提，制丸善后；处方：高丽参15g，炒白术60g，茯苓60g，炙黄芪45g，熟地黄60g，炒山药60g，炒杭白芍45g，当归45g，陈皮15g，砂仁15g，肉桂9g，炙甘草30g，升麻9g，柴胡9g。上14味共研细末，加炼蜜500g为丸，如梧子大，每服9g，每日2次，早晚饭前1小时温水送下。

按：妊娠水肿，又名"子肿"，为临床常见。如在妊娠七八月以后，只是脚部浮肿，经休息后可自消，无其他不适者，为妊娠晚期常有现象，可不必治疗。但若肿胀加重，尿量减少，体重日增，则需就医，及时诊治。周凤梧先生认为，本病的病机是脾肾阳虚，但各有偏重，偏脾虚者，宜健脾利水，白术散为主方；偏肾虚者宜温阳利水，真武汤为主方（方中附子有毒，恐伤胎，可改为桂枝）；脾肾俱虚者，两方可以化裁合用。需要注意的是，因水肿，医家多要求患者低盐甚至无盐饮食，患者往往食欲不佳、胃纳不甘，先生虑及于此，在内服方药的同时，常辅以鲫鱼盐方，以助饮食。本案患者术后及久病，均致气血耗伤，故以双补气血、蜜丸缓图，以善其后。

验案2　脏躁

患女，48岁，某年冬因情绪刺激，触动肝气，郁愤不解，致精神失常，或哭或笑，不饥不食，甚则砸锅摔碗，詈骂不休，有时躁动不安，外出乱跑。经某院给予安眠镇静药，屡投不应。复延治于中医。诊时尚能自诉病情，语言清晰，唯泪流满面，不能自制，月经延期。按六脉沉涩，舌苔薄白。诊断：脏躁病，方以甘麦大枣汤加味，组成：北小麦30g，炙甘草9g，大枣（擘）6枚，茯苓12g，生杭芍12g，麦冬9g，白薇12g，竹茹9g，生龙骨30g，橘叶9g。水煎，2次分服。

连用6剂，诸症减轻，知饥进食。复诊时以药中病机，效不更方，嘱原方继服，又进20剂，精神恢复正常。数年来随访未复发。

按：脏躁病系由情志不遂、心气不足、肝气不和所致。遵《黄帝内经》"肝苦急，急食甘以缓之""心病者，宜食麦"之旨，用甘麦大枣汤和中缓急，养心安神。药虽平淡，对此类病证却有特殊妙用。周凤梧先生认为，本病虽属虚证，不宜大补，虽有虚火，不宜苦降。唯有用甘草以甘平柔润；用小麦以养心气；用大枣以补虚润燥，才能达到养心安神的目的。方中的加味，俱系养阴生津、开郁豁痰之品，药中病机，效如桴鼓。

验案3 热入血室

患女，32岁。病伤寒已5日。1945年1月11日初诊。乍冷乍热，大便秘结，口渴而苦，夜烦难以入寐，六脉弦大而数，舌苔厚而燥。据述病因，系于5天前携小儿赴大明湖做溜冰之戏，突觉寒气逼人。此时正值经期，越1日经遂止而浊带下注，恶寒发热头痛，自服犀羚解毒丸数日不效，病情发展至此，卧床不起。根据上述脉弦、苔厚、便秘等症状，颇似阳明腑实承气汤证，但据《金匮要略》"妇人中风，七八日续来寒热，发作有时，经水适断，此为热入血室，其血必结，故使如疟状，发作有时，小柴胡汤主之"及"妇人伤寒发热，经水适来……治之无犯胃气及上二焦"之旨，法宜和解，禁忌攻下。遂拟小柴胡汤加凉血活血润下之品，组成：北柴胡12g，酒黄芩9g，清半夏9g，党参9g，生地黄12g，丹参9g，瓜蒌仁9g，火麻仁12g，生甘草3g，生姜2片，大枣3枚。

二诊：上方服用1剂，寒热退而大便通，胃思纳谷，夜能入寐，脉和苔退，唯感低热口干，头目晕眩，心烦，小便短黄，乃余热未尽，热邪伤津，又拟益阴清热疏利之剂，组成：嫩青蒿9g，生地黄12g，玄参9g，麦冬9g，天花粉9g，北柴胡4.5g，栀子9g，生甘草3g，淡竹叶6g。

按：本例正值经期，感受风寒，越1日而月经停止，浊带下注，是由热邪乘虚陷入血室，与血相搏，所以表现为发作有时的寒热，与初感病在太阳之恶寒发热不同，病由恶寒发热而转为乍冷乍热，其原因为血结。此时虽表邪内陷，但正气仍欲祛邪外出，所以表现如疟状的寒热，故宜用小柴胡汤和解表里。周凤梧先生认为，此例患者虽具有脉洪、苔厚、便结的承气汤证，但病机在于热结血室而内犯肠胃，里无实而表已罢，辨证的要点在于经来适断、往来寒热，因此"治之无犯胃气及上二焦"，忌用下法。又按本证和少阳证虽同用小柴胡汤，但目的不同。彼则专以和解少阳之枢；此则在表以除如疟之寒热，在里以散血室之邪热。再本例患者素体健壮，抗病力强，加之药证相投，故收效较速。

验案4　淤积性乳腺炎

患女，24岁。1969年5月5日，产后5天，患乳病，在某院外科诊断为淤积性乳腺炎，由于抗生素过敏，未接受治疗，立即延治于中医。症见两乳肿胀疼痛，左乳下侧硬块如鸽卵，右乳上部肿硬如掌大，肿处色红，按之痛甚，乳闭不通，恶寒发热（体温38.2℃），通体酸楚，舌质红，舌苔白，脉滑数。治宜清热解毒、通络散结之法，处方：全瓜蒌24g，蒲公英24g，金银花30g，连翘12g，橘叶12g，当归6g，赤芍9g，皂角刺9g，炮穿山甲珠6g，王不留行9g，漏芦9g，生甘草9g，黄酒30g。

兑水煎2次分服，每日1剂，并嘱用吸乳器将积乳尽量吸出，每天可吸数次。肿处以蒲公英60g煮烂外敷。药进4剂，炎肿全消，乳汁亦随之畅通。

按： 本病中医学名为外吹乳痈（初期），是乳房部的急性化脓性疾病。周凤梧先生认为，患者大多是产后尚未满月的哺乳期女性，其中尤以初产妇最为多见。引起乳痈的常见病因有情志内伤，肝郁气滞，或恣食肥甘厚味，胃热壅盛，或乳头破损，乳汁排出不畅等，均可导致气血凝滞，乳络阻塞，郁久化热，酿成痈肿。根据临床特点，分为郁乳期、成脓期和溃脓期三个不同阶段。先生认为，本案患者在初期脓尚未成，治疗宜清热解毒、通乳消肿散结为主，注重调畅气血，内服外敷并用，处理得当，肿消痛减，故收效甚捷。

儿科重脾胃，
祛湿调阴阳

儿科古称"哑科"，古人有"宁看十妇人，不看一小儿"的说法。元代危亦林在《世医得效方·小方科》中云："为医之道，大方脉为难，活幼尤难。"周凤梧先生认为，由于儿童在生理上"五脏六腑，成而未全，全而未壮"、在病理上"脏腑柔弱，易虚易实，易寒易热"的特点，临床儿科病证的诊治与成人相比，有着独特的思路和方法。

脾胃为后天之本，主运化水谷和输布精微，为气血生化之源。小儿运化功能尚未健全，而生长发育所需水谷精气，却较成人更为迫切，故常易为饮食所伤，《育婴家秘》所谓小儿"脾常不足"即是对这一特点的概括。先生在临证中，也多将调理脾胃作为儿科治疗的重要方法，但投药选方多性质平和，既不过补亦不过泻，以适应小儿稚阴稚阳之体。脾主运化，喜燥而恶湿，若脾虚则易生湿，湿盛则又困脾，临证可见纳呆厌食、腹胀便溏、黄疸等症，治疗宜健脾祛湿，先生提倡以芳化、渗利、行气为主，少选苦燥，以祛湿而不伤阴。阴阳互根互用，小儿"稚阴未长""稚阳未充"，极易出现阴伤阳亢、阴盛阳衰等急危复杂之证，治疗应谨察阴阳之所在而调之，以平为期，达到"阴平阳秘，精神乃治"。

对于给药途径和方法，周凤梧先生也颇为讲究。学龄前儿童，先生多将药方研细末为散，加白糖温水调服，以不苦不涩、无吞咽之难为要。对于病久长时间服药、胃气已伤者，先生又多首选外治方法，以顾护中焦，保养正气。这些临证的细节之处，也再次让我们深切体会到了先生精益求精的治学态度和医者仁心的职业精神。

【验案举隅】

验案1　儿瘦

患女，5岁。胃呆纳少，面色㿠白，形体消瘦。邀余诊治，当疏"调胃散"，以醒脾和胃；处方：炒山药90g，建曲90g，清半夏75g，藿香60g，炒麦芽45g，炒谷芽45g，炒枳实60g，橘皮45g，木香45g。上9味共研细末，每次服1.5g，每日2次，加白糖温水调服。

服1料，胃纳颇馨，肌肉充实。

按：周凤梧先生创制的小儿调胃散，功能醒脾和胃，主治小儿脾胃虚弱，消化不良，肚大青筋，多食消瘦或胃呆纳少，大便不正常等症。先生认为，小儿稚阳之体，不任克伐，本方药味和平，组织妥帖，慢功缓图，最宜常服。且药味不苦不涩，庶无吞咽之难，用此方医治小儿多人，均收到满意效果。

如有虫积，可在方中加炒使君子肉、榧子仁各9g，3岁以上每服1.5g，3岁以下每服1g，每日2次，空腹时服下。

验案2 小儿唾多流涎

患男，5岁。夜睡流涎颇多，白天则喀吐不辍，涎色清白，胃呆纳少。自罹此病，虽营养加倍，仍面色㿠白，肌肉消瘦，神疲懒动。见指纹浅淡，舌苔薄白而滑，推断此乃脾虚湿盛失其摄制之权，故唾多流涎，脾为湿困而运化失司，则胃纳不甘，拟益脾和胃之法；处方：炒山药60g，益智仁30g，半夏曲30g，炒麦芽15g，炒谷芽15g，广藿香15g，茯苓30g，广砂仁9g，广木香3g。共研细末为散剂，每服1.5g，每日3次，饭前服。

服至1个月，唾涎止，胃纳亦增，面色红润，精神活泼，肌肉丰实矣。

按：本案处方亦由小儿调胃散化裁而成。所异者，该案病机为脾虚湿盛，失其摄制，治当益脾和胃摄唾，故方中减建曲、枳壳、橘皮，增茯苓、砂仁、益智仁，旨在增其祛湿和胃、摄唾制涎之效。特别是山药与益智仁的配伍更是精妙，益智仁性味辛温，能温和脾胃，《医学启源》载其"治人多唾，当于补中药内兼用之"，尤其"同山药，补脾胃"（《得配本草》），增强温脾摄唾之功。

验案3 小儿急性黄疸性肝炎

患男，10岁。头眩恶心，食欲不振，胸胁满胀，腹满不适，面色、巩膜黄染，于1969年11月26日急赴济南市儿童医院门诊，检查结果：心肺（−），肝肋下2cm，有触痛，黄疸指数20U，胆红素定性直接反应阳性，谷丙转氨酶值为158U/L。确诊为急性黄疸性肝炎。因无病床，未能收留住院，建议服中药治疗。患者兼见大便略稀，小便深黄而量少，脉沉滑，苔黄腻。诊断：阳黄，湿热郁结、胃气上逆证；治法：清热利湿退黄；处方：茵陈蒿汤合四苓散加减，组成：茵陈18g，生栀子6g，酒大黄4.5g，炒白术6g，猪苓6g，茯苓9g，泽泻6g，滑石9g，生甘草3g，大枣（擘）5枚。水煎服。

二诊：上方进4剂，晕呕均瘥，胸胁舒畅，胃思纳谷，唯大便溏泄，有时不禁，小便黄赤，仍守前方加减。组成：茵陈18g，炒栀子6g，川黄柏4.5g，炒白术9g，猪苓6g，茯苓12g，泽泻6g，陈皮4.5g，生甘草3g，大枣（擘）5枚。水煎服。

三诊：上方又进4剂，胃口大开，大便正常，但巩膜黄染尚未尽退，午后低热，仍宗前方加减。组成：茵陈12g，炒栀子6g，川黄柏4.5g，炒白术6g，猪苓6g，茯苓9g，泽泻6g，陈皮4.5g，白薇9g，金银花12g，白通草3g，生甘草3g，大枣（擘）5枚。水煎服。

四诊：再进茵陈四苓加味4剂，巩膜黄染及低热全消失，胃纳、二便均转正常，精神活跃，仅感右胁不舒，别无所苦，脉滑苔薄，予逍遥散加味以善后，组成：柴胡4.5g，炒杭芍6g，当归6g，炒白术9g，茯苓9g，栀子4.5g，黄柏1.5g，生甘草3g，薄荷1.5g，生姜1片，水煎服。

上方继服3剂，自感诸症悉除。1969年12月23日复查结果：黄疸指数3U，胆红素定性阴性，确诊为传染性肝炎恢复期，遂告痊愈。

按：《金匮要略》云"谷疸之为病，寒热不食，食即头眩，心胸不安，久久发黄，为谷疸，茵陈蒿汤主之"。周凤梧先生认为，本案所具症状，颇与本条所述相符，由于苔腻便稀，又偏脾虚湿盛，因合四苓散以加强淡渗之力。药证合拍，故取效较捷。

验案4　小儿强中

患男，3岁。1983年4月10日初诊。家长代诉：患儿阵发性阴茎勃起5个月，加重2个月，日发20余次，每次持续数分钟，发作时痛苦哀号，且多于早晨醒后发作，晚上发作次数较少。患儿体质一向虚弱，自出生3个月开始，便腹泻、呕吐反复发作，至2岁时方愈。该病起自1982年11月，患儿突然频繁呕吐，同时阴茎勃起，腹部痛楚难忍，哭闹不安，日发3~5次，每次数十秒钟。后经中医推拿、西医对症治疗，十几天后渐趋平复。1983年1月，因感冒发热，鼻衄，引起旧恙，发作频繁，且逐渐加重，阴茎勃起日达20余次，每次持续数分钟，每至发作，痛苦哀号。曾就诊于中医，服过知柏地黄丸加减40余剂，不见功效，遂又到某医院神经科治疗，该院以"勃起待查"的结论，给予维生素B_1、维生素B_6、α-酪氨酸治疗，仍无寸效。后又求治于某院推拿科，治疗10天不见好转，乃转诊于先生治疗。

现见患儿发育一般，面色憔悴，食欲不振，口干多饮，常有鼻衄、便秘，舌红、苔少而燥，脉弦。先生审其舌脉，度其病情，确诊为"强中"。考虑患儿长期服药，有厌药情绪，故暂不给药内服，拟外用方稍息之；组成：玄明粉10g，纱布包扎，每晚睡前外敷于两手心，连用1周。

二诊：用上方后，阴茎勃起次数减少，胃纳见好，再照方外用3次病竟瘥。家长坚请给方巩固，遂以内服方，用大补阴丸合玉女煎化裁，少佐肉桂引火归原，以滋阴潜阳，兼清阳明，处方：生地黄12g，炙龟板9g，知母6g，黄柏6g，生石膏24g，麦冬6g，北沙参6g，肉桂1.5g。水煎服，日服1剂。

进药6剂后，停服观察。追访1年，未复发。

按：周凤梧先生认为，小儿为稚阴稚阳之体，不耐损伐，本案患者长期吐泻导致胃阴不足。胃属阳明，阳明主宗筋，"前阴者宗筋之所聚"；且久病及肾，更致肾阴亏虚，不能涵木，则肝失滋养。肝在体为筋，且足厥阴肝经之脉络阴器。阳明、厥阴亏则阳亢，故阴茎异常勃起。该病多发于晨间，亦应肝气升发之时。此外，便秘、鼻衄、口渴多饮亦为阳明实热之象。故治宜滋水涵木，兼清阳明。但患儿长期服药，胃气大伤，当先以谷气养胃气，以固后天之本，故首选外治之法。玄明粉，辛咸、性寒，泻热润燥，软坚散结，善荡涤阳明实热，《本草从新》载其能"治阳强之病"，《本草求原》言其还可"治鼻衄"，正与此案患儿病机相合，故以之外用，顿挫病势。善后以大补阴丸合玉女煎化裁，滋补肝肾之阴，兼清阳明之热，少佐肉桂引火以归原。治病求本，阴阳调和，则病证向愈。

老年慎补益，邪正需兼顾

周凤梧先生不仅在疾病辨治方面技艺高深，对人体体质的认识也很深刻，特别对于老年人，不管是生理、病理还是临床处方用药，先生都有自己独到的见解，对于临床诊治老年疾病具有重要指导意义。

一、补益方药宜慎用

周凤梧先生认为，人到老年，脏腑组织器官的各种功能都在下降，这是自然衰老的生物学规律，我们要客观地认识和对待。

1. **体质不同，治法有别**　唯物辩证法认为：把事物的发展看作是事物内部的必然的自己的运动，而每一事物的运动都和它的周围其他事物相互联系着和相互影响着。事物发展的根本原因，不是在事物的外部而是在事物的内部。

中医学的"同病异治"正是这种观点的朴素体现。为什么"同病异治"呢？它的生理学基础主要在于"内在根据"的不同，这里所谓的"内在根据"，即指人的体质。体质与疾病有密切的关系。

国内外关于体质的学说，从公元前400年到1935年巴甫洛夫体质类型学说为止，已不下30余种。而我国，早在《黄帝内经》中就有散在记载。后吴德汉在《医理辑要》中说："要知易风为病者，表气素虚；易寒为病者，阳气素弱；易热为病者，阴气素衰；易伤食者，脾胃必亏；易劳伤者，中气必损。"西医学则明确认为：体质是人群中的个体在其生长发育过程中所形成的代谢功能与结构上的特殊性。这种特殊性往往决定着他对某种致病因子的易感性及其所产生病变类型的倾向性。这就说明同一致病因素，个体的素质不同是证候表现不同的基本原因。所以徐灵胎《医学源流论》中说："天下有同此一病，而治此则效，治彼则不效，且不惟无效，而反有大害者，何也？则以病同而人异也。"按照中医学辨证论治的原则，也就是哲学的治疗原则：不同性质的矛盾，只能用不同性质的方法去解决。因此，周凤梧先生强调，尽管人体因老年而出现虚衰征象，绝不能不分因何而虚就乱服补药。

2. **补益之法，不宜滥用**　随着人们生活水平的提高，老年人为追求"长寿"而对延缓衰老的中医方药青睐有加。

民间自古就有大量寻找"长生不老"药物的神话传说。究竟有没有长寿药呢？就目前国内外的研究表明，真正"返老还童"的药物是没有的。但是，一些能预防和治疗衰老进而延长寿命的药物还是确实存在的。

但是，中医认为，"是药三分毒"，药物是用来治疗疾病、纠正人体阴阳偏盛偏衰的，只有对证使用，才能起到治疗效果。如果不对证，或者健康人滥用，不仅没有治疗作用，有时候反而产生毒副作用。

如经过现代研究证实，补益类中药，如人参、何首乌、鹿茸、阿胶、黄精、枸杞子、菟丝子、淫羊藿、杜仲、海马、海狗肾、羊睾丸等，能提高人体免疫力、增强新陈代谢、增加机体的应激能力和适应能力，兴奋中枢神经和增快神经传导，增强心肌收缩力等，但与此同时，这些药物的副作用也确实存在。譬如人参，其应用和研究已有几千年，国内外均证实它能明显增强机体应激能力、提高机体新陈代谢水平、补充生命所需物质。但是人参的成分和效用，经国内外许多科学家的研究，至今尚不清楚；许多实验还发现，人参有一定副作用。美国加利福尼亚大学神经病研究所Siegel医生对133例连续服用人参1个月至2年的人群进行调查发现，不少患者有人参的兴奋效应，出现中枢神经兴奋、易醒、震颤等，亦有晨间腹泻者，少数性情抑郁。台湾也有类似报道，常服者可出现兴奋、高血压、神经质、失眠、皮疹、晨间腹泻、月经涩少等症状，并有助火（便秘和鼻衄）、作饱（脘腹胀满，纳呆食少）、恋邪（他病深固，变证百出）之弊。正如徐灵胎在《神农本草经百种录》中描述人参的应用时曾说："人参长于补虚，而短于攻疾……病未去而用人参，则非独元气不充，而病根随固，诸药罔治，终无愈期。"徐灵胎的《医学源流论·用药如用兵论》也说："兵之设以除暴，不得已而后兴，药之设以攻疾，亦不得已而后用，其道同也。""虽甘草、人参，误用致害，皆毒药之类也。"这就提醒我们应当正确使用这类药物，也就是在辨证论治的思想指导下，按照组方法则去使用这些药物。

周凤梧先生认为，最重要、最实际的抗衰老、增进健康的方法，仍然是调摄情绪，积极参加体育锻炼以及体力劳动，养成良好的睡眠、卫生习惯，合理调配饮食，戒除不良嗜好等，这是长寿的基础，是千百年总结出来的宝贵长寿经验，是任何抗衰老的灵丹妙药所不能代替的。

二、自然疗能要重视

《汉书·艺文志》曰："有病不治，常得中医。"意思是说有病之时不服药，也可能获得痊愈，抵得一个中等医生的治疗。这种说法当然不十分正确，特别对于急性重病不及时服药时会贻误病情。然而，从人体的自然疗能方面来说，这种"不治"也不能说没有现实意义。

什么是药？凡是能够治疗疾病的物品，就称之为药。《类经》中说："药以治病，因毒为能。所谓毒者，以气味之有偏也。盖气味之正者，谷食之属是也，所以养人之正气；气味之偏者，药饵之属是也，所以去人之邪气。其为故也，正以人之为病，病在阴阳偏胜耳；欲救其偏，则惟气味之偏者能之，正者不及也……是凡可辟邪安正者，均可称为毒药，故曰毒药攻邪也。"这也就是说，药物只是补偏救弊的东西，不能恃为养生之宝。疾病使人体生理上失去平衡，阴阳气血偏胜，一时不能平复，这就需要借助药物的偏胜来补救人体的偏胜，才能恢复平衡，但这种补救有一定的限度，到了相当的时候，即使病未痊愈，亦应停止药饵，或减少药饵，让自身的抵抗能力继续药的疗效，才不致发生过剂的弊害。

《黄帝内经》云："五味入胃……久而增气，物化之常也，气增而久，夭之由也。"这就是说，五味（药的五味）入胃之后，各归其所喜所归之脏，所以酸味先入肝，苦味先入心，甘味先入脾，辛味先入肺，咸味先入肾。味入既久，则能增强正气，这是正常的规律。如长久增补脏气，则可使脏气偏胜，这就会导致疾病。所以《黄帝内经》上说："大积大聚，其可犯也，衰其大半而止，过者死。"这是说，人体内患有大的积聚，在治疗的时候，消其大半就得停止用药，如必攻尽消绝，则毒气内余，必损正气，故攻过其半则死。可见药物大多不能过多过久地服食，否则，有损无益，甚至造成患者死亡。

《黄帝内经》曰："大毒治病，十去其六；常毒治病，十去其七；小毒治病，十去其八；无毒治病，十去其九。谷、肉、果、菜，食养尽之，无使过之，伤其正也。"周凤梧先生指出，药物治病，应与自然疗能相结合，服药到一定阶段，虽疗效显著，亦不能贪图这种疗效，必须让自然疗能发挥作用，以竟全功，这是必须掌握的原则。

三、病证结合重整体

老年人随着年龄的增长，各方面功能均下降，所以对于老年患者，常见多种疾病缠于一身的情况，临床见症繁多，很多医生不论诊断还是治疗都感觉毫无头绪、束手无措。周凤梧先生则特别强调，临床诊断应病证结合，治疗宜多脏合治、整体调补，同时要注意患者的依从性。

首先，辨治求精，强调"同证异治"。

中医治病能够取得较好的疗效，方证相应是其重要前提。周凤梧先生在临床实践中强调"同证异治"，对于提高临床疗效具有重要意义。"同证异治"的含义包括"异病同证异治"与"同病同证异治"两个方面。

不同的疾病在发生发展过程中，可能表现出相同或类似的病机证候类型，但因疾病自身的规律，临床表现同中有异，故立法处方用药应有不同，此即"异病同证异治"。例如，特发性血小板减少性紫癜、病毒性心肌炎恢复期、功能失调性子宫出血3种不同的疾病，从中医临床的角度观察，均出现心脾血虚证，以健脾补血养心立法，均选用归脾汤治之。由于血小板减少性紫癜多兼见出血症状，应在归脾汤中加入仙鹤草、侧柏叶、阿胶、三七等止血之品；病毒性心肌炎恢复期多兼见心悸、健忘、失眠等神志不安的症状，应在归脾汤中加入柏子仁、夜交藤、合欢花等养心安神之品；功能失调性子宫出血常见下血量多，不易自止之症，应在归脾汤中加入海螵蛸、煅龙骨、煅牡蛎等摄血之品。这就是"异病同证异治"。

同一疾病，病机证候类型相同或相近，因天时、地域、体质等因素的影响，立法、处方、用药亦不同，此即"同病同证异治"。例如，同为饮食不洁所致的急性胃肠炎，主要证候类型均为脾胃湿热，症见恶心呕吐，腹痛阵作，泄泻日数次或十几次，泻下急迫，粪便气味臭秽，呈黄色水样，肛门灼热，烦热口渴，小便黄短，舌苔黄腻，脉象滑数。应以清热利湿为治。但有的患者发病急且病势重，甚则危及生命，需要中西医配合进行抢救；有的患者起病较急，方用葛根黄芩黄连汤加味治之；有的患者发病虽急，但病势轻，仅出现恶心呕吐，且在很短时间内能不药自愈。这就是"同病同证异治"。

周凤梧先生强调，在病证结合的辨治中，"异病同证异治"是常法、定法；"同病同证异治"是变法、活法。

其次，治疗中注重多脏合治，整体调补。

老年人随着年龄的增长，脏腑组织器官的功能均随之而下降，因此很多老年患者临床表现为多脏共病、多病共存的特点，加之中医理论认为人体是一个统一的整体，脏腑之间密切联系、相互影响。因此周凤梧先生强调，老年疾病的治疗，应注意多脏合治、整体调补。

例如对于老年高血压的诊治，临床多认为其因肝、脾、肾三脏功能失调或虚衰而发病，治疗宜从整体调补，采用调肝、理脾、益肾的方法，多脏合治。如治疗老年高血压肝阳上亢证处方中，除平肝潜阳药之外，多配伍桑寄生、川牛膝等补益肝肾之品，肝肾同治。再如，肾气虚时，先天之本不足，难以资助后天，可见脾肾同病，故多配伍山药等以健运脾胃，脾肾同补。气虚则血瘀，神失所养，又常以黄精等配伍酸枣仁，以养心柔肝，安神定志，心肝肾同调。肾阴不足，肺肾两亏，多配伍麦冬、五味子等以金水并调。由此可见，多脏合治、整体调补，不仅是老年高血压中医处方的重要配伍规律，也是很多老年疾病治疗时宜遵循的思路和方法。

最后，要注意患者依从性。

老年人体质虚弱，自身调节能力差，有可能患有多系统疾病，临床需要联合用药，所以周凤梧先生指出，临床治疗时要详细询问患者平时服药情况，特别是正在服用西药者，要具体了解西药作用或成分，在开具中药处方时应尽量避免方中药物与西药的成分叠加，造成药量加大的情况。

例如，老年高血压患者用药，宜从小剂量开始，密切观察患者服药后情况，根据临床效果逐渐加大药量，如有不良反应发生应立即停药。又譬如临床报道发现生黄芪单味用药、注射剂、复方汤剂均可引起皮肤瘙痒、红色丘疹、休克等过敏反应，故黄芪用量要从小剂量开始，同时密切观察患者服药反应。另外，部分老年人每日煎服汤药，工序烦琐，依从性下降，故先生临床多建议老年人服药时间为隔日服，既可减轻服药负担，又能保证药效持续。

四、处方邪正必兼顾

周凤梧先生认为，中医处方配伍讲究"辩证法"，要顾及矛盾的两个方面，选药组方注意相反相成，如宣-降相因、表-里兼顾、补-泻兼施、寒-热同调等。中医大部分经典的补益方剂，在选药配伍上也体现了这样的思路。

如补血剂的基础方四物汤（《仙授理伤续断秘方》），方中以熟地黄、芍药、当归补益阴血，在补血中又伍以行血活血之川芎，一来使得补益之品补而不滞，二来针对血虚而致血瘀之症，起到活血化瘀的效果。全方四药合用，血虚能补，血滞能行，血溢能止，血燥能润，故被誉为"血家百病此方通"。

再如补肾阴精不足之代表方剂六味地黄丸（《小儿药证直诀》），方中重用熟地黄、山药、山茱萸，补益肾、肝、脾三脏以治本。然肾为水脏，肾元虚羸每致水浊内停，故又以泽泻利湿泄浊，并防熟地黄之滋腻恋邪；阴虚阳失所制，故以牡丹皮清泄相火，并制山茱萸之温；茯苓淡渗脾湿，既助泽泻以泄肾浊，又助山药之健运以充养后天之本。三药相合，一则渗湿浊，清虚热，平其偏胜以除由肾虚而生之病理产物；二则制约上述滋补之药的副作用，使补而不滞气，涩而不恋邪。如此"三补"与"三泻"配伍，补重于泻，寓泻于补，故补而不碍邪，泻而不伤正，共奏平补肾阴之功。龚居中在《红炉点雪》中说："古人用补药，必兼泻邪，邪去则补药得力。一辟一阖，此乃玄妙。后世不知此理，专一于补，所以久服必致偏胜之害，六味之设，何其神哉！"可见作为补肾阴之代表方，六味地黄丸并不是一味补益，而是补通开合、平补肾阴，处方配伍同样体现了邪正兼顾之旨。

因此，先生强调，对于老年患者，在临床使用补益之法时，需仔细分析病因病机中的核心要素和关键环节，结合中医基础理论对于脏腑气血津液功能的认识，明确辨析在虚象中是否有病理产物生成，在治疗时更应关注补益药物是否会有壅滞气机、留恋邪气等弊端，选药组方秉承邪正兼顾的思路，才能使正复邪去，机体恢复正常。

【验案举隅】

验案1 老年癃闭案

患男，76岁。于1960年6月15日因小便不通、小腹胀急而急诊入院。当即插入导尿管导尿。据泌尿外科诊断为"前列腺肥大"，如要治本，须手术治疗。患者及其家属均不接受此法，故只有用导尿法以解除潴留。但3天来尿量引流点滴，患者极度痛苦，愿服中药。6月18日诊得脉滑而微数，舌质红，苔黄厚而糙，口渴不敢多饮，胃纳尚可。

周凤梧先生据《黄帝内经》"膀胱者，州都之官，津液藏焉，气化则能出矣"以及"膀胱不利为癃"的理论，认为膀胱气化不利，导致水蓄下焦，形成本病。据苔、脉推其气化不宣之故，则为中下两焦湿热互结，兼伤阴分所致。爰拟通阳降火、化气利尿之法，以滋肾通关丸改为煎剂予之。服3剂药后，尿已成流，遂自动撤除导尿管。复诊3次，又拟清热利湿、化气利尿之剂，续服12剂，尿量恢复正常，已能扶杖出游。停药后，饮食调养2周，康复出院。

首诊方（3剂）：盐知母24g，盐黄柏9g，紫油桂1.8g。水煎服，每日1剂。

二诊方（5剂）：炒白术15g，茯苓12g，猪苓9g，泽泻9g，桂枝9g，黄柏9g，生薏苡仁48g，川牛膝12g，姜半夏9g，车前子（包煎）9g。水煎3次，合兑分服。

三诊方（2剂）：茯苓12g，猪苓9g，泽泻9g，藿香9g，佩兰9g，黄芩9g，生栀子9g，生大黄9g，滑石12g，通草8g，生甘草8g。水煎2次，合兑分服。

四诊方（5剂）：肥知母12g，黄柏6g，桂枝6g，生栀子9g，茯苓9g，猪苓6g，黄芩6g，滑石12g，车前子（包煎）12g，生甘草3g。水煎2次，合兑分服。

按：周凤梧先生认为，癃闭一证，其病因大致可分为热证、命门火衰、膀胱阻塞3种。热证中又有肺热气壅、心火亢盛、膀胱积热、湿热互结之别。肺热气壅者，治宜清肺热、利水道，用清肺饮（组成：麦冬、茯苓、黄芩、桑皮、栀子、木通、车前子等）；心火亢盛者，治宜清心利水，用凉心利水汤（组成：麦冬、茯苓、莲子心、淡竹叶、车前子等）；膀胱积热者，治宜清热坚阴，用知柏地黄汤（组成：熟地黄、山茱萸、山药、茯苓、牡丹皮、泽泻、知母、黄柏）加牛膝、车前子。

本例乃湿热互结，故先用滋肾丸通阳降火以利水，俟小便流通，再以五苓散加减，清热渗湿，化气利水，以善其后。近期效果，尚称满意。但本法只适于湿热互结者，而不能概用于一切热证癃闭。

至于命门火衰之证，当用济生肾气丸（组成：熟地黄、山药、山茱萸、牡丹皮、茯苓、泽泻、熟附子、肉桂、车前子、牛膝）；膀胱阻塞之证，当用代抵当汤（组成：酒大黄、元明粉、炒桃仁、当归尾、生地黄、穿山甲珠、肉桂）加牛膝等。

验案2 老年脱屑瘙痒症案

患女，66岁。于1963年之秋患两手掌、前臂及胸部脱屑瘙痒症。经某院皮肤科诊断为"剥脱性皮炎"，连续治疗2年，疗效不显，近来向全身蔓延。

患处干燥脱皮，手掌皲裂，奇痒难忍，夜不能寐，热水烫敷，暂舒一时，终年用纱布捆缚手臂，痛苦异常，饮食减量，形体日削。周凤梧先生认为，此乃老年阴虚血燥，外受风袭所形成。治宜养血祛风止痒之法，内外双调。

内服方：全当归9g，生地黄15g，赤芍药9g，荆芥穗4.5g，青防风6g，净蝉蜕9g，浮萍草12g，地肤子9g，紫草9g，白鲜皮12g，海桐皮9g，南薄荷4.5g。水煎2次分服，每日1剂。3剂后停2日再续服。

外用方：芝麻油60g，老槐树皮30g。

将芝麻油熬开，入槐树皮炸至焦枯，离火，弃去枯皮，将油倾入瓶内，上覆一盆，扣一夜以去火气，即可用。

将患处皮肤用软布拭净，用油擦涂，每日3~4次。

内服外涂，3天后瘙痒大减，但干皮自行脱落。复诊数次，计服30余剂，全身皮肤已复常，唯时有不定处之瘙痒，则连续擦油，涂擦半年而痊愈。

按：皮肤瘙痒症为老年人常见病，周凤梧先生认为，老年人肝肾亏虚，阴血不足，血虚风燥，故常见全身瘙痒，临证宜遵循"痒自风而来，止痒必先疏风""治风先治血，血行风自灭"之旨，滋补阴血以治本，疏风止痒以治标，同时内服与外治并举，整体调理与局部治疗相得益彰，则瘙痒可退，肌肤自和。

医药同一理，治病炼于药

周凤梧先生对医药的兴趣，始于济南永安堂药店坐堂行医，而将方剂学定为主攻，则是他任山东中医学院中药方剂教研室主任之时。他原本对药物的药性、药能、药证及炮制、调剂、用量、煎法和组方已有了广博知识，但仍以为攻读药学须从博至约，追本溯源，下一番辨识精粗、真伪的工夫。先生不仅精通本草，对药物特性了如指掌，临床应用更是思维缜密，严谨周到，展现了中医大家风范。

一、为医应"知医、知人、知药"

周凤梧先生常说："为医只有知医知药，知人知病，临证才能胸有成竹，药到病除。为医不可只会辨病而不识药，即使处一得之方，亦须合宜之药，效疗方显。"

先生认为，所谓"知人"，就是要熟知患者的体质、年龄、病情、季节、地域、生活习惯等。因时、因地、因人制宜，主方随证化裁，药物随证变通，方药才能得应其效。

先生常说：自古以来良医未有不识药者，张仲景、孙思邈、李时珍皆是如此。为医不识药是一大缺憾。明代张景岳云："凡诊病施治，必须先诊阴阳，乃为医道之纲领。阴阳无谬，治焉有差？医道虽繁，而可以一言以蔽之者，曰阴阳而已。故证有阴阳，脉有阴阳，药有阴阳……设能明彻阴阳，则医理虽玄，思过半矣。"

先生曾经举例说，医生处方只管写药名，却不知道药物的基源是什么，调剂员照方抓药，亦不管能否治病。二者只在字面保持一致，实际上所需所给有时并非一物。比如片姜黄与色姜黄，两者是寒热不同、功用各异的两味药，若错投或代用，不论何病，凡方中之姜黄皆以片姜黄或色姜黄付之，则可能导致疗效的起伏。

因此，先生强调：中医理法方药中的"药"字，除了传统界定的中药药性理论和用药意义、功能、适应证之外，还应包括品种辨析、炮制方法、药物的用量、用法、禁忌，以及剂型选择等内容。所谓"知药"，就是要熟悉中药的以上特点，临床才能准确选药组方，获得佳效。

二、炼于药

周凤梧先生在临床中看到很多大夫只注重开方子，而忽略了传统的中药理论，甚至对药物的特性不能透彻了解和掌握，这也严重影响了临床疗效。所以他特别强调作为医生要"炼于药"，即"精通本草"。所谓精通，就是要全面、透彻地理解中药的功效、主治、用法等。

1. 品种辨析 周凤梧先生认为，临床医生要了解中药的基源、精于药物品种的辨析。

例如，色姜黄与片姜黄，本是来源不同、寒温迥异的两味药，却被混为一谈。从《唐本草》至1978年统编教材《中药学》都没有搞清楚二者的区别，为此先生撰写"色姜黄与片姜黄辨"，发表在《山东中医杂志》创刊号上，予以纠正。读后确有令人茅塞顿开、泾渭分明之感。

再譬如人参，从品种来讲，有野山参，也叫野参，它的生长期不低于30年，补气作用最强。朝鲜参，又名高丽参、别直参，产于朝鲜、韩国，质量较吉林人参还好。另外，还有园参，是从山上移植到药圃里的，补气作用较弱。因此，临床医生在开具处方时，就必须要写明白品种，一方面便于药房依方给药，另一方面也能恰对病证，发挥理想疗效。

另外，还要辨清药物的基源。例如，有的大夫认为人参、党参、太子参、西洋参都是"参"，功用差不多，临床上就经常随意替换使用，这种做法值得商榷。虽然以上药物均具有补气作用，但基源不同：人参，为五加科植物人参的根；党参，则为桔梗科植物党参的根；太子参，又名"童参"，是石竹科植物异叶假繁缕的块根；西洋参，为五加科植物西洋参的根。由于基源不同，药物的性味、归经、功效也有差异：人参甘温，归肺、脾、心、肾经，善大补元气、安神益智，现代多将其用作保健品；党参甘平，归脾、肺经，补气之力不及人参，但功专补脾养胃，健运中气，兼有一定补血作用；太子参，甘润性平，擅长益气生津、补脾润肺，对于儿童肺气阴两虚之证尤为适宜；西洋参甘寒，归肺、胃、心、肾经，长于补气养阴、清火生津，多用于热伤气阴之证。由上可见，药物的基源不同，功效各异，虽均具有补气之力，但各药之间亦不可相互替代。

2. 药物的炮制　周凤梧先生经常强调："炮制是影响药效的重要因素。"

中药炮制的目的有以下几个方面：①增强药效。如大黄酒制后活血作用增强；土炒白术可加强健脾止泻作用；蜜炙款冬花的润肺止咳之力大为提升等。②降低毒烈之性。如姜矾水制半夏可以减半夏毒；甘草、黑豆炮制川乌、草乌、附子，可以消除乌头类中药毒性；炒乳香能减少对胃的刺激性等。③改变药性。如生首乌截疟解毒、润肠通便，经黑豆汁拌蒸成制首乌后，功专补肝肾、益精血；生地黄功专清热凉血、养阴生津，而经过九蒸九晒制成了熟地黄之后，变成了甘温之性，具有补益精血作用。④引药入经。正如《本草蒙筌》所说"入盐走肾脏""用醋注肝经"，知母、黄柏用盐炒，咸可入肾，多用于治疗肾脏病证；而柴胡、香附，多用醋炒，酸可入肝，治疗肝病更为适合。⑤便于贮藏。如经晒干、阴干、烘干、炒制等加工处理，药材可以干燥，防止霉变；种子类药材白扁豆、赤小豆等经加热干燥，可防止萌动变质。⑥矫味矫臭。如龟甲、鳖甲都要漂，以去其腥味；海藻、昆布也要漂，去其咸腥味，便于患者耐受。

3. 药物的用量　中医所谓"不传之秘在于用量""用方之妙在于用量"，药物的用量与疗效密切相关。周凤梧先生经常强调"药无常量"，临床要做到量以病定、量以药定、量以人定。处方用量要遵照《中华人民共和国药典》的要求，如若要超出药典用量，就一定要有理论依据和临床实践依据，不能随意加大用量。

4. 药物的用法　周凤梧先生认为，传统的中药用法，实际上有着重要的临床意义，现在医院普遍使用的中药煎药机，有时候不能实现传统的中药先煎、后入、另煎、兑付、烊化等不同煎法的要求，在一定程度上会影响药物疗效的发挥。

（1）先煎：如治疗心律失常处方中的紫石英必须先煎。

（2）后下：大黄泻下需要后下；薄荷，辛凉解表，一般煎3分钟左右，或沸水冲泡代茶饮；木香等芳香类药物，理气醒脾，也须后下。

（3）包煎：如血液病科经常用到的青黛、妇科常用的蒲黄，都要包煎。

（4）另煎兑服：人参、西洋参、鹿茸等一些贵重药材都需要另煎兑服，防止煎出的有效成分被其他药渣吸附，造成浪费。

（5）溶化（烊化）：使用蜂蜜时要将其溶化到煎煮出来的药液里面；鹿角胶、龟板等在制作膏方时也需要溶化以后再做成膏。

（6）泡服（焗服）：如藏红花，为节省药材、更好地保留有效成分，使用时一般不入煎剂，常用沸水泡开后，再与汤剂同服。

（7）冲服：全蝎、蜈蚣、水蛭、紫河车等动物药，均宜低温烘干后研粉冲服。张锡纯也说过，治疗女性经闭癥瘕，应当用生水蛭研粉冲服，否则无效。

（8）煎汤代水：如治疗肾炎蛋白尿常用的玉米须、丝瓜络、治疗尿路结石常用的金钱草等，因遇水后体积较易膨胀，故多用所煎出来的药液再去煎煮方中其他的药物，此即煎汤代水。

（9）捣碎：先生常强调"诸子皆捣"，是指所用中药凡是"子"，比如葶苈子、瓦楞子、决明子等，因质地坚硬，煎煮时需捣碎再煎，有益于有效成分充分析出。

（10）入丸散：如驱虫药雷丸所含有效成分雷丸素为蛋白酶，受热即失去活性，所以雷丸只能入丸散，不能入煎剂。

5. 药物的剂型　《神农本草经》云："药性有宜丸者，宜散者，宜水煮者，宜酒渍者，宜膏煎者，亦有一物兼宜者，亦有不可入汤酒者，并随药性，不得违越。"周凤梧先生认为，临床要取得高水平的疗效，不仅要辨证准确，方药恰当，还要选择好剂型，虽然汤剂是最常用的传统剂型，但是临床应不唯汤剂是用，要根据药物的性质来决定剂型的选用。

例如，昔日欧阳修暴泻不止，太医束手，其妻于市中购得车前子一味，兑入前药煎汁中，服下而愈。其重要原因之一，就是车前子冲服，若改作煎汤服，其效必大大减低。关于这一点，《先醒斋医学广笔记》中曾经明确记载："车前子……入利水、治泄泻药，炒为末用。"又如，滑石所含的硅酸镁有吸附和收敛作用，研细后总面积增大，内服能吸附大量化学刺激物或毒物，保护肠管而达消炎、止泻作用。《医林改错》之保元化滞汤，就用黄芪一两冲服滑石末一两，加白糖五钱，"不独治小儿痘症痢疾，大人初痢、久痢，皆有奇效"。由此可知，六一散、益元散、碧玉散等以滑石为主的散剂均以冲服为好。现在有些医生将其混入他药同煎，实属不当，不仅降低疗效，也浪费了药材。

6. 药物的特殊功效　周凤梧先生认为，医生要做到"炼于药"，必须要注意阅读和研究有关本草的书籍，特别对于《中国药典》《中药学》教材中没有论述到、但临床又会用到的一些药物功效，一定要了解和掌握。

例如黄芪，众所周知，它具有补气利水、托腐生肌的功效，但《名医别录》记载其还可"逐脏间恶血"，"恶血"就是严重的瘀血。故依此记载，黄芪尚具有活血化瘀作用。《医林改错》之"补阳还五汤"，方中用四两黄芪为君药，既取其补气作用，又体现活血功能，可谓一药二用。先生认为，黄芪既能补气，亦能活血，治疗气虚血瘀证最为适宜，故王清任原方之中，不用白术而重用黄芪，正是此意。再如桑白皮，性甘寒、归肺脾经，功善泻肺平喘，但《本草纲目》载其尚能"降气散血"，即有行气活血之功，《太平圣惠方》卷四十四记载了治疗腰脚疼痛、筋脉挛急、不得屈伸、坐卧皆难的桑根白皮散，即用桑白皮与酸枣仁、薏苡仁配伍，以调畅气血、柔肝舒筋、祛湿止痛。

再如桔梗，有宣肺祛痰之功，临床多用以宣肺利咽喉，但《神农本草经》记载桔梗能"主胸胁痛如刀刺"，先生在临床治疗心绞痛处方中常配伍桔梗，即取其直接止痛的作用。

7. 药物的禁忌和不良反应 中药往往具有效和毒两方面的性质，周凤梧先生强调，用药的禁忌和药物可能产生的不良反应，也是临床大夫在处方时不可忽视的问题。

首先，中药的禁忌有以下几种情况：

（1）慎用或不用《中国药典》、国务院《医疗用毒性药品管理办法》中有毒性的中药品种。

（2）配伍禁忌：处方用药应严格遵守传统中药理论中"十八反""十九畏"的要求，但同时先生也指出，用药要精专，有时候可以相反而相济之。如果处方中出现了十八反、十九畏的药物配伍，必须要有理论、临床实践以及毒性试验结果为依据。

（3）证候禁忌：要明确某些病证不能使用的药物。例如，伴有泛酸的慢性胃炎或溃疡病患者，忌用山楂、青皮、乌梅等促进胃液分泌的药物；胃溃疡出血患者，禁用容易刺激出血的药物，如雷公藤等；虚劳病中，阴虚兼有表证，或孕妇，禁用天山雪莲。

（4）服药饮食禁忌：即俗称"忌口"。如土茯苓，注意忌茶；薄荷，忌蟹肉；甘草、黄连、桔梗、乌梅，要忌食猪肉等。

另外，中药的不良反应也不容忽视。如西洋参，口服有时会引起过敏反应，特别是过敏体质的患者，临床对需要服用西洋参的病人要注意询问过敏史；党参用量>60g，可能引起心前区不适、胸闷、憋气，或者脉律不齐等不良反应；黄芪，虽可以提高人体免疫力，但孕妇使用黄芪不宜口服过量，否则容易出现过期妊娠、产程过长、胎儿过大、胎盘迟剥等，甚至引起流血不止等危险现象；大量、长期服用三七，可导致过敏、水肿、口干、失眠、血压升高等不良反应。

先生强调，作为临床医生，务必要保证处方用药的安全性，做到"对证不伤人，蠲疾不损正"。

三、处方研究要以药物研究为基础

对于医理与药理的关系，周凤梧先生认为："中医中药相互依存，医理药理同为一理。"

先生常说，阅读先贤著作，没有中药知识不行。比如注释《伤寒论》《金匮要略》者，历代不乏其人，但大多是对脉理方证的探讨，而对药物的考证、剂型的选用、煎煮方法、制剂方法等方面的研究鲜见。比如《金匮要略》方后注中有关炮制、煎药、制剂的内容非常丰富，其中先煎、后入、浓缩、兑汁、包煎、烊化、毒药煎法等，直到目前仍被广泛应用。张仲景创制的煮散，到宋代发展成为中药的主要剂型，至今有识之士仍在呼吁推广应用。张锡纯的一味薯蓣饮在剂型上与《金匮要略》甘草粉蜜汤一脉相承。现在广泛应用的糖浆剂在《金匮要略》中已具雏形。总之，炮制学和药剂学方面的内容是张仲景辨证论治体系中的重要环节，"理法方药"中的"药"字本来就应该包括这些内容。

对于经方的学习，先生还特别指出：张仲景的著作之所以不好理解，是因为那个时代离我们太久远，我们对那个时代的生活、文化、科技水平太陌生。读古人的书要先了解书中所涉猎的东西与现代的差异，如文字差异、计量单位差异、同名中药材在来源、采收、炮制方法上的差异等。这些东西搞清楚了，再下一番"脱简""错简"方面的考证功夫，就不难理解了。

例如，《伤寒论》第二百一十二条"若渴欲饮水，口干舌燥者，白虎加人参汤主之"，《金匮要略·消渴小便不利淋病脉证并治》"男子消渴，小便反多……肾气丸主之"。对上述条文，许多人就理解，人参即红参，然红参甘温，疗渴欲饮水妥当吗？肾气丸中干地黄现在用熟地黄，熟地黄甘温滋润，疗阴虚消渴，虽无不可，但总不甚贴切。对此，许多注家都从配伍上勉强解释，不得要领。

先生认为，以上这些问题，就在于古今用药虽同，但炮制方法不同。汉代药物的炮制方法当以《神农本草经》《名医别录》的记载为准。《名医别录》记载人参的炮制方法是"采根竹刀刮，曝干"，这种方法加工的人参是现在的生晒参。干地黄的炮制方法是"采根，阴干"，即是现在的生地黄。生晒参凉，养阴益气，用治"渴欲饮水"；生地黄甘寒，养阴清热，用疗阴虚消渴。了解了这些药物的本草学特点，对于经方的选药配伍也就理解了，这样看来，仲景之方真是至精至当，丝丝入扣。

组方重法度，
配伍贵精专

周凤梧先生强调，制方首先要严格遵守"安全、有效、质量可控"的现代处方要求。其中，所谓"安全"，就是"对证不伤人，蠲疾不损正"；"有效"是指"方求其效，药求其验"；而"质量可控"，体现在"精于方，炼于药"上面。这是先生对于制方最根本的要求。

一、组方法度

周凤梧先生认为，在中医临床工作中存在着这样一种现象：有些医生开方大而杂，忽略法度；用药多而重，有欠精纯，本来几味药可以治好的病，也要开上十多味药，有的竟至数十味之多，尤其在剂量上往往超过了一般用量的范围。老百姓反映："宁喝十碗治病药，不灌一锅杂烩汤。"

先生曾多次专门撰写文章，反对临床医生开这种大而杂处方的情况。他认为，大而杂的处方，不仅影响了中医学术的发展，而且造成了药物和医疗资源的严重浪费。分析产生这种现象的原因，有些人认为这是大夫贪图经济利益，是医德医风问题，这种情况确实存在。但先生认为这并不是主要原因，主要原因是，临床医生不理解组方法度，在组方法度方面缺少精心的研究，对应用小方的意义不够重视。

因此，先生强调"诗词有格律，组方也要有法度"。所谓组方法度，是指治疗疾病的法则和从众多方剂中总结出来的治疗规律。简单来讲，就是把辨证、立法、组方和用药紧密结合起来，使理法方药一脉相承。

所以先生要求，处方无论大小，一定要符合组方法度，从而达到"理明、法合、方对、药当"的基本要求，继而追求"理精（辨证明晰）、法活（治法灵活）、方效（疗效确切）、药准（药无虚设）"的更高水平。

比如，一提清热解毒，临床大夫就蒲公英、紫花地丁、大青叶、板蓝根、银花、连翘一股脑开来，试图"毕其功于一役"。但实际上，这样的处方就是单纯药物堆积、缺乏组方法度的典型代表。按照"理精、法活、方效、药准"的制方要求，先生认为，清热方剂的组方一般应以清热药物为主，但还需要根据病证特点和患者情况，适当配伍"火郁发之"的辛散透发之品、使热邪前后分消的利水通淋、泻热通便药物，还要考虑"壮火食气"、病久气阴耗伤等病理特点，以及寒凉伤中等药物特性，酌情伍用益气、养阴、护中药物，祛邪不伤正，清热不败胃。这样组成的处方，才真正符合组方法度，是一首精良之方。

先生还特别强调，临床遇有复杂证候，临床医生处方时若东加一味，西添一味，则成无制之师，这样就很可能导致"粗工不解毒，妄意施用，本以活人，反以害人"之咎。由此可见，一张处方如果没有法度，就会散漫无穷。只有以法统方，方依法立，才能丝丝入扣，得以精纯。

周凤梧先生提倡研究、应用小方。这里说的"小方"，是指药味少、用药精的处方。先生认为，从某种意义上来说，一个医生能否做到用药少而精，可反映其辨证论治的水平。从中西医结合的角度看，有时用药太多往往难以从药理学角度阐明主要药物的作用，对摸索治疗规律也带来困难，正如张锡纯所说"医者用方，恒方至药品二十余味……即将治愈，亦不知何药之力"就是这个道理。

先生强调，中医治疗疾病，病不论大小，治不论难易，必须抓住理、法、方、药四个环节，也就是辨证推理，按理立法，依法选方，据方议药。这样才能做到理明、法合、方对、药当，才能形成一个有机的整体、完整的方案。然而要做到这一步，必须有牢固的基本功，同时注意博采众长，汲取历代医家及民间传统经验，正如前人所说"用药之妙，如将用兵，兵不在多，独选其能，药不贵繁，唯取其功"。

二、相对配伍

周凤梧先生稔知组方法度，不仅配伍严谨，而且用药精当。《神农本草经·序录》云："药有阴阳配合……有相须者，有相使者，有相畏者，有相恶者，有相反者，有相杀者。"这些论述就是药物配伍运用的最早准则。先生在此基础上提出了"相对配伍"的概念。

所谓"相对配伍"，就是把药的性味、功效、作用趋向等不同的药物，在一定的条件下，按照组方法度配伍组方的一种方法。邪气有轻重不同，禀赋有强弱之别，年龄有长幼之殊，性别有男女之分，地区有南北之异，同一种病因人而异，不可简单以同一类药物组方，而应"相对配伍"，才能方药中的，药到病除，屡见奇效。

先生提出了以下七种"相对配伍"形式：

1. **补益药与祛邪药配伍** 补药与泻药配伍，适用于虚实夹杂之证，或增强补益药之功效。解表药与补益药配伍，适用于体虚而有表邪之证，若在解表中适当加入补气、助阳、滋阴之品，疗效尤显。攻下药与补益药配伍，适用于里有实而正气虚者，此类患者或因素体亏虚，或因误治而气血双亏，或因津液不足，或因阳气虚乏，故不攻则不能去其实，不补则无以救其虚，攻与补为伍，两者兼顾。清热药与补益药配伍，适用于里有热而气津已伤者，如石膏与人参配伍，则石膏"凉散之力，与人参补益之力互相化合，能旋转于脏腑之间，以搜剔深入之外邪，使之净尽无遗"（《医学衷中参西录》）。消导散结药与补益药配伍，适用于气滞、血瘀、痰聚、食积等而兼有虚证者，如消痞散结的枳实与补气健脾的白术配伍，用于脾胃虚弱、运化失司之饮食停滞，腹胀痞满。通利药与补益药配伍，适用于宜通而兼虚证者，如利尿的猪苓、泽泻与阿胶配伍，通利血脉的细辛、芍药与当归配伍，下乳的穿山甲、王不留行与当归、黄芪配伍等。

2. **寒凉药与温热药配伍** 寒凉药与温热药配伍，适用于寒热互见证，即外寒内热，或寒热互结，或上热下寒者。如桂枝与石膏配伍、桂枝与大黄配伍、干姜与黄连配伍等。又如附子与大黄配伍，去大黄之性，取大黄之用，"去性存用"，两者虽寒热性异，但并用共成温下之良方。

3. **补阴药与补阳药配伍** 张景岳云："善补阳者，必于阴中求阳，则阳得阴助而生化无穷。善补阴者，必于阳中求阴，则阴得阳升而泉源不竭。"先生在《论补肾之组方》一文中说：补肾阴之古方，如六味地黄丸、大补阴丸、知柏地黄丸、左归饮、左归丸等，其主要组成部分多为熟地黄、山茱萸、山药，三者均有补肾之效。其中，熟地黄为补肾中元阴之正药；山茱萸协熟地黄养心血，补肝心，血足可以转化为精；山药补脾、肺之气，肺脾运化呼吸及水谷之精微，转输于肾而充精气。三者兼顾五脏，各司其职。乍看诸补肾阴之药中阴药比阳药还重，补阴方中为什么不是"阳中求阴"？先生解释道：古方补肾阴药物配伍，力主补中有通，补中有泻，这是阳中求阴变通之法。确保激发阳化之机、调用自身的真阴以化阳，即为阴中求阳。

4. **升浮药与沉降药配伍** 升浮药与沉降药是两类作用趋向不同的药物，两者配伍以调气机之升降。清代石寿堂云："用药治病，开必少佐以合，合必少佐以开，升必少佐以降，降必少佐以升。或正佐以成辅助之功，或反佐以作向导之用。"开合升降为气机调节的方式。例如，润肠通便的肉苁蓉，配以升举清阳的升麻以治疗大便不通；在补脾升阳药中配代赭石以降胃气，均是升降相对配伍的具体体现。

5. 辛散药与酸收药配伍　辛散之药可散邪气，酸收之药能敛精气，两药相伍，散中有收，收不敛邪，邪去正复而致阴阳和平。如小青龙汤中细辛、干姜、半夏辛散温肺化饮，配伍五味子酸敛气阴，开中有合，散中有收，既可温化寒饮，又能顾护肺之气阴，对于外寒内饮之证尤为适宜。

6. 刚燥药与阴柔药配伍　刚燥之药多为辛温（热）之性，阴柔之药多为甘凉（寒）之性；刚燥之药多有伤阴耗气之偏，阴柔之药常具滋腻碍胃之弊。若能将两类药合理配伍，即可纠偏补弊。如黄土汤中附子、白术与地黄、阿胶配伍，治疗中焦虚寒、脾不统血之证，温阳健脾，滋阴养血，刚柔相济，相反相成。

7. 动静结合配伍　补血药与行血药配伍、止血药与活血药配伍即是动静结合配伍之实例。张秉成云："血虚多滞，经脉隧道不能滑利通畅，又恐地（熟地黄）、芍（白芍）纯阴之性，无温养流动之机，故必加当归、川芎，辛香温润，能养血而行血中气者，以流动之。"如在补血方中配伍活血行气药物，补而不滞；在多味止血药中配以少量活血药物，使血止而无留瘀之弊，均为动静结合配伍的体现。

周凤梧先生提出的以上7种"相对配伍"的形式，是按照组方法度，即以"法以证立，方从法出，以法统方"总治法为依据，总结历代医家组方经验而形成的观点。因此，"相对配伍"是临床常用的配伍方法之一。

三、性味配伍

周凤梧先生认为，中药的四性、五味、归经等药性理论已被医家熟悉，然药物的四性（寒、凉、温、热）和五味（酸、苦、甘、辛、咸）是中药药性理论的核心。药性的寒热温凉与五味配伍，可构成多种组方，以治疗临床不同疾病。学中药者若能熟谙其理，便能深知药物性味配伍的真谛。

例如，周凤梧先生对辛甘温热配伍组方的阐释，高屋建瓴，别具一格。

先生认为，《素问·至真要大论》中"寒淫于内，治以甘热，佐以苦辛，以咸泻之，以辛润之，以苦坚之"和"寒淫所胜，平以辛热，佐以甘苦，以咸泻之"是辛甘温热剂选药组方的理论基础。辛味药温通助阳，甘味药益气化阳，合而用之，即含"辛甘化阳"之义。辛甘之品同属四性中的温热，温为热之渐，热为温之极，大热则为温之最。因此，辛甘温热剂又可分为性温和性热两种。

临床中，辛甘温热剂多用于阳虚证。以五脏而论，阳虚证有心阳虚、肝阳虚、脾阳虚、肺阳虚和肾阳虚；以病情轻重而论，有阳虚轻证和阳虚重证；以补阳之功力而论，有辛甘温补阳力缓和辛甘热补阳力峻。临床当根据不同证型，随证组方施治。

以心阳虚证为例，探寻其辨证施治的思路和特点。心阳虚是指各种外邪致心脏阳气不足，气血失于温运而引发的证候。多由久病体虚，年老阳气虚衰；或外感汗出太过，耗损阳气；或素体禀赋不足，心阳不振，不能温运气血；或思虑过度，劳伤心神，心阴不足，阴损及阳，耗伤气血所致。症见：心阳虚轻证为心悸、胸闷、四肢微寒，倦怠疲乏，舌淡、苔白，脉细弱；心阳虚重证为猝然心痛，体寒肢冷，手足、唇、鼻青紫晦暗，面色白，汗自出，舌淡胖嫩、苔白，脉沉细弱；更甚者心阳暴失，宗气大泄，厥、脱、汗、息微、脉绝诸证并见，或猝然胸痛及背，心悸气短，面色苍白，喘不得卧，大汗淋漓，四肢厥逆，神志不清，舌淡紫黯，脉微欲绝。

先生根据以上心阳虚证发生的病因病机及临床特点，临床采用辛甘温热剂组方：心阳虚轻证，治宜温补心阳，选用人参、炙甘草、桂枝、大枣等辛甘性温药组方，以合"辛甘化阳""甘温益气""助阳须先益气"之旨，方如桂枝甘草龙骨牡蛎汤。心阳虚重证，治宜温阳逐寒，宜用肉桂、干姜、附子、乌头、蜀椒、人参、炙甘草、黄芪等辛甘性热之品配伍组方。《医宗金鉴》云："既有附子之温，而复用乌头之迅，佐干姜行阳，大散其寒，佐蜀椒下气，大开其郁，恐过于大散大开，故复佐赤石脂入心，以固涩而收阳气也。"若心阳暴脱引发亡阳危证，则以辛甘大热之附子、干姜、肉桂为主，辅以甘温益气助阳之人参、黄芪、炙甘草等配伍，以峻补元阳、回阳救逆。

周凤梧先生对辛甘温热组方理论的阐释为临床性味配伍提供了有益的借鉴和补充。

关于其他性味配伍方法，先生常用的有辛温辛凉配伍，治头面或卫表之疾，如柴葛桂枝汤（《幼幼集成》）中葛根、柴胡与桂枝并用，治小儿伤风证等；辛温甘寒配伍，如地黄煎（《千金方》）治消渴，在生地黄汁、瓜蒌汁、麦冬汁、鲜地骨皮等众甘寒药中，佐一味生姜汁，能养阴复液而不腻滞；辛温酸寒配伍，桂枝汤及其类方均属此种；辛温苦寒配伍，又称"辛开苦降"法，如半夏泻心汤之黄芩、黄连伍干姜、半夏，左金丸之吴茱萸佐黄连，黄鹤丹之香附伍黄连，以及香连丸、连朴饮、甘露消毒丹等方，皆取法于辛开苦降；辛温咸寒配伍，辛能行气解郁，咸能软坚散结，二者合用行肝气而化痰结，用于痰核、瘰疬、瘿瘤等病；苦辛酸合用，寒热补泻并投，用于肾阴不足，水不涵木，或肝（相）火妄动，横逆犯胃，胃阴被灼而变生诸症，病情寒热错杂、虚实相兼者，代表方如《伤寒论》乌梅丸等。

主要参考文献

[1] 周凤梧. 非典型肺炎 [J]. 山东医药, 1978 (1): 43.

[2] 周凤梧. 临床经验选 [J]. 浙江中医学院学报, 1984, 8 (1): 32-33.

[3] 周凤梧. 湿痰胶着兼舌体糜烂一例治验 [J]. 中医药研究, 1992 (1): 32.

[4] 张镜源. 中华中医昆仑·周凤梧学术评传 [M]. 北京: 中国中医药出版社, 2011.

[5] 刘持年. 山东中医药大学九大名医经验录系列——周凤梧 [M]. 北京: 中国医药科技出版社, 2018.

[6] 周凤梧. 实用中医妇科学 [M]. 济南: 山东科学技术出版社, 1985.

[7] 周凤梧. 治验方两则 [J]. 新中医, 1973 (4): 10.

[8] 周凤梧. 元明粉散 [J]. 中医杂志, 1987 (10): 3.

[9] 周凤梧. 老年癃闭 [J]. 山东医药, 1979 (10): 34.

[10] 李茜, 刘持年. 刘持年诊疗思想介绍与临证处方举隅 [J]. 中华中医药杂志, 2016, 31 (2): 506-509.

[11] 曾辉. 老年高血压中医处方规律研究 [D]. 山东中医药大学, 2018.

[12] 周凤梧. 常用中药——人参 [J]. 山东医刊, 1958 (1): 20-21.

[13] 周凤梧. 姜黄与片姜黄辨 [J]. 山东中医杂志, 1981 (1): 43-44.

[14] 周凤梧. 天麻的应用与鉴别 [J]. 山东中医学院学报, 1981 (1): 54.

[15] 李茜, 唐迎雪, 刘持年. 中医临证处方规范化浅析 [J]. 中华中医药杂志, 2016, 31 (5): 1770-1773.

[16] 王欣, 刘持年. 周凤梧"精于方, 炼于药"诊疗思想及其方药运用经验 [J]. 山东中医药大学学报, 2018, 42 (3): 189-211.

[17] 王欣. 山东中医药大学创校元老方药经验访谈录 [M]. 北京: 中国医药科技出版社, 2018.

[18] 周凤梧. 谈中医组方法度及加强小方应用的意义 [J]. 中医药研究, 1991 (1): 9-11.

[19] 刘持年, 姜静娴. 关于加强小方研究应用的几个问题 [J]. 山东中医学院学报, 1979 (3): 20-25.

[20] 赵兴连, 周凤梧. 辛甘温热剂补阳功用浅探 [J]. 山东中医学院学报, 1990, 14 (5): 29-33.

[21] 王欣. 中药性味配伍探讨 [J]. 中国中医药信息杂志, 2003, 10 (8): 7-9.

（王欣、曾辉整理，刘持年审阅）

张志远先生

理法方药经验

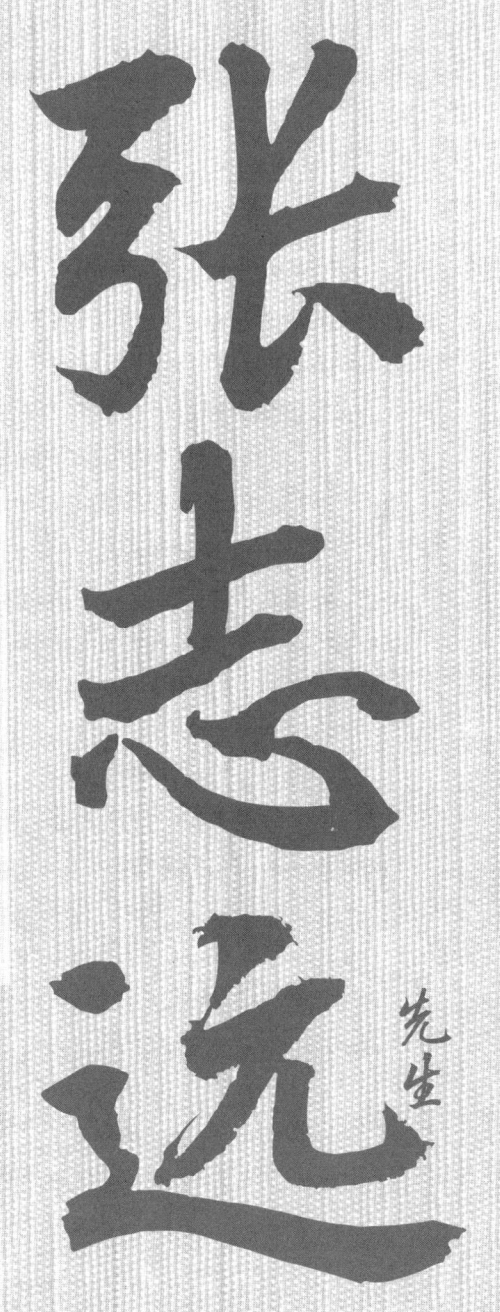

张志远
生平简介

　　张志远先生（1920—2017），山东德州人。斋名"抱拙山房"，自号蒲甘老人。山东中医药大学教授、主任医师，山东省名老中医药专家，济南市第九届人大代表，山东省第六届政协委员，全国中医各家学说研究会顾问，享受国务院政府特殊津贴。

　　先生幼秉庭训，天资聪颖，刻苦好学，很早就奠定了坚实的古文基础，稍长，即涉猎经、史、子、集而成为有名的学者，尤对易学深有研究。少时学医，得到父辈及老师指点，先理解中医基本概念，继而掌握基础理论，然后诵读脉法、汤头歌诀等，再修临床课，始习外科、儿科，后及内科、妇科，羽翼渐丰，终以内、妇科成家，尤长于妇科。完全继承了父辈外、儿科之经验，又转向内、妇科，这与其刻意创新是分不开的。举凡《黄帝内经》《难经》《伤寒杂病论》以至后世诸家之书，更是无所不读，促使其医学理论日趋丰厚，造诣渐深。

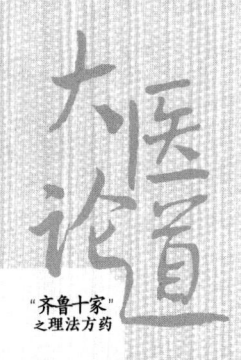

青年时代悬壶鲁北,享誉一方,为广见闻,开拓思路,还广泛搜求各种史料,虽鲐背之年,未尝释卷、笔耕不辍。以其学识渊博,人称"活辞典"。

1957年始先后执教于山东中医进修学校、山东中医学院,讲授中医妇科、伤寒、温病、医学史、各家学说等,医、教、研并举,经验丰富,成就显著,主编《中国医学史》《中医各家学说》《中医妇科学》等,主审《山东中医药志》《医史人物评传》、法文《中医名词字典》,穷40年之心血著成《中医源流与著名人物考》《张志远临证七十年医话录》《张志远临证七十年日知录》《张志远临证七十年精华录》等,发表论文400余篇。培养研究生近20名,均已成为医教研各领域的带头人,进一步发扬光大中医事业。

2017年被评为国医大师。

发挥河间玄府说，耳病中风功效确

张志远先生是著名的中医医史文献学家，对中医各家学说研究造诣深厚，特别撰有《医家传略·刘完素》《刘完素学说与经验》等文章，对刘河间玄府学说研究深入，并将其应用于临床耳鸣耳聋、中风等疾病的诊治，取得显著效果。

一、解读河间玄府说

"玄府"一词出自《黄帝内经》，如《素问·水热穴论》"所谓玄府者，汗空也"，提出玄府即汗孔。张仲景《金匮要略》阐释了"腠理"的概念，指出："腠者，是三焦通会元真之处，为血气所注；理者，是皮肤脏腑之纹理也。"至金代刘河间，在其《素问玄机原病式》中创造性地提出："然皮肤之汗孔者，谓泄气液之孔窍也，一名气门，谓气之门也，一名腠理者，谓气液出行之腠道纹理也，一名鬼门者，谓幽冥之门也，一名玄府者，谓玄微府也。然玄府者，无物不有，人之脏腑、皮毛、肌肉、筋膜、骨髓、爪牙，至于世之万物，尽皆有之，乃气出入升降之道路门户也。"刘河间还认为："夫气者，形之主，神之母，三才之本，万物之元，道之变也。"故凡津液的输布、精血的濡养、神机的转运等人体生命活动，均与气机升降运动密切相关。因此，玄府不但是气机升降出入之门户、精血津液输布流通之道路，而且是神机运行通达的共同结构基础，"神气"的运转是建立在气血宣通的基础上，"夫血随气运，气血宣行，则其中神自清利，而应机能为用矣"，玄府是"神气"通利出入之处，说明玄府不但具有物质交换的特点，而且还具有信息交流的特性。"人之眼、目、耳、鼻、身、意、神识，能为用者，皆由升降出入之通利也。有所闭塞者，不能为用也。若目无所见，耳无所闻，鼻不闻臭，舌不知味，筋痿骨痹，齿腐，毛发堕落，皮肤不仁，肠不能渗泄者，悉由热气怫郁，玄府闭密，而致气液、血脉、营卫、精神，不能升降出入故也，各随郁结微甚，而察病之轻重也。"人体生理情况下，玄府通利，则气血阴阳化生有序，机体功能运化不息；若病理情况下，玄府闭密，"气液"不能流通，"神气"不能通利，则阴阳失衡，可出现气失宣通、津液不布、血行瘀阻、神无所用等病理变化，继而产生多种病证，甚至阴阳离决，精气乃绝。

由此可见，河间学说中的玄府理论，不仅是对中医学人体组织结构认识上的一种深化，更为临床诊治疾病提供了思路和方法。

刘河间在《素问玄机原病式》中用眼科玄府说解释目病，耳科玄府学阐释耳鸣、耳聋，脑科玄府说诊治中风。其中眼科玄府理论经后世医家不断补充，现已形成了完善的眼科玄府学说并指导临床眼病治疗。

二、创制加味通气散治疗耳鸣耳聋

刘河间《素问玄机原病式》初步阐释了耳科玄府说："所谓聋者，由水衰火实，热郁于上，而使听户玄府壅塞，神气不得通泄也。其所验者，《仙经》言双手闭耳如鼓音，是谓鸣天鼓也。由脉气流行，而闭之于耳，气不得泄，冲鼓耳中，故闻之也。或有壅滞，则天鼓微闻，天鼓无闻，则听户玄府闭绝，而耳聋无所闻也……或服干蝎、生姜、附子、醇酒之类辛热之物，而或愈者，何也？答曰：'欲以开发玄府，而令耳中郁滞通泄也。'"提出耳鸣耳聋产生的原因，为听户玄府闭塞，治疗宜用辛散之品，开发玄府，通泄郁滞，则神气宣通，耳鸣耳聋得愈。

张志远先生依据河间耳科玄府说，将《赤水玄珠》之通气散（治气闭耳聋，组成：木通、木香、枳壳、石菖蒲各五钱，川芎、柴胡、陈皮、白芷、羌活、炒僵蚕、全蝎、蝉蜕各二钱，甘草一钱半，炮穿山甲三钱）和《医林改错》之通气散（治耳聋不闻雷声，组成：柴胡一两、香附一两、川芎五钱，为末，早晚开水冲服三钱）两方合并化裁，以"开通听户玄府"立法，创制加味通气散（组成：柴胡9~15g，石菖蒲9~15g，香附12~18g，川芎9~15g，丹参15~30g），治疗耳鸣耳聋之症，效果显著。

方以柴胡为君，疏畅气机，升清开窍，《药性论》谓其可"宣畅血气"，《珍珠囊药性赋》称"少阳、厥阴行经药也"，为开玄府治耳病之要药。石菖蒲，芳香开窍，疏散开达，《神农本草经》谓其"通九窍，明耳目"，与柴胡配伍，开宣耳窍玄府，用以为臣。佐以丹参、川芎、香附，三药均为辛散疏通之品，既可活血祛瘀，又能调畅气机，尤其是川芎与香附，一为血中之气药，一为气中之血药，气行血活，疏泄畅达，则玄府开通，耳窍如常。

药理研究结果表明，加味通气散对脑膜微循环、肠系膜微循环均有明显改善作用，其治疗耳鸣、耳聋的作用机理，可能是通过改善内耳微循环，增加内耳血流量，改善内耳营养物质的供应，并进一步增加氧气的供给，对改善内耳生理、生化和促进内耳损伤组织的修复起到重要的作用。同时，通过活血化瘀，改善微循环，可达到降低血压、提高灌注的功效。

加味通气散从组方上看，以柴胡、石菖蒲类辛升发散之"风药"为主，开通听户玄府，不同于单纯应用活血化瘀药物，其对耳病的治疗机理，也必与单纯活血化瘀药扩张内耳血管、增加内耳血流量等机制有所不同。"巅顶之上，唯风药可到"，将风药作为开通玄府之基础药物，此当为张志远先生对河间玄府学说的临床发挥。

三、运用玄府学说治疗中风

刘河间对于中风的发病机理有明确记载："心火暴甚，而肾水衰弱，不能制之，热气怫郁，心神昏冒，则筋骨不用，卒倒而无所知也，是为僵仆也。甚则水化制火，热盛而生涎，至极则死。微则发过如故。至微者，但眩瞑而已。"发病轻重不同，症状也有区别："若微，则但僵仆，气血流通，筋脉不挛缓者，发过如故。或热气太甚，郁结壅滞，气血不能宣通，阴气暴绝，则阳气后竭而死，俗谓中不过尔。或即不死，而偏枯者，由经络左右双行，而热甚郁结，气血不得宣通，郁极乃发，若一侧得通，则痞者痹而瘫痪也。"从以上描述可以看出，河间认为中风病的发生是由于玄府闭塞、气血不通、神机不遂所致；玄府闭塞的程度、气血流行的多少，均与中风病的严重程度有关。

关于中风的治疗，《素问病机气宜保命集·中风论》谓："……有中脏中腑之说。中腑者，宜汗之。中脏者，宜下之。此虽合汗下，亦不可过也……若风中腑者，先以加减续命汤，随证发其表。若风中脏者，则大便多秘涩，宜以三化汤，通其滞。"提出中风治宜宣通玄府，开发郁结，通畅气血；或通腑攻下，其目的亦在于开通玄府而不在于攻下积滞，所谓"或热甚郁结，不能开通者，法当辛苦寒药下之，热退结散，而无郁结也。所谓结者，怫郁而气液不能宣通也，非谓大便之结硬耳"（《素问玄机原病式》），正是此意。

张志远先生继承河间之说，临床应用小续命汤、三化汤治疗中风，均取得显著疗效。

小续命汤，出自《备急千金要方》，由麻黄、防己、人参、黄芩、桂心、甘草、芍药、川芎、杏仁各一两，附子一枚，防风一两半，生姜五两组成，具有祛风散寒、益气温阳之效，主治卒中风，临床症见不省人事，口眼歪斜，半身不遂，语言謇涩，亦治风湿痹痛。

前人多认为小续命汤为治疗中风从外风立论的代表方，汪昂在《医方集解·祛风之剂》中首列此方，称其为"六经中风通剂"，但后世有所争议。如朱心红等认为："小续命汤用多味入太阳经的药物平足太阳经之逆气，更以人参补气，附子、桂枝生阳、温经，芍药、川芎活血消瘀，黄芩清上焦之热，如此寒热相济、补消共施，使真气自生、邪热自清、逆气得平、经络以顺、气血得行。其义深如此，而非谓之扶正祛风一语所能概，更非疏散外风也。"

张志远先生认为，中风病病位在脑，"巅顶之上，唯风药可到"，风药具有上达脑窍、疏风活血之效，在急性脑血管病中应用已有大量临床实证。且风药治疗中风病时，具有双向调节作用，对出血性和缺血性中风，无论急性期还是恢复期均可应用。小续命汤方中用麻黄、防风、防己、杏仁、生姜辛温宣散，祛除外风；人参、附子、桂心、甘草益气助阳，芍药、川芎养血调血，使正气复则邪气自却；风邪入中脏腑经络，里气不宣，每易郁而生热，故又配黄芩以清之。诸药合用，共奏辛温祛风、益气扶正之功。可以说小续命汤通过辛温发散、益气温阳，以开通玄府，治风活血，邪正兼顾，临床应用于中风的治疗，效果确切。

三化汤，出自《素问病机气宜保命集》，由大黄、厚朴、枳实、羌活各等分组成，具有通便祛风之功，主治中风入脏，邪气内实，热势极盛，二便不通，及阳明发狂谵语之证。此方是由小承气汤加羌活而成。析其方义，正如《医方考》卷一所云："大黄、厚朴、枳实，小承气汤也。上焦满，治以厚朴；中焦满，破以枳实；下焦实，夺以大黄；用羌活者，不忘乎风也。服后二便微利，则三焦之气无所阻塞，而复其传化之职矣，故曰三化。"《增补内经拾遗方论》亦云："三者，风、滞、痰也。化，变化以消散之也。方用羌活以化风，厚朴、大黄以化滞，枳实以化痰，故曰三化。"

张志远先生认为，三化汤是金元时期张元素以通腑法治疗中风病的代表方。刘河间提出，玄府是人体神机运行通达的结构基础，是"精神、荣卫、血气、津液出入流行之纹理"，这是临床运用通腑法治疗中风病的理论基础。三化汤方中，以小承气汤清热泻火，降泄痰浊，通瘀导滞；加羌活，不独祛风，重在升举清气，宣郁开窍，疏通经络，与小承气汤相伍，一升一降，一开一通，具有调和气机、开通玄府之效，使诸窍畅利，清升浊降，气顺血和，而病自痊愈。先生认为，三化汤不仅能治真中风，也可用治类中风，无论中经络、中脏腑，还是中风后遗症，均可用之。而此处通腑的目的，是加强辛温发散之品开通玄府之力，而

发挥河间玄府说，耳病中风功效确

不在于攻下燥屎，故运用指征不拘于大便是否硬结，此当注意。

综上可见，张志远先生深入研究河间玄府学说，并将其应用于耳病、中风的诊治，这不仅为我们深刻理解人体结构和疾病本质提供了思路，更为临床辨治开辟了新方法，值得后学借鉴。

重剂黄芪起沉疴，益气复脉有奇功

黄芪，味甘微温，归肺、脾、肝、肾经，其气薄而味厚，可升可降，为阳中之阳。《神农本草经·上经·草》记载其可"主痈疽久败疮，排脓止痛，大风癞疾，五痔鼠瘘，补虚，小儿百病"，将其归为上品。《名医别录》卷第二则谓其"主治妇人子藏风邪气，逐五藏间恶血，补丈夫虚损，五劳羸瘦，止渴，腹痛，泄痢，益气，利阴气"。《本草备要·草部》曰："黄芪甘温，生用固表，无汗能发，有汗能止。温分肉，实腠理，泻阴火，解肌热。炙用补中，益元气，温三焦，壮脾胃。生血生肌，排脓内托，疮痈圣药。"历代医家认为，黄芪，补气之功最优，为补药之长，故名之曰"耆"也。

张志远先生从医70余载，遣药组方灵活多变，临证每以黄芪为主，配伍他药，屡获奇效，特别是对于大剂量黄芪的应用，见解独到，起沉疴无数。

一、补阳还五疗心痹，行气活血中风愈

黄芪具有补中益气、升举清阳之功，张志远先生认为，黄芪可以扩张血管，促进血流量，冲荡血脂滞留，对高血压、冠状动脉性心脏病（简称冠心病）、脑血管意外等，皆宜投用，临床与当归、川芎、水蛭、桃仁、红花、地龙、丹参等配伍应用，寓帅气行血于活血化瘀之中，效果更佳。清代王清任《医林改错》中补阳还五汤即属此典型处方。

张志远先生的族伯父张瑞麒是一位伤寒名家，先生年轻时曾跟随其学习。先生记述说："瑞麒公认为'要将《金匮要略》中之胸痹与心痹区别开'，其中胸痹病并不完全属于心脏方面之疾病；而心痹则80%是冠心病，是由心脏冠状动脉

粥样硬化引起之供血不足、缺血缺氧，而出现胸闷、憋气等症状。胸痹病，不一定用活血化瘀之法，可用瓜蒌薤白白酒汤，效果不错。但心痹病，重点在活血化瘀，温通经脉。如此才能治根、治本，若用治标之法，则难以解决问题。瑞麒公常用补阳还五汤活血化瘀、补气通络，其中黄芪用量最为重要，至少要达100g，才会显效。"但其时先生年纪尚轻，虽遵从瑞麒公之教导，但在黄芪用量上，尚不敢多用。

张志远先生曾收治一冠心病患者，未服药之前收缩压在120~130mmHg，给予补阳还五汤治疗后，收缩压反而上升至180mmHg。先生不敢继用此方，遂请教瑞麒公，瑞麒公看过处方后说：黄芪少量能升血压，大量能降血压，此为黄芪药量不足所致。后改用120g黄芪，患者血压很快降了下来。后先生在其所著《张志远临证七十年精华录》一书中专门记载："治疗冠心病，通利血脉，降低耗氧量，黄芪要投80g以上。"另外，现代药理研究也表明，应用黄芪一次剂量在30g以内具有升血压作用，60g以上则可扩张血管，具有降低血压效果，这也是对瑞麒公经验的有效验证。

张志远先生在临床治疗中风时，亦多选用补阳还五汤，在大剂量使用黄芪的基础上，常配伍丹参、当归、水蛭、地龙、大黄等以活血化瘀，通利经络，自拟"祛瘀汤"，组成：黄芪100g，川芎18g，葛根15g，丹参30g，当归15g，水蛭10g，地龙10g，大黄2g，每日1剂，水煎分3次服，20~40天为1个疗程。通过重用黄芪，增强补气行气之力，气旺则血行，气行则血行，推动血运、活血祛瘀；再配合血肉有情之水蛭、地龙，通行经络、搜邪息风；川芎、丹参、当归活血通络；葛根舒筋缓急；大黄破血逐瘀。全方合用，治疗中风，气虚血瘀，经络不通之半身不遂等症，效果显著。其中黄芪用至300g，更能提高疗效而无不良反应。大便难解者，可酌加决明子、茺蔚子等以润肠通便。

张志远先生在其《张志远临证七十年医话录》中记载，1980年在德州收治一50岁男性，脑出血发病17天，靠人喂食，口水多，语言謇涩，左侧半身不遂，血压正常，脉沉，按之有力。遂给予补阳还五汤，组成：黄芪150g，当归10g，赤芍6g，地龙6g，川芎18g，桃仁9g，红花6g；防恶心、通神明，加生姜5片。每日1剂，分4次服。药后平妥，无不良反应，连饮10剂，症状略减。继服15剂，患侧已能活动，血压偏低，减处方药量1/2，又服40剂。凡3个月，可扶杖行走，病愈大半，嘱其加强锻炼，进一步改善目前状态，达到生活自理。

临床除冠心病、中风外，张志远先生对于风湿肌肉痛、四肢麻木、关节炎等病证，常应用黄芪桂枝五物汤，重用黄芪，调和营卫，益气养血，兼能镇痛，取得理想效果。1992年先生曾诊治一40岁女子，身痛沉重，颈部活动不灵，双手发麻无力持筷，省级医院认为颈椎病压迫所致，但拍片未见异常，怀疑末梢神经炎。调理3个月乏效，嘱其转中医求疗。先生接治后，即给予黄芪桂枝五物汤，组成：黄芪15g，桂枝10g，白芍10g，生姜5片，大枣4枚；连用8剂，毫无效果。遂将黄芪改为40g，略见转机，麻木仍然。把黄芪增至150g，又服10剂，症状开始递减，凡30天，原方未动，基本治愈。

二、益气复脉定惊悸，大剂黄芪奏效奇

张志远先生传承《伤寒论》中"心动悸，脉结代，炙甘草汤主之"的辨治特点，又根据自己多年的临床实践经验，总结创制"益气复脉汤"（组成：黄芪150g，生地黄120g，桂枝12g，炙甘草12g，甘松15g），主治期前收缩（早搏），属中医"心悸"范畴，调节心律颇有疗效。

本方取炙甘草汤之意，方中以大剂黄芪温补升气，乃如雨时上升之阳气；大剂生地黄甘寒滋阴，乃将雨时四合之阴云，二药并用，具阳升阴应，云行雨施之妙，气充阴足，则脉道盈满通利。又伍以桂枝、甘草，即桂枝甘草汤，辛甘化阳，通阳复脉；针对患者精神紧张，思虑过度，佐甘松以开郁结。

全方诸药配伍，共奏益气通阳复脉之功，若心动过速，可酌加紫石英30g、茯苓18g；心动过缓，则加熟附子15g、红参9g等，临床可用于各种原因引起的心律失常。现代药理研究也证实，生地黄、甘松均有调整心律的作用，为本方治疗心律失常提供了实验依据。

在临床运用时，先生还特别提出，大剂量应用黄芪，有时可出现脉搏散乱、歇止无定、病情似有加剧之势，此乃气充阴足而脉道盈满通利之兆，无须过虑。

《杏林求真》载王幸福说："我在临床上治疗心悸一证，过去习用炙甘草汤方，由于其中药味较多，且生地黄一味就达250g，用起来很不方便。自从学习了张志远先生的这首益气复脉汤，运用于临床屡收佳效。"这也再次验证了先生创制的这首益气复脉汤的临床疗效。

三、益气消脂疗肥胖，综合治疗保健康

张志远先生认为，大凡肥胖症患者，都有胸闷短气、动则气喘、心悸乏力之症，此乃胸中气虚、大气下陷、兼有痰湿之象，自拟"益气消脂饮"，组成：黄芪180g，防己、白术各15g，泽泻、生首乌各30g，决明子15g，水蛭、荷叶各6g治疗，效果明显。本方以大剂黄芪为君，补气兼能升气，且黄芪之性，又善

开寒饮，以其能补胸中大气，大气壮旺，自能运化水饮；配伍防己、白术、泽泻、首乌等，皆能利水祛湿，化浊降脂，为臣药；决明子通便祛浊消肿；水蛭化瘀祛脂；荷叶升清降浊，共为佐药。全方配伍，使湿浊去，水饮消，清浊分明，久之必降脂轻身。同时，配合体育锻炼，控制饮食，日饮毛峰茶15g，常以山楂为食，坚持数月，无不效验。先生强调，方中黄芪用量应在150~250g，若黄芪每剂少于60g，则益气利水消脂作用甚差。

针对体重超标，缺乏运动，困倦乏力，打鼾声明显，大便稀溏日行数次的肥胖症患者，先生认为多属脾胃虚弱、气虚痰湿之证，自创"减肥汤"，组成：黄芪80g，绞股蓝30g，生首乌30g，泽泻20g，虎杖10g，水煎分3次服，30剂为1个疗程，连用60日，有明显轻身减肥效果。方中黄芪作用有五：一为益气，二可降压，三能消脂，四使血糖降低，五则利水排尿，且只有大量使用，方可见功，故重用黄芪80g。配伍绞股蓝，益气健脾，清热利湿；虎杖散瘀利湿、清热化痰；泽泻、首乌皆能利水消脂、降浊除湿。全方诸药合用，以益气为主，兼以利水除湿，组方巧妙，配伍严谨。除此之外，患者还应注意控制食量，合理膳食，减少肥肉、动物油、贝壳类等高脂、高糖食物的摄取，并配合适度运动，可以每天练习太极拳，步行3公里，综合治疗，增强疗效。

四、利水祛湿治水肿，皮水臌胀均可疗

《金匮要略·水气病脉证并治》曰："皮水，其脉亦浮，外证胕肿，按之没指，不恶风，其腹如鼓，不渴。"因此皮水之证，责之脾肺二脏，与肾和三焦有关，脾失健运，中气不足，肺失通调，则可水湿内停，蕴聚皮下，而成皮水。张志远先生创制"黄芪白术防己汤"，组成：黄芪60g，茯苓30g，汉防己12g，桂枝6g，甘草3g，白术9g，泽泻9g，水煎分2次服。方中黄芪，益气健脾，运阳利水，用其大剂补气的同时，又遵循"宜通补，不宜守补"的原则，配伍白术、茯苓、泽泻、汉防己利水除湿，使之有补有泻，补而不滞；桂枝、甘草通阳化气。全方以益气固本为先，兼以利水除湿，寓消于补，祛邪而不伤正，快速有效。

对于本虚标实、虚实夹杂的臌胀之证，张志远先生认为治当扶正固本为先，兼以利水化瘀、祛湿理气之法，创制"益气五苓散"，组成：黄芪200g，丹参30g，苍、白术各20g，茯苓18g，猪苓30g，泽泻50g，益母草100g，车前子（包）30g。方中应用大剂量黄芪，益气扶正，并取黄芪善利小便之性，使壅于体内的水湿从小便而去；又因"胀病亦不外水裹、气结、血瘀""血不利则为

水"，配伍苍术、白术、茯苓、猪苓、泽泻、车前子理气利水、行湿散满；丹参、益母草活血利水，俾能标本兼顾，攻补兼施，寓消于补，祛邪而不伤正，使胀消不复。临床如属恶性者，可加半枝莲、半边莲、白花蛇舌草、山豆根、山慈菇、龙葵以抗癌消瘀。本病切忌应用峻下逐水之剂，以免邪去正伤，邪气复来而医者束手。

而对于营养不良、蛋白缺乏、原因不明性下肢水肿，按之凹陷不能随手而起，或慢性肾炎属于气血两虚证者，张志远先生则喜投《金匮要略》当归芍药散加人参、黄芪，组方：当归9g，川芎9g，白芍9g，白术15g，泽泻15g，茯苓20g，人参9g，黄芪50g，水煎分3次服，名"参芪当归芍药汤"，收效显著。也可去人参，改用红景天15g，增强免疫力。

以上应用黄芪利水消肿功效，治疗心衰、肾炎、肝硬化继发水肿时，张志远先生特别强调，黄芪用量宜在30~200g，虽开始见效慢，但10剂后则利水作用明显可见，配合其他药物则显效更迅速。

五、补中生肌治痿证，扶正补虚荣气血

张景岳在《景岳全书·本草正·山草部》言黄芪："因其味轻，故专于气分而达表，所以能补元阳，充腠理，治劳伤，长肌肉。"张志远先生临床运用黄芪的这种功效，治疗痿证，自拟"大黄芪汤"，组成：黄芪200g，怀牛膝30g，鸡血藤60g，桂枝30g，独活15g，千年健15g，人参15g，川芎15g，当归30g，生姜5片，大枣（擘开）10枚，每日1剂，水煎分3次服。先生认为，痿证乃因脾胃虚弱、肝肾气血亏虚、风湿侵袭，以致血脉痹阻、肌肉筋骨失养所致，处方以黄芪大补中气，配人参益气提摄，怀牛膝引血下行，桂枝通阳化气，千年健、独活祛风除湿、通痹壮骨，鸡血藤、川芎、当归祛瘀生新、舒筋通络。全方诸药配伍，补气健脾，荣养气血，祛风除湿，活血通痹，使气血得以运行周身，荣养肌肉，故痿证可愈。

张志远先生曾治疗一65岁男性，以"全身乏力2年余"为主诉就诊。患者2年前无明显诱因出现全身乏力，从颈项至躯干四肢均痿弱无力，形体消瘦，肢体倦怠发凉，少气懒言，面色萎黄，渐致行走不能，瘫痪在床，痛觉缺失，时有头晕、耳鸣，精神不振，心烦急躁，纳眠差，小便不利，大便溏薄，舌淡、苔白，脉缓弱无力。多方医治无效。先生以大黄芪汤治之，组成：黄芪200g，怀牛膝30g，鸡血藤60g，桂枝30g，独活15g，千年健15g，人参15g，川芎15g，当归30g，生姜5片，大枣（擘开）10枚，每日1剂，水煎分3次服。上方连用

1个月后逐渐好转，嘱其继续服药，4个月后，患者可以下床扶杖活动，自己端碗吃饭。3年后复诊，生活可以自理。

另外，对于血气虚受风所致之重症肌无力，张志远先生自创"黄芪胆星正睑汤"，组成：黄芪120g，红参、白术各15g，茯苓18g，当归、鸡血藤各30g，菟丝子、枸杞子各18g，佛手9g，胆南星、石菖蒲各15g。处方以大剂黄芪配红参、白术、茯苓等益气提摄；菟丝子、枸杞子补肝肾之精；当归、鸡血藤养血活血，取"血行风自灭"之意；佛手疏肝理气。方中胆南星，《神农本草经》谓天南星主"伤筋，痿，拘缓"，制之以胆汁者，令其专入肝胆经也；与善主"大风"之黄芪（《神农本草经》）相伍，使"缓纵"却，风邪去；复以石菖蒲"主风寒湿痹……通九窍，明耳目"。临床若兼肾阳虚者，可加熟附子12g、仙灵脾18g，为治重症肌无力的效验方。

六、固表止涩疗自汗，温中除热治消渴

自汗一证，临床多因阴阳失调，气虚腠理不固，而致汗液外泄，重者溱溱不已湿透衣衫。《伤寒论》第20条曰："太阳病，发汗，遂漏不止，其人恶风，小便难，四肢微急，难以屈伸者，桂枝加附子汤主之。"张志远先生在桂枝加附子汤的基础上自拟"桂枝加附子黄芪汤"，组成：黄芪50g，桂枝9g，白芍12g，甘草6g，生姜3片，大枣（擘开）6枚，炮附子9g，水煎分3次服，每日1剂。《汤液本草》记载黄芪能"补五脏诸虚不足，而泻阴火，去虚热，无汗则发之，有汗则止之"，先生方中重用黄芪，益气固表止汗；以桂枝助卫阳、解肌发表，白芍治营弱、酸甘敛阴，二药和营卫、实腠理，相辅相成；附子温经复阳、固表止汗；生姜辛温，温中散寒；大枣甘平，益气补中；炙甘草调和药性。连用9~15日，逐渐汗止。改为2日1剂，继续服药，即可痊愈。

消渴一证，临床多为气阴亏损，燥热偏盛，而以阴虚为本，燥热为标，两者互为因果。中气不足，阴火内生，阴血亏虚，阴不敛阳，遂生虚热。张志远先生自拟"益寿丸"，组成：黄芪100g，苍术50g，玄参50g，山药100g，玉竹100g，桑叶100g，黄精100g，枸杞100g，茯苓30g，阿胶30g，佛手20g，山楂50g，金银花30g，黄连20g，水泛成丸，每次10g，日3服，连用2~5个月。先生认为，黄芪性平味甘，温而无毒。《黄帝内经》曰"劳者温之""损者温之"，又温能除大热，故方中用黄芪，可壮中气、泻阴火、清虚热。玄参、玉竹、黄精、枸杞子增液生津；桑叶、黄连护阴驱热；苍术、茯苓保脾利湿。另外，需药食同补，配合低盐低糖饮食，宜吃山药、胡桃、苦瓜、小米粥、豆制品等，症状可得

到明显改善。

综上可见，张志远先生临床运用黄芪，不论是行气活血、复脉定悸、益气消脂，还是利水消肿、补中生肌、固表止汗、温中除热，均用之有度，绝不滥用，尤其不会一味重用。

同时，先生还根据临床经验，提醒人们要注意以下几点：

1. 黄芪用量不超过 15g，能升血压、举阳散火，通利小便；超过 30g，则扩张心脑血管，降低血压，排尿现象转弱。

2. 临床治疗中风偏瘫、半身不遂，在发病 3 个月内，应仿照《医林改错》补阳还五汤，黄芪用量可投 60g、120g、240g，始见功力；80~150 剂，可获良效。

3. 黄芪宜水煎服用，勿服粉、丸之剂，否则不仅量少效弱，尚易发生胸闷、减食、腹中膨胀等不适，临床可配伍砂仁 6~10g，或每日服山楂 5~10 枚，以矫此弊。

4. 黄芪有一定中枢兴奋作用，故严重失眠的患者，应慎用黄芪；若必须使用，可适当配合镇静药物。

5. 若临床保护肝功能，抑制谷丙转氨酶、谷草转氨酶升高时，要吃药稳定肝功，大补之品慎用，少服黄芪，因肝炎多为湿热毒之邪瘀阻肝脏，治疗宜清热解毒为主，黄芪甘温补益，贸然使用有助邪之弊，故当慎用。

柴胡应用重品种，
退热疏肝升降行

张志远先生从医 70 余年，在长期对柴胡的研究与应用中，总结了许多独到认识和丰富经验。

一、柴胡品种

《中华人民共和国药典》（2020 年版）收载柴胡为伞形科植物柴胡（北柴胡）和狭叶柴胡（南柴胡）的干燥根。

关于柴胡的应用，在清代中后期至民国，柴胡曾一度被视为虎狼药。张凤逵《伤暑全书》首言柴胡劫肝阴，后周扬俊《温热暑疫全书》中提到此语。叶天士《三时伏气外感》曰："若幼科庸俗，但以小柴胡去参，或香薷、葛根之属。不知柴胡劫肝阴，葛根竭胃汁，致变屡矣。"叶天士认为柴胡劫肝阴，实热者用柴胡后会出现头眩耳鸣，故对此药敬而远之。但徐灵胎对叶天士"柴胡劫肝阴"之说持反对意见，唐容川也指出叶天士家乡一带所用的柴胡为伪品，所以有"劫肝阴"之弊。"柴胡劫肝阴"之说影响巨大，北京伤寒学家胡希恕先生曾云："北京五六十年代，柴胡在临床上应用已经比较少见。当时，许多略知医的南方知识分子视柴胡为虎狼，畏惧不敢用。"

张志远先生指出：南方医家之所以视柴胡为虎狼药，是因他们所用的品种是南柴胡，与北方医家所用不同。柴胡有宽叶、狭叶之分，狭叶产自南方。山东所用大柴胡，即阔叶者（韭叶柴胡），就地取材，药性温和，不良反应少。北方柴胡与南方狭叶柴胡颜色不同，北方柴胡为黑色，狭叶柴胡带绿色。叶天士所用的柴胡当为南方所产的狭叶柴胡，故有不良反应。先生指出，应用柴胡时，应采用北柴胡（韭叶柴胡），不要用南柴胡（狭叶柴胡）。

张志远先生认为，南柴胡性温升阳，升发作用较强，不利于湿热患者，或肝阳过旺、肝风内动，易发生血压上升、头痛、目赤、耳鸣现象，认为能劫肝阴，称"风邪"药。温热学派叶天士几乎不用柴胡，对少阳病取茵陈、嫩青蒿、漂淡的少许柴胡代替,尚有用鳖血炒柴胡的方法,以介类潜阳、疏肝活血理气,加之小量使用,可抑制南柴胡升发之性,避免其不良反应。而北柴胡副作用少,临床不存在造成头痛、目赤、耳鸣的问题,服用后效果与《伤寒论》所言上焦得通、津液得下、外开皮毛、汗出而解的论述一致,其疏肝解郁、宣散外邪、降温退热,治疗伤寒邪入少阳、胸胁苦满、往来寒热、口苦头痛的功效显著。山东境内医家大都采用北柴胡。经方派使用该药重点用于流行性热病,不论伤寒、温病,发热无汗者,都可应用,常与麻黄、葛根、石膏、黄芩、竹叶、知母配伍;杂方派则以其与金银花、连翘、大青叶、青蒿、板蓝根结合,发挥抗菌、消炎、抑制病毒作用,亦见疗效。先生通过大量临证运用,主张入药均以北柴胡为正品,并提倡推行此标准。

二、柴胡功效

1. **退热解表** 柴胡的退热功能历代医家多有记述。《神农本草经》明确指出柴胡"主心腹,去肠胃中结气,饮食积聚,寒热邪气,推陈致新"。《名医别录》则载柴胡能"除伤寒心下烦热,诸痰热结实,胸中邪逆,五脏间游气,大肠停积,水胀,及湿痹拘挛",强调柴胡的主要作用在于除热祛邪。

张志远先生认为,柴胡在宣散热邪方面有独特功用,是退热降温之良药。使用时不以往来寒热为唯一标准,凡春、夏、秋三季外感风、热时邪,症见头痛、发热、无汗者均可应用。饮后喝热粥一碗、温覆,疗效更好。先生认为,柴胡降温作用缓慢而持久,临床多与葛根、黄芩、石膏等配伍,内外祛邪,可迅速截断热性病的进展。在用量上,降温退烧,表里双解,要达到15~25g,量少则难睹奇效。

先生祖辈常用一首小方,名为"柴胡退热饮"(组成为柴胡、黄芩、葛根各15~25g),治疗风热感冒或感受风寒,郁而化热,用桑叶、浮萍、菊花、连翘、金银花、薄荷无效者,水煎服,分3次服用,5小时一次,连续服用3~5剂,即可痊愈。若患者服药后出现恶心呕吐,是因葛根、柴胡具升发之性,加入半夏9g便可止呕。另外,先生还在前人基础上创制"降温退热饮",组成:柴胡25g,半夏10g,青蒿30g,浮萍15g,水煎服,分4次服用,5小时一次,连续服用3日,便可痊愈。该方对感染性热证初期体温升高、发热无汗或少汗都很奏效。方中柴胡与青蒿配伍,共奏退热降温之功效;半夏降逆止呕、燥湿化痰,与柴胡配伍,和解少阳、清热祛痰;浮萍宣散郁热。

张志远先生多次提到,柴胡解表发汗效用缓和,既无伤阴也无亡阳之弊,其实际开腠理的功力低于麻黄，同连翘相若，非雄猛之材，北方经方派中温和派欣赏用之，称"鬼门少保"，小发汗者。先生曾于1957年诊一患者，症见灼热无汗，体温升高，头痛，舌红，口干，无少阳往来寒热现象，即以葛根10g，柴胡24g，黄芩15g，石膏60g，避免饮药呕吐，加入竹茹30g，水煎，分3次服下，服用1剂后汗出症消。

张志远先生在其《张志远临证七十年精华录》中记载"解表八大金刚"：杂方派医家将《伤寒论》《金匮要略》内所用风药，从其临床应用论述，以葛根为项背强直金刚，麻黄为开腠发汗金刚，升麻为举陷解表金刚，柴胡为往来寒热金刚，细辛为温化痰饮金刚，防风为宣散风湿金刚，独活为通络止痛金刚，苏叶为解肌降气金刚，合称"八大金刚"。以之共同组方，发汗透表，驱逐风寒，使外感病邪由毛孔排出，属平妥轻散之品，与猛烈药物不同。调理伤寒太阳初起，常投小量，代替麻黄汤，其中虽含麻黄，不超3g。先生法先贤经验，处方：麻黄3g，葛根10g，升麻3g，柴胡6g，细辛3g，防风10g，苏叶10g，独活10g，往往3剂，汗出即愈，头痛、骨楚、恶寒、颈部不舒、身体拘紧现象随之消失。

另外，张志远先生还记录了"麻黄、柴胡同方"的使用经验。他说，浙江慈溪柯韵伯曾会诊一少阴病患者，脉弱，便溏，无汗，伴有寒热往来，投以麻黄附子甘草汤加茯苓，未见疗效。渡僧桥一悬壶老医提议无桂枝汗不易发，最好内外双解，添入柴胡少许。按法服之，果然腠开而解。先生于1954年曾诊一患者，身形瘦小，有慢性肠炎，舌苔白腻，虽表现阳虚，却见寒热往来，即处方：麻黄6g，炮附子（先煮1h）30g，柴胡10g，茯苓30g，甘草10g。连服4剂，症状陆续消除。打破了麻黄、柴胡不宜合方，少阴忌柴胡的说法。

2. **疏肝解郁** 《珍珠囊药性赋》载柴胡为"少阳、厥阴行经药也"，《景岳全书·本草正》则云"其性散，故主……肝经郁证"，《药品化义》明确提出"柴胡，性轻清，主升散，味微苦，主疏肝"。

张志远先生受《伤寒论》四逆散启发擅长疏泄肝郁。治气滞胸闷、烦躁、口苦、咽干、易怒、背胀、胁下攻冲作痛，表现木失条达，自主神经功能失调，发生感觉性不适症状，客观检查无异常变化者，治以疏肝调肝为重点，先生师法清代医案，处方中应用大量柴胡、中等白芍、少许大黄，再加入其他药物配伍，颇见效果。先生曾于1980年诊一更年期综合征女性，显示上述情况，且多疑、嫉妒、精神抑郁、言夫欺凌，思想难展，愿向外界倾诉衷肠，遂给予处方：柴胡20g，白芍15g，大黄5g，增入《金匮要略》甘麦大枣汤［组成：小麦60g，大枣（掰开）10枚，甘草10g］，家传养心活血的丹参15g，每日1剂，连服10天，病象减退，服药1个月，邪去正安。

临床时对于更年期综合征女性，表现为激动、易怒、烦躁焦虑、失眠多梦多疑、阵发性出汗等症者，张志远先生根据自己的经验创制了"断经前后调治汤"，组成：柴胡 9g，白芍 9g，山茱萸 9g，女贞子 9g，当归 9g，牡丹皮 9g，石决明 30g，香附 6g，甘松 6g。方中以柴胡疏肝、散郁结为君药，配伍滋阴补血的白芍以滋养化源，二者配合，共同柔润缓肝、抑制阳亢、化郁息火。因此类患者普遍有肝肾亏虚的表现，所以加入山茱萸、女贞子以补肝肾；当归补血；牡丹皮清虚热；石决明降浮游之火；香附被李时珍称为"气病之总司，女科之主帅"，王好古称之为"妇人之仙药"，先生将香附用在此处以调理妇人血中之气。甘松这味药常被先生用于妇人病中，因其可医治妇女内分泌失调、气机郁滞。先生指出，在此基础上若加入《金匮要略》中的甘麦大枣汤，即浮小麦 60g，甘草 9g，大枣（擘开）15 枚，给予情绪低落患者，收效更快。

临床对于女性肝气郁结，胸胁、背部胀痛之乳腺小叶增生，多数在月经前加重，经期过后又逐渐消失者。治当疏肝理气、软坚散结。张志远先生将《伤寒论》四逆散加味创制"开郁汤"，组成：柴胡 15g，白芍 9g，枳壳 9g，甘草 3g，香附 9g，橘叶 30g，夏枯草 9g，瓜蒌 15g，郁金 9g，丹参 9g，象贝母 9g，木香 9g，每日 1 剂，水煎服，分 3 次服用，7~15 日转愈。也可适当加入佛手、砂仁、大黄等加强理气开郁之力。方中柴胡疏肝利胆，散郁结、止痛，白芍滋阴、养血、止痛，二者配合缓肝止痛，化郁息火。重用瓜蒌开胸散结；橘叶入肝经，可以疏肝行气、化痰散结；先生称郁金为"郁证之金"，行气活血、开通瘀积；香附、佛手、砂仁均可疏肝理气；枳壳可以破气行痰；先生认为大黄不仅可以通利大便，更是降气开郁、消瘀化结的良药，方中加入少量大黄，效果更佳。

对于胰腺炎患者，若胁下即上腹部两侧发生胀满不舒，有隐痛感，肠道欠通利，脉弦，呈现实热证时，当清火解毒、通利肠胃，张志远先生以仲景大柴胡汤化裁创制"胰炎饮"，组成：柴胡 10~20g，白芍 20~40g，枳壳 10~15g，黄芩 10~15g，郁金 15~20g，金银花 20~40g，连翘 15~20g，木香 10~15g，大黄 6~10g，元明粉 6~10g。若同为胰腺炎患者，但肝气郁结、脾失运化，出现胸闷、胁痛、情志不畅，当理肝和胃，通利气机，先生据《伤寒论》四逆散加味创制"利胰汤"，组成：柴胡 15g，枳壳 15g，白芍 30g，甘草 9g，黄芩 15g，大黄 9g，川楝子 20g，元明粉 6g，蒲公英 30g，平地木 30g，金荞麦 30g，一般 3 剂便可收效。先生临床巧用柴胡、白芍二药配伍，同时伍以黄芩、大黄、枳壳等以泻肝胆火邪，祛火解毒、疏利少阳，以消除炎症，挽救危急。

3. 升降气机 张志远先生在《张志远临证七十年精华录》中专门有一篇"柴胡升降论"，他强调，临床宣散升发少阳之气，宜小柴胡汤；"呕不止，心下急"，沉降逆气，"下之可愈"，用大柴胡汤。柴胡一味，具有双向性，固然同其他药物配伍牵连有关，而柴胡本身亦是轻则升，重则降，从治疗妇科疾患长期服用可通利月经，就可说明如此现象。《伤寒论》大柴胡汤证，病程日久，且仅二三下之，故柴胡之量和小柴胡汤相等，皆予半斤，防止过能伤正。先生于1969年诊一更年期综合征患者，精神抑郁，烦闷，易怒，脉象弦紧，心绪不宁，开始处以逍遥散，功力未显；乃改为小柴胡汤去人参，加枳壳、郁金，柴胡升至25g，身冒小汗，平素便秘，转成了二日一行。所以东垣先贤升阳散火，柴胡只与数克，量大即降的学说非空穴来风，信而有征。

张志远先生"柴胡具有升降二向性"的这一观点，与清代汪昂《本草备要·药性总义》中提出的"凡药根之在土中者，半身以上则上升，半身以下则下降"的观点一致。先生根据前人经验，结合临床体会，创制"通阳解蔽升气化痰蠲饮汤"，组成：黄芪30g、紫油桂9g、苍术6g、茯苓12g、薤白9g、北柴胡3g、升麻2g，以治疗大气不足、痰饮结聚、胸闷泻下者，其中柴胡少量应用，引诸药上行。先生认为，柴胡的通降作用从《伤寒论》小柴胡汤所治兼证"腹中痛""胁下痞硬""小便不利"可窥一斑。此后，唐代本草《药性论》明确提出柴胡能"宣畅血气"。金元时期王好古曾用小柴胡汤为主方调节妇人经水适来适断。先生指出，小柴胡汤既无利水药，也无活血药，但能利小便、调月经，其中的关键就是柴胡。医家误以为柴胡只升不降，是由于其用量问题，当柴胡用量达到30g以上时便兼具通降特性。而先生临证运用大剂量（30g以上）柴胡治疗闭经，也是对柴胡通降作用的巧妙运用。

三、关于小柴胡汤

小柴胡汤出自《伤寒论》第96条："伤寒五六日中风，往来寒热，胸胁苦满，嘿嘿不欲饮食，心烦喜呕……小柴胡汤主之。"张志远先生临床应用小柴胡汤，既尊古贤之训，又据今病加以变化，在前人的基础上屡创新知。

1. 小柴胡汤的适应证　张志远先生认为，小柴胡汤所医往来寒热为症状表现；不欲饮食、心烦喜呕，归于胃家；胸胁苦满亦非独属半表半里，因而将该方局限在少阳病证中，则限制了其临床应用范围。先生临证，于小柴胡汤方中加枳壳9g、神曲9g、山楂9g，治胃炎腹内胀满消化不良；加郁金9g、白芍9g、甘松9g，治胸闷、抑郁、胁痛、烦躁不安；加龙胆草10g、茵陈蒿15g、田基黄20g，治肝炎、胆囊炎；加龙骨20g、牡蛎20g、夜交藤30g，治神经衰弱、失眠多梦；加绿萼梅10g、合欢花20g、浮小麦50g、石决明20g，治男女更年期综合征、自主神经功能紊乱。先生主张运用小柴胡汤要跳出少阳病，随症加减，扩大了小柴胡汤的临床应用范围。

2. **小柴胡汤药物用量**　张志远先生认为，小柴胡汤方中君药柴胡所开半斤，超过黄芩、半夏、人参之量，能宣散表邪、疏泄内郁；虽与黄芩配伍，却不同量，后世二者平分秋色，乃临床需要，并非标准。先生临床应用治疗外感热证，均用北柴胡，每剂20~30g；若与黄芩配伍，多3∶2，柴胡占30g。先生曾于1972年诊一发热患者，与妻子口角兼受时邪后发病，诊为"夹气伤寒"之证，口苦咽干，体温升高，恶寒无汗，阵发性如疟状，乃半表半里之象，先生处方：柴胡30g，黄芩15g，人参10g，半夏10g，甘草6g，生姜10片，大枣（掰开）12枚，日饮1剂，连服5天而愈。

小柴胡汤方中，以柴胡、黄芩为君臣之药，柴胡升阳散火、解表里少阳之邪，宣发郁热；黄芩清热、燥湿、泻火、除心、肝、肺、胃之热邪。二味相伍有多项作用，既可清化热邪，又能疏肝解郁，还可治疗外感热性病。配伍所用剂量根据治疗病症不同而变，如北柴胡10~15g、黄芩15~25g，清化热邪；北柴胡15~25g、黄芩10~15g，开表透汗；北柴胡25~40g、黄芩20~25g，退高热。

张志远先生强调，北柴胡宣散开郁用至15~20g，不会引起头眩、目赤、耳鸣。若患者大便干结，则少用黄芩，防止渗湿肠燥，加重病情。东汉时代所用人参皆为党参，能生津止渴，切勿混入性温偏燥的东北吉林人参，疗效各异，至关重要。借用小柴胡汤施治情志不舒疾患，疏肝解郁，嗳气，胸闷，胁痛，背胀，可添白芍10~15g，枳壳10~15g，大黄1~3g，香附10~15g，此乃先生业师口授经验。

张志远先生于1980年冬季诊一患者，症见头痛，恶心，项强，发热，无汗，蒙被取暖仍呼身如冷冰，即给予小柴胡汤治疗，处方：柴胡25g，黄芩15g，党参10g，半夏10g，青蒿30g，甘草6g，生姜10片，大枣（掰开）10枚，葛根15g，水煎，6小时1次，分3次服，连服3剂，邪去正安。先生指出，本方效力之秘，不完全借助青蒿，重点是放在用量上。

3. **小柴胡汤药味加减**　临床应用小柴胡汤可以灵活加减化裁。

调理少阳证往来寒热，除《伤寒论》应用柴胡，尚有青蒿、常山（或幼草蜀漆），兼治疟疾。南柴胡有"劫肝阴"之弊，常以青蒿代替，开腠发汗、降体温、抑制疟原虫，在退热方面亦有良好作用，与柴胡功力相当。若用小柴胡汤时，可把柴胡改为青蒿30g，解除半表半里症状，亦可使患者药后转安。

张志远先生强调，若邪入少阳，投小柴胡汤大都汗出随解，尚有个别患者鬼门不开，往来寒热，家传经验，将柴胡升至20~30g就易获救。若仍未见功，加入青蒿15~30g，即潸然冒汗，邪退得愈。先生于1962年诊一外感患者，开始项强、身痛，六天转为胸胁苦满，往来寒热，脉象弦数，予小柴胡汤，组成：柴胡15g，黄芩12g，人参6g，半夏10g，甘草6g，生姜10片，大枣（掰开）10枚，连饮3剂，病况依然，后加入青蒿30g，服后4小时，汗出邪散而安。

对于肝气横逆所致更年期综合征，症见烦躁、易怒、打嗝、背胀、嗳气频发者，多以小柴胡汤重用柴胡30g，加代赭石、旋覆花，疏导气机，增强降下之功，抑制兴奋，令阴火回归笼中。先生于1972年诊一年过五旬女子，症见月经仍行，多疑善感，减膳易梦，心烦意乱，腹胀背痛，嗳气连连，厌与人言，阵发性出汗，处方：柴胡25g，黄芩15g，半夏10g，人参6g，代赭石30g，旋覆花15g，甘草6g，生姜6片，大枣（掰开）6枚，日饮1剂，服药后7天病减一半，嘱其继服即愈。

另外，张志远先生还提出，既不口渴亦无气血亏损，小柴胡汤内人参非必需之品，纯化此方，可以省去，四逆散就是精炼的例子，方小药少，各司其职，甘草、大枣、生姜也有用场，删掉人参之后不会影响全局。先生于1987年诊一少阳证患者，表现口苦、往来寒热、无咽干症状，由于人参自费，未开此药，处以柴胡20g，黄芩15g，半夏10g，甘草6g，生姜6片，大枣（掰开）10枚，水煎，日饮1剂，3天即愈。

张志远先生将《伤寒论》小柴胡汤、五苓散、四逆汤、小陷胸汤、大承气汤称为"五福守岁"。小柴胡汤调理风寒邪入少阳停留表里之间，亦投以其他杂病，如胃炎、肝炎、胆囊炎、胰腺炎、肋间神经痛、女性更年期综合征，范围很广，属多靶性处方。杂方派以之施治风寒侵袭、流行性感冒，代替麻黄、桂枝二汤，不拘守心烦喜呕、胸胁苦满、往来寒热、默默不欲饮食四种表现，只要骨楚、身痛、脉象浮紧、恶寒无汗就可应用，体温升高居次。先生强调，临床应用掌握三点：一是选用北柴胡，二是量要大，三是配伍青蒿。三剂见汗，症状便可解除，且不会发生亡阳之变，稳妥有效。

补阴利水有妙义，
六味茯苓泽泻齐

张志远先生临证70余年，在长期临床实践中对经典名方的应用积累了丰富经验。先生特别注重对古方方义的深入理解和对配伍特点的透彻分析，他认为这是临床医生合理、有效选用古方的前提和基础。

例如，宋代钱乙《小儿药证直诀》载六味地黄丸，原方由熟地黄八钱、山茱萸、山药各四钱，泽泻、牡丹皮、白茯苓各三钱组成，系仲景《金匮要略》肾气丸减桂枝、附子而成，临床对肾阴精不足、髓海亏虚，症见腰膝酸软，头晕目眩，耳鸣耳聋，盗汗遗精，消渴，骨蒸潮热，手足心热，舌燥咽痛，牙齿动摇，足跟作痛，以及小儿囟门不合，舌红少苔，脉沉细数者，用之甚效。

张志远先生指出，临床有些大夫因六味地黄丸方中含有"三泻"成分，临床使用汤剂时，恐茯苓、泽泻渗利太过、劫夺津液；牡丹皮凉破，"减去补力"，故处方时将这三味药删去，甚至再加入其他滋润之品，认为只有这样，才能达到"补养不伤下、护阴不走液"的目的。先生认为，以上这种做法，是对古方应用缺乏全面研究、对古方方义缺乏深入挖掘造成的，应特别加以注意。

一、六味地黄丸方义

肾为先天之本，肾阴为一身阴液之根本，故肾阴不足不仅在诸阴虚证中最重，而且常变生诸证，临床表现复杂，故有"五脏之伤，肾为最重"(《医碥》)

之说。腰为肾之府，肾主骨生髓，齿为骨之余，肾阴不足，精亏髓少，骨失所养，则腰膝酸软无力，牙齿动摇；脑为髓之海，肾阴亏损，髓海空虚，则头晕目眩；肾开窍于耳，肾阴不足，精不上承，则耳鸣耳聋；肾藏精，为封藏之本，肾阴虚损，水不制火，相火内扰精室，则遗精；阴虚生内热，甚者虚火上炎，则骨蒸潮热、消渴、盗汗、舌红少苔、脉沉细数等。小儿囟门久不闭合，亦为肾虚生骨迟缓所致。由上可见，本证临床表现虽然繁杂，但均不出肾虚精亏，虚火内扰这一基本病机，且以阴虚为本，临床治疗宜从滋阴补肾立法。

六味地黄丸方中，重用熟地黄，味甘纯阴，主入肾经，长于滋阴补肾，填精益髓，为本方君药。山茱萸酸温，主入肝经，滋补肝肾，秘涩精气，益肝血以生肾精；山药甘平，主入脾经，"健脾补虚，涩精固肾"（《景岳全书》），补后天以充先天，两药同为臣药。君臣相协，不仅滋阴益肾之力相得益彰，而且兼具养肝补脾之效。肾为水脏，肾元虚馁每致水浊内停，故又以泽泻利湿泄浊，并防熟地黄之滋腻恋邪；阴虚阳失所制，故以牡丹皮清泄相火，并制山茱萸之温；茯苓淡渗脾湿，既助泽泻以泄肾浊，又助山药之健运以充养后天之本。三药相合，一则渗湿浊，清虚热，平其偏胜以除由肾虚而生之病理产物；二则制约上述滋补之药的副作用，使补而不滞，涩不恋邪，俱为佐药。如此配伍，则三补三泻，以补为主；肝脾肾三阴并补，以补肾阴为主，共奏滋补肾阴之功。

二、六味地黄丸"三泻"配伍意义

对于正气虚弱之证，理当补其不足，但六味地黄丸却为何在补阴药物之中配伍三味"泻"药？特别是以大量地黄滋补肾阴，配伍利水渗湿之茯苓、泽泻，是否会加重阴伤？

张志远先生通过临床深入探析其理，认为六味地黄丸"三泻"的配伍意义主要有三：

第一，引邪下行。补阴不仅能增加物质营养，改善人体阴的亏虚，尚有抑制阳亢的作用，是治本的重要措施之一，只有重视它的调节作用，才能维持"阴平阳秘，精神乃治"。这一疗法，固然有很高的科学价值，应用范围之广可同"益阳"平分秋色，但在火邪内炽的情况下，常会导致正邪混凝或令热势遏伏，反成贻害。

鉴于此点，钱乙化裁肾气丸为六味地黄丸时，保留了茯苓、泽泻，实属一大卓见。事实表明，阴虚多有蕴热，减轻阴虚的因素中降火居主要地位，加入少量利水药，是为了祛邪引热下行，又可防止补阴而造成的湿热互结，朱丹溪大补阴丸虽有黄柏、知母泻火，却未给排除热邪开辟出路，乃智者之失。从临床上讲，不独调理阴虚应予考虑，即使应用"益阳"药物亦要注意，周学海在所写《读医随笔·用药须使邪有出路》中指出："曾闻有患痰饮者，久服附子，化为肿，是不用茯苓、猪苓之苦降淡渗以导邪"，为"补而不泻之过也"。说明先辈已认识到这一问题。先生经验，阴虚之人若单纯补阴，效果并不十分理想，且可产生四种情况：一是滋腻碍胃，影响食欲；二是火邪不清，虽补而阴仍旧被耗，等于扬汤止沸；三是易生厚腻舌苔，口黏乏味；四是人体尽管得补，内热之根并未消除。张山雷说过，投呆补药物，不加吹嘘流动之品，往往不能达到预期疗效，确系阅历之言。张景岳"学贯天人"，并未悟出其中妙理，竟将六味地黄丸茯苓、泽泻、牡丹皮减掉，增入枸杞、龟板胶等，改制左归丸，同样也属一失。

第二，治疗兼证。先生认为，六味地黄丸源于《金匮要略》之肾气丸，钱氏仅将原方中益火助阳之桂枝、附子减去，余药补泻配伍之法仍从仲景之制，而肾气丸是为治疗"虚劳腰痛，少腹拘急，小便不利"以及"消渴""痰饮""转胞"等证而拟，其临床表现虽然不一，但均由肾中阳气不足、水液代谢失司所致，故配入泽泻、茯苓、牡丹皮等药以渗利水湿，泄导肾浊。肾为水脏，肾阳虚羸固然易致水湿停蓄，肾阴不足亦可生湿；阴虚者常内蕴伏热，以牡丹皮凉血乃坚阴抑火之治；茯苓、泽泻利水，可引热下行由小便而出，热清则阴自足。

正如吴昆《医方考》所言："熟地黄、山茱萸，味厚者也，《经》曰：味厚为阴中之阴，故能滋少阴，补肾水；泽泻味甘咸寒，甘从湿化，咸从水化，寒从阴化，故能入水脏而泻水中之火；丹皮气寒味苦辛，寒能胜热，苦能入血，辛能生水，故能益少阴，平虚热；山药、茯苓，味甘者也，甘从土化，土能防水，故用之以制水脏之邪，且益脾胃而培万物之母也。"张秉成《成方便读》亦说："以熟地之大补肾脏之精血为君，必以泽泻分导肾与膀胱之邪浊为佐；山萸之补肝固精，即以牡丹皮能清泄厥阴、少阳血分相火者继之；山药养脾阴，茯苓渗脾湿，相和相济，不燥不寒，乃王道之方也。"

张志远先生在其《张志远临证七十年精华录》中记载应用八味肾气丸治疗前列腺炎的病案。1971年先生诊一老年患者，症见腹胀，小便难下，尿后又有滴出，且不断失禁，湿透裤子，已连续2年，嘱其专服八味肾气丸，3个月基本治愈。先生强调，前列腺炎易发生尿路病变，通行障碍，老年人转为增生肥大，表现为尿等待、排出困难、尿后淋漓。凡增生、肥大，切勿侧重活血化瘀、单纯消炎，应考虑益肾阴阳双补，师法《金匮要略》"虚劳腰痛，小腹拘急，小便不利"，投八味肾气丸，组成：干地黄800g、山茱萸400g、山药400g、茯苓300g、泽泻300g、牡丹皮300g、桂枝100g、炮附子100g，炼蜜和丸，长期口服，无不良反应。

第三，制约补药之弊。张志远先生认为，六味地黄丸中茯苓、泽泻、牡丹皮三药，皆属通利之品，用于滋补药中，可以减缓其阴柔腻滞之性。明代医家龚居中曾说："古人用补药，必兼泻邪，邪去则补药得力。一辟一阖，此乃玄妙。后世不知此理，专一于补，所以久服必致偏胜之害，六味之设，何其神哉！"（《红炉点雪》）可见滋补之中寓以通泻，虽然补力不及纯甘壮水之法，但补而不滞，泻不伤正，构成补通开合、平补肾阴之剂，因而久服而无偏胜之弊。

先生强调，临床有些医家恐泽泻、茯苓渗利伤阴而妄自删减，《古今名医方论》引柯韵伯曰："以泽泻为使，世或恶其泻肾而去之，不知一阴一阳者，天地之道，一开一阖者，动静之机。"明代医家洪基《摄生秘剖》也专门提到："泽泻有三功焉：一曰利小便以清相火；二曰行地黄之滞，引诸药速达肾经；三曰有补有泻，诸药无喜补增气之虞，故用以为使。此丸为益肾之圣药，而味者薄其功缓。盖用药者有四失也：一则地黄非怀庆则力浅；一则地黄非自制则不熟，且有犯铁之弊；一则疑地黄之滞而减之，则君主弱；一则恶泽泻之渗而减之，则使者微。蹈是四失，而反咎药之无功，毋乃愚乎！"所以先生强调，六味地黄丸补阴与利水兼施，实际为标本两治，既补阴扶正，又利水祛邪，相反而又相成，这种配伍方法颇具深意，耐人寻味，在众多补阴方剂中可谓独树一帜。自东汉以降，人们习用的攻补兼施、寒热共投，基本上都属于这一治疗思路。

张志远先生曾治一神经衰弱患者，病已8年，身形瘦小，头晕耳鸣，心烦失眠，骨酸梦遗，记忆力大减，脉细数，先生诊断为肾阴亏损之证，因当地医院无中成药，遂以六味地黄丸（组成：熟地黄、山茱萸、山药、枸杞子、龟板、阿胶、夜交藤等）改汤剂内服，6剂，口干消除，耳鸣好转，睡眠改善，但心烦、头晕如旧。先生反复考虑，遂在上方内加入牡丹皮、茯苓、泽泻，连服12剂，病情递减，脉亦缓和。尔后嘱其再用六味地黄丸巩固2个月。由此可知，"三泻"占药味一半，其治疗作用也居半，若把牡丹皮、茯苓、泽泻去掉，则临床效果便打折扣，其原方之义亦无。

三、组方配伍要义

根据龚居中《红炉点雪》中记载"用补药皆兼泻邪"之说，张志远先生认为六味地黄丸配伍茯苓、泽泻，意在"取其泻膀胱之邪，邪去则补药得力"，一开一合，即为本方组方之奥妙所在。

先生根据自身多年临床经验提出，中医理论强调整体观念，临证治疗注重邪正兼顾，配伍组方多祛邪不忘扶正，正盛邪祛，病证向愈，但是也要注意，扶正还需注意祛邪，邪去则正安，这也是中医组方配伍的要义。

如《太平惠民和剂局方》之四君子汤，主治脾胃气虚之证，具有补气健脾之功。方中四药（人参、白术、茯苓、甘草）皆味甘入脾，均可补益脾胃之气，但白术、茯苓二药，在补气之中又兼祛湿作用。其中白术，甘温而兼苦燥之性，甘温补气，苦燥健脾，与脾喜燥恶湿、以健运为本之性相合，故有"安脾胃之神品"（《神农本草经疏》）以及"脾脏补气第一要药"之誉（《本草求真》）；茯苓甘淡，健脾渗湿，《景岳全书》称其"去湿则逐水燥脾，补中健胃"，与白术相伍，苦燥淡渗并用，相辅相成，益气之中有祛湿之功，补虚之中有运脾之力，颇合"脾欲甘，喜燥恶湿，喜通恶滞"的生理特性，补中兼行，补而不滞，利而不峻，温而不燥，体现了治疗脾胃气虚证的基本方法。正如清代医家张秉成《成方便读》评价本方说："人参大补肺脾元气为君，白术补脾燥湿为臣……佐以茯苓，渗肺脾之湿浊下行，然后参、术之功，益彰其效，此亦犹六味丸补泻兼行之意。"这也再次体现了六味地黄丸组方中补中寓泻、"用补药皆兼泻邪""邪去则补药得力"的组方配伍之旨，如此则诸药相辅相成，各呈其妙，共成平补脾胃之方。

综上可见，张志远先生主张，临床合理选用成方、灵活运用古方的前提，是既要熟悉和了解历代医家的制方特点，又要在临床中予以反复验证，深刻领会其内涵和要义，只有这样，才能更好地传承先贤之学术精髓，提高临床选方用方的效果。

儿科活用平胃散，祛湿运脾消导全

张志远先生在多年临床实践中，诊病无数，特别对于儿科疾患的诊治，有着独到的见解，其中灵活应用平胃散治疗各种儿科病证，均取得显著效果。

一、对儿科病证特点的认识

张志远先生秉承家训，精治儿科，认为小儿疾患以"内伤饮食，外受寒凉"八字当头，七情所致者少。对伤食、厌食、食欲不振者，常以平胃散、四消饮加减，突出半夏、陈皮、厚朴、苍术、枳壳、山楂、神曲、石菖蒲、槟榔、麦芽（或谷芽）、砂仁的作用，机体虚弱者酌加西洋参、白术、脱臭紫河车粉。因人参温燥升浮，不宜于小儿阳气偏旺之体，故较少应用。

先生还特别提出，小儿脏腑柔弱，"易虚易实"，最常发生偏食和营养不良，治疗首当解决"厌食"。先生临床所治以10岁以下儿童居多，表现为吃饭少，对高营养、高热量的鸡、鸭、鱼、肉及蛋类不感兴趣，或有厌恶，却喜食咸菜稀粥等。前人治疗经验是，第一要引导、教育、改善环境；第二，药物调治，常用苍术、厚朴、陈皮、半夏、鸡内金、麦芽、豆蔻、藿香、砂仁、大黄、焦山楂、玄参、槟榔、石菖蒲、佩兰、神曲、锅巴、佛手。可于平胃散中加麦芽、焦山楂、神曲、槟榔以健脾开胃，消食化滞，再伍豆蔻、藿香、砂仁、佩兰、石菖蒲芳香蠲浊，鸡内金苦温助运、利胆化积，大黄荡涤导蓄邪下行。根据不同病患灵活配伍应用，共奏治疗厌食之效。

二、对平胃散及其组方配伍的认识

平胃散出自《医方类聚》卷十引《简要济众方》，由苍术四两、厚朴三两、陈皮二两、炙甘草一两组成，用时为散，每服二钱，水一中盏，加生姜二片，大枣二枚，同煎至六分，去滓，食前温服。具有燥湿运脾、行气和胃之功，临床主治湿滞脾胃证，症见脘腹胀满，不思饮食，口淡无味，恶心呕吐，嗳气吞酸，肢体沉重，怠惰嗜卧，常多自利，舌苔白腻而厚，脉缓者。

  平胃散原方证病机为湿滞脾胃，运化失职。脾属土，湿为土之气，《素问·阴阳应象大论》曰："其在天为湿，在地为土，在体为肉，在脏为脾。"脾主运化，喜燥而恶湿，脾为湿困，则运化失司，故不思饮食，或食少无味。湿属阴邪，其性黏滞，阻遏气机，气滞不行，故脘腹胀满。湿性重滞，脾主四肢肌肉，湿郁于脾，故多身重嗜卧。此即《血证论》所谓"身体沉重，倦怠嗜卧者，乃脾经有湿"。脾与胃相为表里，脾失健运，胃失和降，甚则胃气上逆，故恶心呕吐，嗳气吞酸。湿阻脾胃，升降功能失常，下迫大肠，故常自利。苔白腻而厚，脉缓，乃湿滞脾胃之征。临床治宜燥湿运脾、行气和胃之法，正如《临证指南医案》说："脾宜升则健，胃宜降则和，太阴湿土，得阳始运，阳明阳土，得阴始安。"

  平胃散方中以苍术为君，以其味苦，性温而燥，最善燥湿，兼以健脾，能使湿去而脾运有权，脾健则湿邪得化。所以《本草正义》谓："凡湿困脾阳……非苍术芳香猛烈，不能开泄……而脾家郁湿……苍术一味，最为必需之品。"脾气之转输，湿邪之运化，皆赖于气之运行，亦即"气化则湿亦化"（《温病条辨》）之意。湿邪阻碍气机，气不宣通，故在祛湿之中，须辅以行气之品，因而方中臣以厚朴。本品苦温，非但善行气消满，且有苦燥芳化之性，行气祛湿两者兼顾。《本草汇言》谓："厚朴……宽中化滞，平胃气之药也。凡气滞于中，郁而不散……或湿郁积而不去，湿痰聚而不清，用厚朴之温可燥湿，辛可以清痰，苦可以下气也。"与苍术相伍，燥湿以健脾，行气以化湿，湿化气行则脾气健运。二药合用加强燥湿运脾之力。佐以陈皮理气和胃，芳香醒脾，助苍术燥湿，协厚朴行气。陈皮、厚朴芳香化湿，有醒脾调中之功。甘先入脾，脾得补而健运，故使以甘草，既可调和诸药，又能甘缓和中。用法中加入生姜、大枣，则调和脾胃之功益佳。全方以燥湿为主，行气为辅，俾湿浊得化，气机调畅，脾得健运，胃气和降，则湿阻气滞诸证自除。然本方总以苦燥为用，唯有湿有滞者宜之，即吴氏所谓"惟湿土太过者能用之"（《医方考》）。脾湿得制，则与胃气相平，脾胃平和，升降自有其序。

  平胃散的组方，一为燥湿与行气之品并用，以燥湿为主；二为诸药皆入脾经，因而本方重在治脾湿，兼和胃气。"夫所谓平胃者，欲平治其不平也"（《景岳全书》），说明本方能平胃土之不平，是为平治胃气之剂，故称"平胃散"。

  张志远先生认为，平胃散燥湿运脾，消胀满，助运化，对于口中乏味、不思饮食、舌苔白腻、大便稀薄、上腹部痞闷之慢性胃炎、胃无力、胃下垂、胃停食等，均宜应用。

先生于1980年诊一纳呆患者，症见半月来经常恶心，见食即饱，大便二日一行，以腹内发胀为主。给予平胃散，组成：厚朴12g，陈皮12g，苍术15g，甘草3g，大腹皮9g，每日1剂，连吃5天，症状递减，药量压缩1/2，继服9剂，即痊愈。方中大腹皮祛湿行水，通利二便，消除胀满，发挥重要作用。

三、对平胃散类方的认识

平胃散之名，最早见于北宋王衮的《博济方》(1047)卷2，现今流传之平胃散方，载自北宋周应所著《简要济众方》(1051)卷5，治疗胃气不和。正如费伯雄《医方论》所云："人非脾胃无以养生，饮食不节，病即随之。多食辛辣则火生，多食生冷则寒生，多食浓厚则痰湿俱生。于是为积聚，为胀满，为泻痢，种种俱见。平胃散乃治脾胃之圣剂，利湿化痞，消胀和中，兼治时疫瘴气，燥而不烈，故为消导之首方。"后世在平胃散基础上进行加减化裁，有一系列类方得以广泛应用。

如《内经拾遗方论》中将平胃散与小柴胡汤合用治疗痎疟，名柴平汤，"方用小柴胡汤以散风寒，平胃散以消饮食，故曰柴平"。朱震亨《丹溪心法》用胃苓汤（平胃散与五苓散合方）治"夏秋之间，脾胃伤冷，水谷不分，泄泻不止"；又用加味平胃散（由平胃散加神曲、麦芽组成）治吞酸或宿食不化。葛可久《十药神书》创制参苓平胃散（由平胃散加人参、茯苓组成）治疗湿阻中焦，兼气虚乏力，脘腹胀痛，舌苔腻，食少便溏者。明代方贤《奇效良方》"不换金正气散"，以平胃散加藿香、半夏，解散寒邪。秦景明《症因脉治》用枳桔平胃散（由平胃散加枳壳、桔梗组成）治疗"气结腹胀，胸前饱闷"者；家秘消滞汤（由平胃散加莱菔子、枳实、山楂、麦芽组成）治"胸前满闷，嗳气作痛，痛则呕吐，得食愈痛，按之亦痛"之食积呕吐之证；二陈平胃散（由半夏、茯苓、陈皮、甘草、苍术、厚朴组成）治"食积咳嗽，脉沉滑，胸满闷者"，是二陈汤与平胃散的合方。吴昆《医方考》之太无神术散，即平胃散加入石菖蒲与藿香，治岚瘴瘟疟时气，或感受寒湿头痛、身倦、沉重、无汗，投予得当，均可见效。当代《北京市中药成方选集》收载的香砂平胃丸，是在平胃散的基础上，加行气宽中、顺气止呕的木香、砂仁组方，治疗脾湿兼气逆较著、呕吐恶心、倒饮嘈杂之证。《中医治法与方剂》之枳术平胃散，是平胃散与枳术汤合用，增强了下气消痞、健脾化湿之功，治脾虚湿盛，气机阻滞，心下痞坚者。上海中医学院编著的

《方剂学》楂曲平胃散，在平胃散的基础上，加山楂、神曲、麦芽，主治饮食积滞、痞胀吞酸、不思饮食、倦怠嗜卧等证。

张志远先生临床根据病证特点，以平胃散为基础方，灵活选用上述类方，既传承先贤经验，又不拘泥于一家之说，为后学应用平胃散提供了可借鉴的思路和方法。

四、儿科应用平胃散加减经验

张志远先生儿科应用平胃散，主要取其燥湿健脾、消导积滞之功，除对胸闷、食欲不振、嗳气恶心等症有效外，尚可随症加减，用于下列病证而获效。

1. **加半夏治呕吐**　半夏性温味辛，入脾、胃经，辛散温燥，既能燥湿以化痰，又能降逆以和胃。平胃散中加半夏，健脾化湿之力益增，又突出和胃降逆止呕之功，能愈脾湿不运、胃气上逆之呕吐。

2. **加蛇胆陈皮或青盐陈皮，治胃热恶心**　蛇胆与青盐有苦与咸寒之性味，功能清热降气。平胃散枢转气机，诸药同用，既能清胃热，又能降胃气，增强镇呕之力，如此则胃热恶心自除。

3. **加藿香治外感发热**　藿香味辛性微温，入脾、胃、肺经，能祛暑解表、化湿和中，常用于感冒暑湿之证。先生以藿香入平胃散中，则燥湿健脾和胃、散郁解表清热之功相得益彰，尤宜于暑湿外感发热者。

4. **加猴枣治痰热昏迷**　猴枣味苦咸，性寒，有清热、祛痰镇惊之功，主要用于止痉，尤其用于小儿惊风与痰热有关者。平胃散除痰郁之源，加猴枣祛痰清热，故能治小儿痰热昏迷以痰为主之证。

5. **加牛黄、羚羊角治高热发痉**　牛黄苦甘性凉，入心、胆两经，能清心开窍、豁痰定惊、息风止痉、清热解毒；羚羊角性味咸寒，入肝、心两经，有平肝息风、清热解毒之功。两药均入心经，与肝胆经相关，故能协同清心开窍、息风止痉之效。以之入平胃散，既清心泄热止痉，又除痰郁化火之源，标本兼顾，高热痉挛之证得除。

6. **加麻黄、泽泻治疗急性肾炎**　麻黄辛而微苦，性温，归肺、膀胱二经，有发汗解表、宣肺平喘、利水退肿之功；泽泻味甘而淡，性寒，归肾、膀胱两经，能利水渗湿、泄热。两药共奏发汗解表、泄热、利水消肿之效。平胃散能转运水湿气化枢纽，因本病急性期病位主要在肺、脾，正治之法当宣肺利水、健脾行气，所以用平胃散加麻黄、泽泻治疗有效。

7. **加葱白、豆豉治感冒无汗**　葱白辛而带润，温而不燥，升多降少，入肺宜散，发汗解肌，以通上下之阳；豆豉气味俱降，祛风散热，利水下气，散郁除烦，两者一升一降，宣疏上下左右，通阳发汗，解表散邪。助平胃散启发枢机，使卫气开合有序，则汗出表解。

8. 加茯苓、白术治腹泻 白术甘温补中、健脾燥湿；茯苓甘淡渗利、健脾补中、利水渗湿。白术以健脾燥湿为主，茯苓以利水渗湿为要。两药一健一渗，水湿自有出路。与平胃散同施，则湿消滞除，水谷清浊归于常道，腹泻即止。

9. 加犀角（现已禁用，以水牛角代，后同）、龙胆草治热冲头痛 犀角咸寒，入心、肝、胃经，能清热凉血、泻火解毒；龙胆草苦寒，入肝、胆、胃经，能清热燥湿、泻肝火。两药同用，清降火热之功明显，平胃散除湿散郁，诸药共奏清降循肝胆逆冲之湿热、止头痛之奇功。

10. 加芦根、芫荽治麻疹不出 麻疹为病毒由口鼻而入，主要侵犯肺、脾之经所致。芦根甘寒，清肺胃之邪热；芫荽辛温，透疹外出。两药相伍，有清热透疹之效。以之入平胃散中，能除湿健脾，调和营卫，畅通气机，透发麻疹。

11. 加紫草预防麻疹并发症 紫草甘寒，有凉血活血、解毒透疹之功，可用于预防麻疹并发高烧、减轻发病症状。先生以为，紫草入平胃散断湿浊之源，绝病毒滋生之地，可预防麻疹并发症，降低持续高烧病情的发生。

12. 加炒金银花、木香、川连治赤痢 金银花甘寒，入肺、胃、大肠经，有清热解毒之功，炒金银花治热毒血痢尤佳；木香辛苦而温，入脾、胃、大肠、胆经，功能行气、调中、止痛，辛散苦降而温通，芳香性燥，可升可降，通行胃肠三焦，为行气止痛要药；黄连大苦大寒，善清肠胃之湿热，能泻火解毒，治疗血痢。三药辛能发散，开通郁结，苦能燥湿，寒能胜热，重在使气宣平。加入平胃散中，使湿除热清，气机畅通，气血调和，痢疾自愈。

13. 加焦谷芽、焦山楂、焦神曲、焦槟榔治消化不良、形体消瘦 此四药称为"焦四仙"，四药配伍，健脾和胃，分消湿滞、面积、肉积，调中行气，复健脾胃纳化功能，入于平胃散中，使后天之本得固，气血生化有源，消瘦状况自能改善。

14. 加知母、黄柏治湿热腿肿 知母甘寒滋肾润燥，苦寒清热泻火；黄柏苦寒坚阴，清热燥湿，泻火解毒。两药配伍，滋阴清热退烧，泻火解毒除湿之功益彰。入平胃散中，则使湿热邪毒得除，腿肿得消。

15. 加滑石、竹叶、木通、灯心草治热闭小便不通 滑石甘寒，能渗湿清热；木通苦寒清热，二者利尿作用较强。竹叶甘淡性寒解热，善清心火；灯心草甘淡微寒，清热利湿，主要用于清心火、通利水道。诸药作用各有侧重，合之则相互促进。因心与小肠相表里，故着意于清泻心火。四药入平胃散中，又能健脾制水，升降气机，使热闭除，小便得通。

16. 加杏仁、贝母治咳嗽　贝母润肺化痰、清热止咳；杏仁降气祛痰、宣肺平喘、润肠通便。两药能润能降，共奏化痰止咳之效。平胃散杜痰生之源，又能收培土生金之功，如此自无咳嗽之患。

17. 加麻黄、射干治喘　射干苦寒，清热解毒、降肺气、利咽喉、消痰涎；麻黄辛温发散、宣肺平喘。射干以降气为主，麻黄以宣肺为要，两药共奏消痰下气平喘之效。平胃散与之同用，标本兼治，则喘证得除。

18. 加苏子、莱菔子、白芥子治百日咳　百日咳是因素体不足，调护失宜，内蕴伏痰，时行风邪侵袭肺卫，肺失宣降所致。治疗当标本兼顾。莱菔子辛甚，长于顺气开郁、下气定喘、消食化痰；白芥子辛能入肺，温可散寒，长于利气豁痰；苏子辛温，善于降气消痰，止咳平喘。三味共奏降气快膈、化痰消食之功，属治标之法。平胃散调益后天，除痰郁湿滞之源，属治本之法。诸药合用，则能收健脾燥湿祛痰、宣降肺气、止咳平喘之效，以之治百日咳，为正对之法。

妇科十治巧变化，
古方新用卓效显

张志远先生业医 70 余载，学识渊博，不仅理论上有建树，而且重视临床，精研各科杂症，特别对于妇科证治，有着精深而独到的见解。先生针对临床最常见的妇科病证，或选用古方，或自拟新方，巧于配伍，精于变化，辨治明晰，效如桴鼓。

一、妇科十治

张志远先生认为，依据中医理论，女性行经、妊娠、分娩、哺乳等一系列生理活动，最易伤血，常常导致气有余而血不足，因此妇科疾病的治疗应特别重视养血之法，临床多用四物汤为基础进行加减化裁。而气为血之帅，血为气之母，气与血关系密切。若气滞则血瘀，气虚则血脱，气逆则血液妄行，对于女性而言，临床往往又会导致痛经、不孕、崩漏及月经周期紊乱等病证，故先生主张在养血的同时亦应注意治气，如行气散瘀、降气破血、升气和血、补气养血、调理冲任等治法，也需要引起临床医生的高度重视。若气血同病者，则宜气血并治。

在《张志远临证七十年碎金录》一书中，张志远先生将其多年来治疗妇科疾病常用的十种治法统称为"十治"，主要是指以下十种常用治疗方法。

1. 补气升陷法（如补中益气汤、举元煎等）治疗元气不足、气虚下陷之崩漏、先兆流产、恶露不绝、子宫脱垂等。

2. 养血调经法（如四物汤等）治疗阴虚血亏的月经后期、经量减少、闭经、胞宫发育不良等。

3. 固阴止血法（如两地汤、奇效四物汤等）治疗血热妄行的月经先期、经量过多、崩漏、恶露不绝等。

4. 健脾收带法（如当归芍药散等）治疗脾虚运化无力，湿困中州，水液下注的白带异常。

5. 疏肝理气法（如逍遥散、下乳涌泉散等）治疗肝郁气滞的月经周期紊乱、经前乳房胀痛、缺乳等。

6. 活血散瘀法（如红花桃仁煎、加味效灵丹、生化汤等）治疗瘀血为患的闭经、痛经、慢性盆腔炎、宫外孕、产后腹痛等。

7. 泻火利湿法（如易黄汤、龙胆泻肝汤等）治疗肝郁化火、湿热下注的阴痒、黄赤带下等。

8. 清热解毒法（如五味消毒饮等）治疗急性盆腔炎、产褥感染、黄赤带下。

9. 补肾安胎法（如寿胎丸等）治疗肾虚不能顾护胎元的先兆流产、习惯性流产等。

10. 补益冲任法（如小温经汤、养精种玉汤等）治疗冲任二脉亏虚，月经周期延长、闭经、不孕、围绝经期综合征等。

二、单味药经验

张志远先生经过多年临床实践，对妇科病证的病因病理有独特认识，对常用中药也积累了非常丰富的经验。

先生认为，当归是临床调经和治疗不孕症的常用药物。当归具有辛、甘、苦、温三味一性，味甘而重专于补血，气轻而辛又可行血，补中有动，行内寓补，为血中气药，功兼润燥滑肠、通利六腑，在妇科应用广泛，有"十医九归"之说，能调理月经，补养冲任，对于月经量少、延期来潮、痛经者用之适宜，还可配伍小茴香、吴茱萸，以加强止痛之力。若身体消瘦，营养不良，肠道干枯，大便难下者，给予当归40g，肉苁蓉40g，水煎服用，即可润肠通便。先生曾于1975年治疗一患者，症见每次月经下行不足2天，色黯，有块，疼痛剧烈，给予当归15g、川芎15g、小茴香6g、吴茱萸10g，经前1周开始服用，连饮9天，5个周期痊愈。先生认为，当归还可促进胞宫发育，山东民间习用的当归丸，就是单用一味当归制成的，临床还可配伍鸡胚、鹿角胶、紫河车、菟丝子、仙灵脾、熟地黄、枸杞子、山茱萸等，水泛为丸，每次9g，每日3次，连用3~6个周期，治疗不孕症效果显著。

对于女性痛经或经行腹痛，张志远先生认为，女性常表现为"有余于气，不足于血"的临床特点，易瘀易虚，故"不通则痛"与"不荣则痛"是本病发生的主要病机，辨治当从女性体质特点出发，重视气血的相互关系，实证以活血理气为主，虚证以补气养血为要。临证喜用当归、川芎、香附、杜仲、延胡索、五灵脂、甘草、白术、黄芩、秦艽、陈皮、紫苏梗、木香等，对缓解疼痛有较好疗效，但以理气药的止痛效果最好，符合传统中医理论"气行则痛止"的观点。

闭经，亦为妇科常见病，张志远先生认为本病的发生有虚实两端。虚者多因精血不足，冲任不充，无血可下；实者多为冲任受阻，脉道不通，经血不得下行。先生临床治疗该病，虚证常用当归、熟地黄、山药、枸杞、人参、紫河车、甘草等；实证多用肉桂、桂枝、三棱、莪术、桃仁、红花、益母草、水蛭、刘寄奴、山楂、䗪虫等。特别是于对证方剂中加入大黄2~4g，以破瘀通经，疗效更为显著。

对于崩漏一证，张志远先生认为临床以气虚不摄、血失故道、血热妄行者为多，特别是因于热邪迫血妄行而致者，更是屡见不鲜。先生遵照先师经验，第一，不用炭类药物止血，认为使用此类药物易复发，且无调整月经周期之功；第二，除炒槐米外，大都遣用未经炮制的原质生药。常用药物如：三七、蒲黄、小蓟、紫草、旱莲草、阿胶、生地黄、侧柏叶、牡丹皮、鸡冠花、赤芍、茜草、地榆、白头翁、贯众等。

《素问·上古天真论》曰："女子七岁，肾气盛，齿更发长；二七而天癸至，任脉通，太冲脉盛，月事以时下，故有子。"张志远先生认为，女性生育以肾气盛、天癸至、冲任通盛为先决条件，冲任不通是导致不孕症发生的根本原因，而肾气不足又与冲任不通关系密切，其中以肾阳虚损，寒客冲任，胞宫失养，影响孕育最为多见，前贤所谓"寒潭无鱼"即是此类。先生临床以温肾暖宫、调经助孕立法，从补益肾精、温经散寒、疏通冲任入手，喜投肉桂、续断、巴戟天、仙茅、杜仲、肉苁蓉、淫羊藿等药，温肾暖宫，以资先天之精；小茴香、吴茱萸、艾叶之品，温经祛寒，行气止痛；紫石英、当归等补肝肾，养冲任，调理月经之本。

在调理女性更年期综合征时，张志远先生特别重视药物的配伍，如心阳过亢失眠多梦，投酸枣仁、栀子易发生便溏，配入黄连则可避免胃肠不适；倦怠乏力投人参、黄芪易发生兴奋难眠，配入夜交藤安神则可缓解不良反应；精神抑郁情志不舒，投柴胡、细辛宣散易发生血压升高，配入黄芩以降低血压；阵发性出汗治宜收敛，投麻黄根、五味子易发生便秘，伍以柏子仁则润肠通便；感觉悲伤欲哭、有怨气，投甘草、小麦、大枣易发生胸闷，临床可配入甘松，以行气开郁。

三、常用对药和角药

1. 益母草-马鞭草 张志远先生用益母草、马鞭草各10~20g组成"妇女二仙草",具有活血化瘀、行水消炎之功,临床除用于调理经闭、量少、排出困难、腹中坠胀者,还可用以治疗盆腔积液、宫颈柱状上皮异位、阴道炎、子宫收缩不良等病证,效果显著。

2. 地榆-贯众-白头翁 地榆,苦酸性寒,具有凉血止血、清热解毒、消肿敛疮之效。《日华子本草》载地榆可治疗"月经不止,血崩,产前后诸血疾",《本草求真》更谓"其性主收敛,既能清降,又能收涩,则清不虑其过泄,涩亦不虑其过滞,实为解热止血药也",《本草正义》则提出"地榆苦寒,为凉血之专剂"。先生在《张志远临证七十年日知录》中明确指出,地榆具有"生用凉血,炭化固涩"的特性。

贯众,苦微寒,虽然有清热解毒作用,但历代本草多记录其具有止血之功。如《滇南本草》言其可"止血";《本草纲目》则记载其能"治下血崩中""大治妇人血气";《本草正义》更进一步提出:"贯众,苦寒沉降之质,故主邪热而止血,并治血痢下血,甚有捷效。"先生在《张志远临证七十年日知录》亦明确指出"贯众止崩漏",可以收缩子宫平滑肌,对崩漏呈现较强的止血作用,应属于"固涩药"。在《张志远临证七十年医话录》中,先生特别强调:"贯众能促进子宫收缩,压迫血管窦,令其闭合,治子宫出血,加入对证方剂中15~30g,便可取得止血效果。然而给予子宫内膜增生的患者,仍易复发,若兼入活血祛瘀及制止增生之品,如山楂、红花、益母草,则收效良好。"

白头翁,味苦性寒,具有清热解毒、凉血止痢之效,《本草汇言》强调白头翁可"凉血,消瘀";《神农本草经疏》更详细分析其特点,认为白头翁"苦能下泄,辛能解散,寒能除热凉血……散热凉血行瘀之要药软"。

张志远先生认为,地榆、贯众、白头翁这三味药物在止血方面各有所长:地榆味酸,偏于收敛;贯众促进宫缩,侧重清热解毒;白头翁祛瘀生新,兼消积聚。三药相伍,不仅能清热泻火,尚有"涩以固脱"和祛瘀生新相辅相成、标本兼顾的特殊功能,临床用治血热妄行之崩漏,使血行"遇寒则凝"、火去"妄出自息"而获得治愈。关于这一角药的用量,先生特别要求,临床应根据患者与病情两者具体情况而酌定,一般用15~30g,最大量可用至50g,每日1剂,连服5剂;若出血停止,则减去一半用量,再服3~5剂以巩固疗效;之后改用四物汤配伍养肝益肾、调理冲任之品善后,以恢复月经周期。

张志远先生在临床上以地榆-贯众-白头翁三药为基础，与《古今医鉴》子芩丸（由子芩四两，当归二两组成）相配，各等分，水煎浓缩制成片剂，创制了新药"崩漏丹"，每次3~5g，日服2~3次；同时结合饮食疗法，每天以黑木耳15g佐餐，根据复发次数多少，连吃1~6个月，治疗血热妄行之崩漏均取得理想效果。

1991年5月，张志远先生在《新中医》发表了《三味妙药治崩漏》的文章，引起广大临床工作者关注。四川省仪陇县中医院周中立读者，给杂志社编辑部写信，评价先生三味妙药治崩漏的特点是"选药独特、剂量超大、炒用变生用"，实为"迅速止血"之良方。这既是来自基层临床一线的疗效反馈，也再次印证了先生运用地榆-贯众-白头翁配伍治疗崩漏的临床效验。

四、古方新用

张志远先生临床善用经方或古方治疗妇科病证，每获良效。

1. 少腹逐瘀汤　少腹逐瘀汤为《医林改错》五活血逐瘀汤之一，医月经色黯、延期，行经腹痛，下腹部有包块，排卵障碍，习惯性流产，对于慢性盆腔炎、输卵管不通导致的不孕症，亦有显著效用。

处方：当归9g，川芎6g，没药6g，赤芍6g，生蒲黄9g，炒五灵脂6g，延胡索3g，肉桂3g，炒小茴香2g，炒干姜2g，细辛3g，罗勒9g，菟丝子15g。水煎，分2次服，月经过后5日开始服用，至月经来潮停止，连服3~6个周期。通过行气、活血散瘀、温化下焦，消除炎症、积水，促进排卵。

先生在1957年诊一31岁女性，症见流产后5年未孕，妇科检查盆腔炎、输卵管索状、膨大积液，小腹坠胀，脉沉涩，给予少腹逐瘀汤，组成：炒小茴香2g，炮姜2g，延胡索9g，当归12g，川芎9g，没药9g，肉桂3g，赤芍6g，蒲黄9g，炒五灵脂6g，益母草9g，每日1剂，连服18天，症状缓解，输卵管通畅，积液已吸收。4个月后经水停潮，妊娠，翌年生一男婴。

2. 大黄䗪虫丸　《金匮要略》大黄䗪虫丸，可以调理羸瘦、肌肤甲错、两目黯黑、腹满不能食，俗名干血劳，由内、外损伤所致，可缓中补虚，通经活络，活血散瘀，能医多种气滞血瘀为患，同时炼蜜赋形，取黄酒送服以行药力。先生常将其用于月经后期、量少、闭经、痛经、子宫内膜异位症、慢性盆腔炎、颜面黄褐斑，面部色素沉积等的治疗，同时可内消癥瘕积聚，对于乳腺增生、子宫肌瘤、卵巢囊肿等亦有明显疗效。

张志远先生于1975年诊一少妇，诊为子宫内膜异位，每次月经来潮，小腹部剧痛，到经净7天开始缓解，下次再行发作。授以桂枝茯苓丸，效果不佳，改用大黄䗪虫丸，组成：大黄100g，蛀虫30g，黄芩30g，白芍40g，甘草30g，炒干漆15g，䗪虫15g，生地黄100g，水蛭50g，蛴螬25g，桃仁40g，杏仁40g，研粉，水泛成丸，经前2天服用，每次9g，日3服，连用15天，共3个周期，情况好转，已无痛感，基本痊愈。

先生还于1979年诊一子宫肌瘤患者，开始嘱其服用桂枝茯苓丸，50天后反馈未见肌瘤缩小。后给予大黄䗪虫丸，组成：桃仁120g，大黄50g，黄芩30g，杏仁120g，白芍80g，生地黄150g，干漆10g，蛀虫50g，水蛭50条，蛴螬30g，䗪虫40g，甘草30g，按法炮制，每次10g，日服4次，连续3个月，B超检查已逐渐消失，月经恢复正常。

3. 温经汤 《金匮要略》温经汤，组成：吴茱萸9g，当归6g，川芎6g，白芍6g，人参6g，桂枝6g，阿胶（烊化）6g，牡丹皮6g，半夏6g，麦冬6g，甘草6g，生姜5片，水煎，分2次服，每日1剂，1~3个月为一疗程，治疗不孕症。排卵障碍加细辛3g，小茴香2g，罗勒9g，沉香（冲服）2g；输卵管不通加丹参9g，红花9g，香附6g，益母草10g，炒没药3g，有较好疗效。

张志远先生在1982年诊一不孕患者，症见体形瘦弱，口干，腹痛，面色黧黑，月经准时下行，但婚后5年未孕，诊断为卵巢功能早衰、雌激素低、缺乏规律性排卵。先生辨证为阴虚、血亏、内寒，以温经汤加减，组成：吴茱萸12g，当归10g，麦冬12g，川芎10g，白芍10g，桂枝10g，阿胶（烊化）10g，人参6g，牡丹皮3g，半夏6g，甘草3g，生姜6片，水煎，分3次服，32剂停服，1年后生1男儿。

张志远先生在临证中，对于崩漏的治疗，多采用塞流、澄源、复旧的"三疗法"，其中复旧的重点是补养冲脉，补血、益气、养阴、固本为主要治法，常选用温经汤与归脾汤合方，收效甚佳。先生于1959年诊一功能失调性子宫出血患者，症见月经数月一至，来时如崩，持续15天，有明显贫血貌，已发生3次。医院诊断为脑垂体异常、卵巢激素改变、内分泌紊乱，遂求诊中医。先生以上两方相合，组成：人参6g，黄芪10g，酸枣仁10g，当归10g，龙眼肉10g，川芎6g，白芍10g，麦冬6g，阿胶（烊化）10g，牡丹皮6g，生地黄15g，生姜6片，大枣（掰开）10枚，水煎，分3次服，日1剂，连用4周，月事下行，量少，持续5日便止，此后未复发。

4. 当归四逆汤 《伤寒论》当归四逆汤，主治血亏流量减少，脉象沉细，按之似线，用于治疗冻疮、风湿性关节炎、血栓闭塞性脉管炎、女性痛经、月经延期量少等，收效亦佳。张志远先生于1955年诊一患者，继发性痛经，每月发作，症见腹中如绞，卧床不起，已有9个月，服用温经汤等效果不显。先生给予当归四逆汤，组成：当归20g，白芍20g，甘草20g，桂枝20g，吴茱萸15g，细辛10g，鸡血藤30g，大枣20枚（掰开），生姜15片，经前3日服用，每日1剂，连用3个周期，病情痊愈，未复发。

先生还以当归四逆汤重用桂枝，加紫石英、益母草、少量大黄，治疗慢性盆腔炎，认为本方可以消除输卵管肿胀、积液的阻塞，使精卵相遇、得到结合、形成胚胎，也是活血化瘀疗法的体现。先生于1957年诊一25岁少妇，婚后连生儿子均死亡，至今四载未孕，下腹部坠胀，月经按时来潮，量少，医院检查诊断卵巢早衰、双侧输卵管呈索状、壶腹处积水不通，久治效果不显，故求治中医。先生辨证属于任脉虚寒、血瘀下焦，处以当归四逆汤，组成：当归15g，桂枝30g，白芍10g，细辛6g，紫石英30g，益母草10g，通草6g，甘草6g，大黄1g，大枣（掰开）20枚。其中紫石英温养胞宫、益母草行水、细辛活络、大黄利结。每日1剂，水煎，分3次服，连用30天，病情迅速好转，不到4个月即已怀麟。

5. 调经常用方

（1）两地汤：两地汤出自《傅青主女科》，由生地黄（酒炒）、地骨皮、玄参、白芍（酒炒）、麦冬、阿胶组成，主治肾脏水亏火旺之月经先期量少之证。

清朝医家习用本方治疗血热崩漏，曾有歌诀云"两地参芍麦阿胶，妇人血崩啖后消"。张志远先生认为，此方适应于素有内热，或过食辛辣，或久处高温环境而感受热邪，或大怒伤肝、郁而化火，或突由寒冷地区迁至炎热地区，或误服温补肾阳、暖宫种子、辛香走窜之药，损伤冲任二脉而致的血热妄行、伤血耗阴之证，临床若加贯众、鸡冠花、地榆、黄芩等，则清热解毒、凉血止血效果更佳；对于骨蒸潮热者，还可配伍青蒿、牡丹皮等，以增强清热退蒸之力。是治疗血热妄行之月经先期、经量过多、功能失调性子宫出血、产后子宫感染、恶露不绝等病证的常用效方。

（2）佛手散：对于女性月经失调，或提前或延后，或缺乏时间规律之先后无定期者，可用佛手散：当归500g，川芎300g，研末水制成丸，每次7~10g，日3服，均能收效。

（3）四物汤：先生临床治疗女性血亏、冲脉虚损、月经延期、量少者，多以四物汤为基础，师法叶桂、薛雪、缪宜亭三家，加血肉有情之品，补养冲任，并增活化药物，收效甚好。自拟"十珍汤"：当归9g，川芎9g，白芍6g，熟地黄9g，人参9g，丹参9g，阿胶（烊化）9g，肉桂6g，红花6g，鹿胎膏（烊化）9g，每日1剂，水煎，分3次服，连用15~30天，配合食用羊肉、大枣、红糖、鸡汤等，效如桴鼓。

（4）胶艾汤：先生应用《金匮要略》胶艾汤治疗月经过多和非周期性出血，即无排卵型功能失调性子宫出血：生地黄15g，当归9g，白芍12g，川芎6g，艾叶9g，阿胶30g，每日1剂，水煎，分3次服。口苦心烦，加黄芩12g，黄连9g；血下不停加鸡冠花15g，仙鹤草15g，茜草6g；血色黯夹有血块者，加三七9g；流血过久服药无效者，加贯众20g，生地榆20g，白头翁30g，旱莲草20g，效果更好。

（5）黄土汤：《金匮要略》黄土汤，原医肠道、痔疮出血，经临床实践，发现其对女性月经过多、崩漏亦有治疗效果。寒热合方，以止血为主。方中白术健脾益气；阿胶养阴；附子虽大热纯阳，但与其他凉性药物配伍，又小量使用，恰可通导经脉，防止药物滋腻，同时与灶心土合用，制约其温通之力；灶心土守而不走，为止血固脱之上品。先生于1964年诊一功能失调性子宫出血患者，症见月经每次持续20天左右，3~4个月一来，非排卵性，服用胶艾汤、两地汤、芩连四物汤均无显效。先生予以黄土汤治疗：生地黄20g，黄芩15g，白术10g，炮附子6g，阿胶（烊化）20g，灶心土100g，甘草10g，水煎，每日分3次服用，连服1周，血停转安；药量减半，续服10天巩固，血止后3个月经血回潮，6日可止，未复发。

（6）下瘀血汤：先生应用《金匮要略》下瘀血汤合佛手散，治疗女性经闭或延期而至，量少，瘀血内停者（贫血所致者忌服），通过调治冲脉，活血、化瘀为主，收益甚佳。一般服用15~45天，方中大黄攻坚，1~3g，以不催动大便为度；䗪虫通利冲脉，解凝血海，6~10g即可，多则伤正；二药配伍，增强破血利经之效。先生于1982年诊一患者，症见经闭二年，既往来潮量多，怀疑脑垂体萎缩、卵巢早衰，求诊中医。患者形貌魁硕，状如男子，身上密布汗毛，舌红边紫，脉弦滑，予以下瘀血汤合佛手散治疗：大黄2g，䗪虫10g，桃仁10g，当归10g，川芎10g，桂枝10g，皂角刺6g，黄酒30ml，水煎，分3次服。初服大便偏溏，7剂转向正常；共30余剂，月事下行，1天而止。后量减半，持续服用2个周期，再次来潮，流血4天。从此1~2月一至，翌年生了男儿。

（7）黄连阿胶鸡子黄汤：张志远先生用黄连阿胶鸡子黄汤治疗崩漏，标本兼顾，壮水息热，制约阳光，方中黄连10~15g，阿胶15~20g，黄芩与黄连等量，效果显著。先生于1975年诊一患者，症见月经数月不潮，来时血下不止，医院诊断为功能失调性子宫出血，病史年余，身体虚弱，口唇淡白，面色无华，予以黄连阿胶鸡子黄汤加减：黄连15g，阿胶（烊化）30g，黄芩15g，白芍10g，鸡子黄2枚（冲服），人参10g，每日1剂，服用7天，出血停止，尔后继用，药到病除。

（8）白头翁汤:《金匮要略》白头翁汤，原治肠道痢疾，张志远先生用其治疗女性崩漏，清热凉血兼以收敛，或加阿胶、甘草，即白头翁加甘草阿胶汤，效果立竿见影。先生于1968年诊一患者，症见月经数月不至，来潮30天不停，属功能失调性子宫出血，病史2年，屡治无效。予以白头翁汤加味：白头翁45g，黄连15g，秦皮10g，黄柏10g，水煎，分3次服，每日1剂，服用3天出血便止；继服当归、生地黄、地榆、牡丹皮、艾叶、龟板、紫石英等，改善内分泌功能，月经周期恢复，经量转安。

6. 带下病常用方

（1）易黄汤：张志远先生认为，本方为妇科专用处方，医湿热下注，腰痛腿酸，白、黄带下，味臭，或夹有血性物；对阴道炎、宫颈柱状上皮异位都能应用。如有血性物，加鸡冠花15g，小蓟30g，亦可加入清热解毒之品如蒲公英、败酱草、紫花地丁等；外阴瘙痒合消炎净（由苦参50g，蛇床子50g，百部50g，川椒30g，硼砂30g，白矾30g，大枫子15g，狼毒10g组成，水煮）坐浴，对滴虫、真菌感染也有较好疗效。先生于1959年诊一40岁女性患者，宫颈炎Ⅲ级，白带如注，夹有血丝，久治不愈，怕转恶变来诊，给予易黄汤治疗：炒山药30g，炒芡实30g，炒黄柏10g，白果15g，车前子6g，每日1剂，分3次用，连服10天，已获效果。又服20剂，带下正常，复查告知炎症解除。

（2）完带汤：张志远先生认为《傅青主女科》之完带汤，凡嗜食生冷、活动过度、生育过多，脾阳损伤，气虚下陷，水液失于运化，不能敷布四旁或下输膀胱，致湿邪为患，流于下焦之白带增多，如西医之功能性白带、宫颈柱状上皮异位、青春期雌激素水平过高，或口服避孕药等所致之大量水样白带，均可治之。先生认为，方中白芍一则滋阴以泻肝阳，二则柔肝以防乘脾；柴胡亦具二用，一为疏肝解郁以散郁火，二为升阳除湿；荆芥穗炒炭更有妙理，升阳除湿，又不郁火，且可预防邪入血分而致赤带之变。

（3）薏苡附子败酱散：张志远先生学习伤寒家刘冠云先生将《金匮要略》薏苡附子败酱散用治妇科疾病的经验，在原方基础上，配伍苍术、白果、芡实；湿热色黄者，加黄连、黄柏、海金沙；有血性物加小蓟、三七、鸡冠花；量多频下不止，通利水道加茯苓、白术、泽泻等，治疗阴道炎、宫颈炎、盆腔炎等分泌物过多，带下如注者，一般不用龙骨、牡蛎等固涩药物，亦能取得理想疗效。使用时，先生强调方中薏苡仁、败酱草用量宜大，且等份配伍；附子药性辛热，宜小量使用。先生于1981年诊一女性，症见感觉腰酸，带下如注，黄白夹杂，偶见血丝，气味恶浊，医院诊断为宫颈Ⅲ度糜烂，有转癌危险，主张手术切除。患者恐惧万分，要求中药施治，先生处以此方：薏苡仁60g，败酱草30g，炮附子

6g，白果20g，每日1剂，水煎，分3次服，连用10天，情况好转，药量减去一半，继续服用，共30剂，病即痊愈。

（4）当归芍药散：张志远先生将《金匮要略》当归芍药散活用治疗妇科上行感染白、黄、赤带下，阴道炎、盆腔炎、宫颈Ⅲ度糜烂，皆宜内服。不加清热、解毒、抑菌药物亦可获效。以白术、泽泻利水为主，加大量银杏、黄柏、鸡冠花祛湿止带以治标，当归、川芎、白芍护阴补血以治本，扶正祛邪兼顾。先生1965年诊一患者，阴道溢出白带夹有血丝，腰痛，乏力，精神不振，阴道瘙痒，检查显示阴道炎、宫颈Ⅲ度糜烂，内阴反复感染，建议手术治疗。患者要求用中药保守治疗，先生处以当归芍药散加减：当归10g，白芍10g，川芎10g，白术20g，茯苓30g，银杏20g，黄柏10g，鸡冠花15g，泽泻15g，每日1剂，连服15天，带下大减，药量减半，继续服用，6周而愈。

7. 流产及产后常用方

（1）寿胎丸：张志远先生认为，张锡纯之寿胎丸（续断，阿胶，菟丝子，桑寄生组成）适用于先天不足、身体虚弱、卵巢功能低下、子宫内膜发育不良、孕激素分泌过少，叶酸、维生素E缺乏，或久病伤损冲任二脉，不能保护胎元者。对于先兆流产、习惯性流产，除母子血型不合者外，从怀孕开始皆可应用。若加黄芪、白术升补脾气，小量黄芩清热凉血，苎麻根、南瓜蒂固摄胚基，效果尤佳。先生也常将寿胎丸与泰山磐石散合方，名"保胎汤"：人参6g，白术6g，当归6g，川芎6g，熟地黄6g，白芍6g，菟丝子6g，续断6g，黄芩6g，砂仁6g，黄芪6g，炒杜仲6g，桑寄生6g，甘草3g，糯米30g，苎麻根6g。水煎，分3次服，连用7~12剂，习惯性流产者于流产前10天开始，须连服18剂以上，方可取得理想效果。

（2）黄芪建中汤：张志远先生临床用黄芪建中汤治疗女性产后少腹拘急、痛引肩背者，还可酌加当归，名归芪建中汤。先生于1971年诊一患者，症见产后头昏乏力，记忆力下降，常觉腹内不适，呈拘急感，敷热水袋则舒服，医院诊断为产后神经衰弱、抑郁症。先生给予黄芪建中汤：黄芪15g，白芍15g，桂枝10g，甘草9g，大枣5枚，饴糖30ml，每日1剂，连用5天，功效不显，遂将黄芪增至20g，桂枝15g，大枣10枚，饴糖60ml，又服10剂，症状日减，精神振作，将用量减半，再服8剂以巩固之。

（3）生化汤：张志远先生认为，生化汤为女性产后清宫方，能增强子宫回缩，压迫血管窦，使恶露下行，解决产后腹痛，预防产褥感染，还能促进乳腺分泌，使乳汁转多。祛瘀生新加山楂、益母草；乳汁不下加穿山甲珠、王不留行。产后服用3~5剂，有益无损。先生在1957年诊一产妇，症见产后5天恶露已停，易汗出，无食欲，小腹部疼痛，按之加剧，乳汁分泌甚少，脉弦。先生处以生化汤：当归21g，川芎9g，桃仁9g，炮姜2g，甘草2g，黄酒30ml，加山楂9g、王不留行21g，每日1剂，连服5天，产后腹痛大减，红色恶露又下，乳汁较前量多，又继服6剂，症状消失。

8. 更年期综合征常用方

（1）加减正气天香散：先生认为，女性更年期综合征表现为气郁不舒，胸胁胀痛，睡中易梦，食欲不佳，月经失调，感觉悲伤，阵发性出汗，可以用正气天香散加减：香附20g，乌药9g，苏叶6g，陈皮6g，干姜3g，水煎，分2次服，连用7~10剂，均能收效。在此基础上，又加入白芍9g，柴胡9g，甘草3g，浮小麦60g，增加疏肝、缓急、酸凉药品，调理自主神经功能紊乱，可进一步提高治疗效果。

（2）小柴胡汤：张志远先生认为，小柴胡汤可以调理更年期综合征，应用时柴胡用至20g，对于自主神经功能紊乱所致的汗出过多并无大碍；若恐伤阴，引起肝胆火旺，可增加黄芩、白芍用量，配伍浮小麦30~60g，以缓此弊。先生于1990年诊一40岁女性，性格内向，不愿与人接触，好疑，烦躁，易惹，阵发性出汗，合眼即梦，厌食，大便二三日一行。因伴有寒热交替，口苦，咽干，类似少阳之证，即给予小柴胡汤加减：柴胡15g，党参6g，半夏10g，黄芩15g，白芍15g，浮小麦30g，甘草6g，生姜6片，大枣（掰开）10枚。每日1剂，连服5天，已见效果；继服2周，症状递减；善后改量，又服10剂，反馈痊安。

（3）炙甘草汤：张志远先生认为，《伤寒论》炙甘草汤、小建中汤、桂枝人参汤被誉为"健身三元"，而炙甘草汤大益气血，阴阳双补，可用于更年期综合征的治疗。先生于1956年诊一更年期患者，身形羸弱，月经已断，夜间盗汗，心慌无主，脉象虚数，体重下降10余斤，自感悲伤痛苦不已。先生给予炙甘草汤治疗：党参10g，生地黄15g，桂枝10g，炙甘草10g，阿胶（烊化）10g，麦冬10g，火麻仁6g，生姜6片，大枣（掰开）15枚，每日1剂，水煎，分3次服，10天转佳，连服4周，病情解除。

9. 妇科杂症常用方

（1）甘麦大枣汤：先生认为，甘麦大枣汤的适应证为言行失常，或无故悲伤，或喜怒不节；心烦不得眠，或恍惚多梦，或坐卧不安，或身如蚁行感；汗多口干，不思饮食，大便秘结，常数日不更衣；怕声光，畏与人言，喜独居暗室；腹诊可见右腹直肌挛急，或右胁下脐旁拘急有结块。

（2）桃核承气汤：张志远先生将《伤寒论》桃核承气汤用于治疗急性盆腔炎

和月经后期、量少、腹痛难下、大便秘结等证，处方用量一般是桃仁9g，桂枝9g，大黄9g，元明粉6g，甘草6g。每日1剂，水煎，分3次服。先生在1979年诊一女性患者，低热，少腹部坠胀，疼痛，诊为急性盆腔积液，处以上方加蒲公英30g，制没药9g，制乳香9g，紫花地丁30g，连用6天，病情锐减，改为2日1剂，又服5剂，转愈。

（3）桂枝茯苓丸：先生认为，《金匮要略》桂枝茯苓丸活血化瘀，虽治疗子宫肌瘤有效，但单独使用本方疗程较长，若将桂枝改为肉桂，再配伍其他药物，即可解决这一问题。处方：肉桂200g，桃仁100g，白芍100g，茯苓100g，牡丹皮100g，三棱100g，莪术100g，丹参100g，红花50g，鳖甲50g，制乳香50g，制没药50g，大黄10g，研末，水泛为丸，每次10g，日3服，60天复查一次，半年停药，大都有效。本方也可给予子宫内膜增生、月经淋漓不止即血失故道之病，能促使内膜脱落，恢复正常来潮。

（4）四逆散：张志远先生认为，《伤寒论》四逆散具有升、降、出、入四个功能，对于多种郁结性疾患，凡气不畅通，以开为主，皆可运用。处方时应注意柴胡用大量，枳壳、白芍相辅次之，还可加入香附、王不留行，畅利气机。先生1977年诊一女性，每次月经来潮前二三天乳房胀痛，按之有结节，双侧均然，严重影响工作，月经之后疼痛转轻，块状物并不消失，医院诊为乳腺小叶增生、纤维瘤，建议手术。患者遂求诊中医，先生以四逆散加减：柴胡18g，枳壳15g，白芍15g，甘草10g，香附15g，王不留行30g，水煎，分三次服，连服10剂，病情解除；嘱其减量，继服32剂，未复发，彻底治愈。

五、使用注意

1. **煎煮方法**　在《张志远临证七十年精华录》中，张志远先生明确提出，当归、川芎在妇科治疗方面双向调节作用的发挥与其煎煮方法有关：水煎不盖锅口，时间稍长，可兴奋子宫，促进收缩，制止出血；反之，煎煮时间过短，其挥发油存在，则会抑制子宫收缩，无止血之效。因此，先生指出，用当归、川芎调理女性出血疾患时，要敞开锅盖，延长煎煮时间，这样可以加强止血效果。如临床治疗子宫内膜增生、子宫黏膜下肿瘤、产后恶露不绝等病证，在给予四物汤加味时，均要注意不盖锅盖、水煎半小时以上，治疗效果更好。

2. **不良反应**　在常用药物的不良反应方面，张志远先生也有明确的证候禁忌。比如古人有"十医九归"之说，但先生认为，甜瓜苦蒂，物无全美，当归在临床使用时也存在着缺点和不足，例如，当归味甘辛性温，不适用于血虚有热之证，如确需使用时应与生地黄、白薇、牡丹皮等寒凉之品配伍，以监制其温性；因当归兼有润肠之力，故脾胃虚弱、大便溏泄者不可盲投；感染性热性病在高热阶段，也不宜应用当归治疗；因当归气雄味辛，具有较强的走窜之性，习惯性流产、先兆流产者不宜大量服用。

3. 调节情志和饮食 在治疗不孕时，情志和饮食是两个很容易被忽略的因素。然而先生认为这两个因素也是影响受孕的关键。现代研究证明，情志因素也可以影响生殖功能，如精神紧张、思虑过多、惊吓过度或情绪抑郁都可能导致气血运行不畅，月经失调，这些情志因素都可导致无法受精成孕。因此，想要怀孕的女性应首先调节好情志，避免过度紧张和惊吓，少思虑，平时放宽心态，保持心情舒畅。其次，在饮食上也应避免偏嗜，防止过食膏粱厚味而造成痰湿内生。《傅青主女科·肥胖不孕》："肥胖之妇，内肉必满，遮隔子宫，不能受精。"此外，备孕的女性也应注意一些特殊食物对怀孕的不利影响，例如胡萝卜中含有大量的胡萝卜素，长期食用会影响女性卵巢的排卵功能；酒精中的乙醇会让女性发生闭经或排卵功能障碍，也会影响男性睾丸发育和雄性激素分泌；咖啡或茶等含咖啡因的饮料，会使女性体内雌、孕激素的比例失调，从而间接抑制受精卵在子宫内的着床和发育。此外，备孕的女性应多吃蔬菜水果等维生素含量高的食物，适当补充蛋白质和人体所需的叶酸和各种微量元素，保证摄入足够的营养。

主要参考文献

[1] 朱心红，陈素云，高天明．小续命汤与脑卒中——小续命汤之文献研究《千金要方》[J]．第一军医大学学报，2002，22（6）：564-565．

[2] 郑国庆．耳科玄府说及加味通气散开通玄府的微循环机制——张志远学术经验系列（一）[J]．中医药学刊，2006，24（1）：18-20．

[3] 郑国庆，黄汉津．中风病开通玄府法的理论、治则治法与方药——张志远学术经验系列（六）[J]．中医药学刊，2007，25（1）：20-22．

[4] 郑国庆．张志远临证七十年碎金录[M]．北京：人民卫生出版社，2009．

[5] 张志远．张志远临证七十年医话录[M]．北京：人民卫生出版社，2013．

[6] 张志远．张志远临证七十年日知录[M]．北京：人民卫生出版社，2016．

[7] 张志远．张志远临证七十年精华录·上册[M]．北京：人民卫生出版社，2017．

[8] 张志远．张志远临证七十年精华录·下册[M]．北京：人民卫生出版社，

2017.

［9］刘桂荣，闫兆君．山东中医药大学九大名医经验录系列——张志远［M］．北京：中国医药科技出版社，2018．

［10］王欣．山东中医药大学创校元老方药经验访谈录［M］．北京：中国医药科技出版社，2018．

［11］郑国庆．张志远教授应用大剂量黄芪经验［J］．辽宁中医杂志，1995，10（22）：443-444．

［12］李惠红．小剂量黄芪升血压，大剂量黄芪降血压［J］．中国中医药杂志，2004，2（5）：272-273．

［13］董野，鞠宝兆，郭晓东．论《金匮要略》皮水［J］．辽宁中医杂志，2013，11（9）：4．

［14］石昆，王群，郑婧，等．名老中医张志远巧用黄芪经验［J］．中国民族民间医药，2015，24（18）：44-45．

［15］李玉清，刘金洁，张成博．张志远谈术传之秘［J］．中华中医药杂志，2016，9（31）：3595-3597．

［16］沈英森，李恩庆，刘正才．叶天士临证指南医案发挥［M］．广州：暨南大学出版社，2006．

［17］李明轩，岳娜，孙辉．张志远运用小柴胡汤经验［J］．山东中医药大学学报，2016，40（1）：54-55．

［18］孙君艺，潘琳琳，金坤，等．国医大师张志远巧用柴胡配伍经验［J］．中华中医药杂志，2019，34（8）：3520-3522．

［19］李玉清，刘金洁．国医大师张志远应用柴胡之经验［J］．中华中医药杂志，2019，34（11）：5172-5174．

［20］李崧，刘桂荣，高文勇．张志远应用柴胡经验［J］．中医杂志，2021，62（5）：386-389．

［21］刘桂荣．张志远成才之路［J］．中医文献杂志，1996（3）：39-41．

［22］刘桂芳．张志远儿科临床应用平胃散心得［J］．江西中医药，1991，22（2）：17-18．

［23］王润春，王振，潘琳琳，等．张志远治疗妇女更年期综合征经验［J］．山东中医药大学学报，2016，40（5）：451-452．

［24］潘琳琳，王润春，孙辉，等．张志远辨治不孕症的临床经验——附验案四则［J］．辽宁中医杂志，2016，43（11）：2390-2392．

［25］李崧，刘桂荣．张志远教授辨治妇科杂病经验拾萃［J］．时珍国医国药，

2017，28（12）：2994-2295.

［26］李崧，刘桂荣. 国医大师张志远辨治月经病经验举隅［J］. 辽宁中医杂志，2018，45（4）：691-693.

（王欣、姚瑞元整理，刘桂荣审阅）

张珍玉先生

理法方药经验

张珍玉
生平简介

　　张珍玉先生（1920—2005），别号虚静。全国著名中医理论家、临床家，山东中医药大学终身教授，博士生导师，第三批全国老中医药专家学术经验继承工作指导老师、"十五"国家科技攻关计划项目"名老中医学术思想、经验传承研究"入选专家之一，全国名老中医药专家传承工作室建设项目专家。

　　张珍玉先生1920年11月出生于山东省平度县（现平度市）中医世家，幼承家训，耳濡目染，潜移默化。16岁随父习医，在父亲指导下，始学浅显易懂的《医学三字经》《药性赋》《汤头歌诀》及《濒湖脉学》之类，继而攻读言辞古奥难解的经典著作，如《黄帝内经》《难经》《伤寒论》以及《金匮要略》等。得益于严父言传身教，先生很快就有了扎实的理论功底，学习也开始向更广更深层次发展，即涉猎历代医家名著：《本草备要》《神农本草经疏》《景岳全书》《医宗必读》及金元四家之著述乃至《西溪书屋夜话录》《医林改错》皆有研究，其中的妙文佳句均可脱口而出。先生于20世纪40年代始独立行医，50年代成为当地家喻户晓的名医。1952年青岛市中医学校成立，先生作为优秀青年中医首批被安排进修。1956年山东省中医进修学校成立，又作为师资培养对象首批被推荐入学。1958年作为高水平师资培养对象被选派赴南京参加卫生部主办的中医教学研究班深造，1959年先生以优异成绩被选入山东省唯一的中医高等学府—山东中医学院任教，成为山东中医学院中医基础理论学科创始人和奠基者。

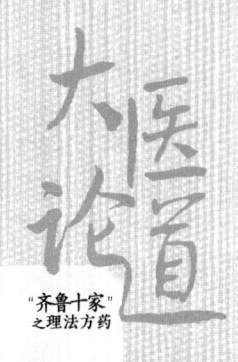

先生学医之始就严格要求自己谨守古训"胆欲大而心欲小，智欲圆而行欲方"，立足于巨圣臂膀，不畏"三折肱"，立誓做良医。《大医精诚》常记心中，鞭策自己言与行。先生坦言："昔为做大医，今要为人民。光有为人民服务的思想，没有为人民服务的本领不行；有本领没有为人民服务的心也不行，要多读书常背诵自有诊治方法在其中。"先生倾毕生精力，为百姓解救病痛，不问贫富贵贱，业医甲子，活人无数，凡危重急症，每获奇效，深受同仁和广大患者的尊敬与崇拜。

先生从事高等中医药教育近半世纪，教书育人，学富五车，造诣极深，成就卓著，是全国中医基础理论学科的奠基者和理论发展的开拓者之一。在张珍玉先生的带领下，经过中医基础理论学科几代人的共同努力，山东中医药大学中医基础理论重点学科被批准为教育部重点学科、国家中医药管理局重点学科、山东省重点学科，为中医药事业的发展培养了一大批优秀高层次人才，享誉海内外，桃李遍天下。

先生多次主持自编教材，参加全国统编教材的撰写，编著、出版高校教材和学术著作20多部，发表学术论文百余篇，主持指导完成及获奖多项省部级科研课题。先后荣获"全国优秀教师""中华中医药学会成就奖""山东省科技兴鲁先进工作者""山东省卫生系统先进工作者""山东省有突出贡献的名老中医药专家""山东省名中医药专家"等荣誉称号。

悟脾胃学说精髓，完善大脾胃思想

张珍玉先生自幼熟读《黄帝内经》《难经》《伤寒杂病论》《脾胃论》和《景岳全书》等著作，创造性地将脾胃学说运用于临床内、外、妇、儿各科，强调无论外感、内伤当处处顾护脾胃。在前人论述基础上，结合山东地区四季分明、冬夏较长的气候特点，在临床实践中既重视脾阳，也重视胃阴，得其偏而成其全，进一步完善了脾胃分治理论体系，创立大脾胃概念。

一、"脾胃分治"理论及"大脾胃"概念的提出

中医脾胃理论根源于《黄帝内经》。《素问·灵兰秘典论》曰"脾胃者，仓廪之官，五味出焉"，提出脾胃的主要生理功能是运化腐熟水谷。《素问·经脉别论》"食气入胃，散精于肝，淫气于筋。食气入胃，浊气归心，淫精于脉……饮入于胃，游溢精气，上输于脾……"描述了饮食物进入胃腑后所化生的水谷精微在全身的输布过程，这一过程离不开脾胃相辅相成的作用。《素问·太阴阳明论》专篇阐述脾胃理论，生理上有"太阴阳明为表里，脾胃脉也""阴阳异位，更虚更实，更逆更从""阳道实，阴道虚""四肢皆禀气于胃，而不得至经，必因于脾，乃得禀也""脾脏者常著胃土之精也""脾与胃以膜相连"等论述，明确了脾主升清，为胃行其津液，以升健为宜；胃主受纳水谷，以通降为顺。脾胃一脏一腑，一阴一阳，一升一降，互为表里的理论。病理上脾胃受病：阳受病，则见"身热，不时卧，上为喘呼"；阴受病，则见"䐜满闭塞，下为飧泄，久则肠澼""脾病则四肢不用"等。张仲景《金匮要略·脏腑经络先后病脉证》亦有"四季脾旺不受邪"的观点，认为只有脾胃之气充足，才能提高机体抵御外邪的能力，反之则百病丛生，奠定了脾胃学说的临床实践基础，不仅开后世脾胃分治先河，而且治疗中重视对脾胃的顾护，力求中病即止，以免药过伤正。后世医家

结合自身临床经验不断发展和完善了这一思想。

金元时期，李东垣提出"百病皆由脾胃衰而生也"的重要观点，认为脾胃是元气之本、升降之枢，欲实元气，当调脾胃。临证重视升脾阳，创制了"甘温除热"和"升阳散火"的治法及方药。张介宾强调脾胃与诸脏腑之间生理上相互依赖、病理上相互影响的整体关系。李中梓则对脾胃学说有所发挥，明确提出"后天之本在脾，脾为中宫之土，土为万物之母"的观点。清初傅山治疗妇科病，重视以后天养先天，治后天以调先天，在治疗妇科病时注意健脾对疏肝益肾的协同作用。王旭高以肝病论治名于世，从肝论治脾胃病证，为后人称道。明清时期的医家注意到李杲之说的不足，开创了甘寒养阴、柔润悦脾的治法，叶天士由此发展形成了胃阴学说，主张脾胃分治，指出"脾宜升则健，胃宜降则和"。强调治温病当保胃气、存津液，以甘平、甘凉之法滋养胃阴，体现了对胃阴的重视。

张珍玉先生精研中医理论，继承和发扬《黄帝内经》重视脾胃的学术思想，深入研究李杲、叶天士等古代医家的学术观点，结合自己多年临床经验，明确提出"脾胃分治"理论。张珍玉先生指出：脾胃虽同为后天，但两者生理病理特点有别，在治疗上，亦应当区别对待。治脾胃病总以甘味为主，其中辛甘入脾，辛苦入胃；治脾当升，治胃宜降，脾胃同治，各有侧重。

张珍玉先生认为，传统"补土派"理论，强调脏腑间相互影响，重视脾胃和肺、肾的关系，而对脾胃和心、肝的相互影响则略而不详，需要进一步细化。除此之外，传统"补土派"学术思想在脾胃气机升降理论方面，重视脾生长与升发，而忽略胃气降浊理论，所以张珍玉先生提出要深化和完善传统"补土派"学术思想。先生继承《黄帝内经》及李杲《脾胃论》等传统"补土派"理论精髓，并结合自己几十年调治脾胃病证的丰富临床经验，注重发展创新，提出中医"大脾胃"概念，对临床治疗脾胃病具有重要指导意义。在用药规律上，突出扶脾、护脾的学术观点，成为齐鲁补土流派代表。

二、临床外感、内伤疾病辨治特色

张珍玉先生强调：人体固有抗病、愈病能力，是脏腑气血功能活动的综合体现。气血源于先天，养于后天，脾胃化生水谷精微是其发挥作用的物质基础。药食入口，依赖脾胃纳化输转，升降斡旋，上至心肺，下达肝肾。脾胃受损，不仅化源不足，抗病、愈病能力低下，而且中土闭塞，药物难达病所，所以古人有"胃气一败，百药难使"之箴言。张珍玉先生认为李东垣脾胃论重视脾升发，而忽略胃气降浊，并结合清代名医叶天士学术思想，提出"脾胃分治"，创"养胃阴法"，以弥补李东垣升脾有余而降胃不足之缺憾。临证中，先生创造性地将脾胃学说运用于临床内、外、妇、儿各科，强调无论外感、内伤处处顾护脾胃。

例如，对于外感疾病，先生认为：今人体质偏阳热，外感以风热居多，治宜清宣、清解，但热邪最易伤阴，故热甚可加芦根以清热生津、保护胃阴；若口渴、便干、舌红绛，当合生地黄、知母清热滋阴以保胃气；热病后期，余热不退，可仿竹叶石膏汤，益气生津，和胃护中。对于脾胃素弱，反复感邪者，应于表邪已解之际，用人参或白术和中补虚，增强体质。

治疗内伤疾病方面，张珍玉先生处方必用砂仁，目的是醒脾和中，温运脾阳，使升降枢机运转自如，达药于病所。又例如内伤病见虚证或虚实夹杂之证，无论病在何脏，补虚不可忽视中焦化源，先生临证养心以当归、丹参、远志等合人参、茯苓；益肾用六味地黄配人参、白术；补肺依据培土生金而立方；肝病见木亢乘土或木不疏土，治疗以疏肝理气与健脾和胃并投。

三、方药运用经验

张珍玉先生脾胃分治思想源于理论传承，更是基于临床，同时密切结合脾胃的生理病理特点及药物四气五味理论进行阐述，用药经验如下：

1. 补脾养胃，甘味为主 甘味属土，为脾胃所主，甘味药既能入脾，又能入胃，这是脾胃用药相同之处。其中，甘温热药，补气助阳，脾胃气虚者宜用之；甘寒凉药，养阴清热，脾胃阴虚者宜之；甘淡药补脾渗湿，脾虚湿困者宜之。脾为湿土，喜燥而恶湿，其气主升，因此，脾病多湿而其气易陷，治当宜甘温（热）、甘淡之品，以达补脾益气，以助脾升，温燥渗湿以利脾运之目的。胃为燥土，喜润恶燥，其气主降，胃病多燥而其气易逆，治胃当宜甘寒（凉）之品，清燥润通以助胃降。

2. 辛甘入脾，辛苦入胃 辛与甘相合，辛甘发散为阳，故辛甘相合则主升、主动故入脾；辛与苦相得，辛苦通降为阴，故辛苦相合主降、主通故入胃。辛甘之药多温燥，有补脾益气、升阳举陷之功。辛甘有辛温甘温之不同，甘温气味皆属阳，甘能补脾，温则益气，具补脾益气之功效，药如人参、黄芪、白术、山药、甘草等，方如四君子汤、参苓白术散、保元汤等；辛温气厚者，有温阳散寒之功，如附子、干姜、肉桂之类；味辛气薄者，有升阳举陷之功，如升麻、柴胡、葛根等。辛苦之品，能通降胃气，胃病燥热用辛苦性寒，如石膏、大黄、枳实等；辛苦性温能燥湿化浊、降气，如苍术、陈皮、半夏、厚朴等。若脾胃俱病则根据先后主次相兼而治，处方用药依上法可获良效。

3. **治脾当升，治胃宜降** 脾病气虚不升，甚则下陷之证，治当用温升，其用药当以甘辛性温之品为主，方如四君子汤、补中益气汤等。胃病多见燥热邪实和气机不降之证，治胃宜用通降。所谓通降，并非专指攻逐泻下而言。如治疗阳明腑实证，用苦寒通降之三承气汤；饮食积滞，用消导通降之枳实导滞丸；湿浊阻胃，用燥湿通降之平胃散。其他如降逆止呕之旋覆代赭汤，行气通滞之木香槟榔丸，涤饮通降之小半夏汤等方中皆以通降胃气之药为主。

先生强调，由于脾胃升降相因，配合完成人体饮食物的消化吸收，因此，治胃用通降时，亦需佐以升脾。胃失通降，常与脾不运化、积湿生浊有关。如枳实导滞丸，在消导通降方药中酌加健脾之品，一方面可助脾之运化，促使积滞排出；另一方面可防止消导通降太过而损伤脾气，有预防矫枉过正之弊。而单纯降胃之剂，多因病情需要，非急速下达不能解患者之危，但中病即止，不可过剂，过则易致脾气不升而泄泻。

张珍玉先生的脾胃分治论在治疗胃脘痛、泄泻、腹胀、便秘等病证中有重要的临床应用价值。

【验案举隅】

患女，61岁，因胃脘胀痛月余，于1996年5月13日求治。患者平素性急，复因用药不慎即与人争吵，致胃脘胀痛不已，服用中西药，罔效。胃镜检查示：浅表性胃炎。刻诊：胃中灼热，攻胀疼痛，连及后背，生气及饮食后加剧，伴口干泛酸，纳呆食少，形瘦体倦，心烦易怒，舌红、苔薄黄干，脉弦细数。辨证：肝气犯胃，肝胃郁热。治法：疏肝理气，清热和胃。

处方：生白芍9g，柴胡6g，川芎9g，炒枳壳6g，人参10g，炒白术9g，青竹茹6g，炒栀子6g，炒川黄连6g，淡吴茱萸4g，炒川楝子6g，砂仁6g，甘草3g。

水煎服6剂后，泛酸止，胃痛大减，唯大便质稀，晨起即泻。原方去炒川黄连、淡吴茱萸、青竹茹、炒栀子，加川厚朴、炒山药、沉香。

继服6剂，胃脘疼痛消失，大便自调，身觉有力，纳食正常，至今未复发。

按：患者因情志刺激，肝失疏泄，加之用药伤胃，肝旺胃弱，肝气犯胃，胃腑气滞而致诸症。《素问·六元正纪大论》言"木郁之发……民病胃脘当心而痛"，张珍玉先生认为肝失疏泄是胃脘痛气滞基本病机的根本。治以抑木为主，扶土为辅，以柴胡疏肝散疏肝理气，和胃除胀，加左金丸、竹茹、栀子清热和胃，佐以人参、炒白术、砂仁益气和胃、扶土抑木，川楝子行气止痛，共成疏肝清胃、理气止痛之功。

厥阴风木五脏贼，
诸病皆可从肝治

张珍玉先生重视肝藏象理论，认为深入研究历代医家有关肝藏象学说，深化中医学脏腑理论，指导临床实践的具体应用具有重要意义。张珍玉先生强调：当今社会，由于激烈竞争、人们生活压力大、精神紧张、心理障碍以及人际关系不和等因素而罹患疾病日渐增多。先生敏锐地观察到了这一临床现状，并于20世纪80年代深入研究中医内伤情志致病理论和肝主疏泄调畅情志的肝藏象理论，并结合大量的临床实践提出"诸病皆可从肝治"的理论。先生强调：五脏六腑，肝最为要，内伤杂病，肝病首当其冲。

一、丰富"肝主疏泄"理论，提出"疏肝""舒肝"不同治法

疏泄是肝的主要生理功能之一。《说文解字》释"疏，通也"；"泄，水受九江博安洵波而入"。《素问·五常政大论》言："发生之纪，是谓启陈。土疏泄，苍气达，阳和布化，阴气乃随。"首次提出木性宣达，具有舒荣万物，疏通土体的作用，意即"土得木则达"。朱丹溪首次提出肝主疏泄，《格致余论·阳有余阴不足论》中言："主闭藏者肾也，司疏泄者肝也。二脏皆有相火，而其系上属于心。心，君火也，为物所感则易动，心动则相火亦动，动则精自走，相火翕然而起，虽不交会亦暗流而疏泄也。"指出的是肝具有疏泄作用，属狭义之疏泄。后经诸医家的临床实践，促进了肝主疏泄理论的发展。尤其到了明清时代，疏泄理论扩及气、津液等，使之具有广泛意义。明末医家喻嘉言则将"肝司疏泄"称为"肝喜疏泄"。清代张隐庵则提出了"肝主疏泄水液"论点。林佩琴言："肝体阴用阳，具刚柔曲直之性，能斡旋敷布一身之阴阳气血。"唐宗海《血证论·脏腑病机论》言："肝属木，木气冲和条达，不致郁遏，则血脉得畅。"民国张锡纯则

较为明确地将肝主疏泄理论应用在疏泄气机方面，使"肝主疏泄"的理论内涵更为丰富。

张珍玉先生强调：肝主疏泄，是脏腑生理功能发挥的内在推动力，五脏六腑中肝最为重要。人体男精女血之藏泄、情志之畅达、气机之协调、血与津液之输布运行以及饮食物之消化吸收，皆赖肝之疏泄、条达。足厥阴肝经起于足大趾端，循股阴，入毛中，环阴器，抵小腹，挟胃，属肝络胆，注肺中，上布两胁，连目系，上出额，与督脉会于巅，与诸多脏腑器官相联属。若肝失疏泄，气机不畅，不仅导致肝经所过部位胀满疼痛，而且气滞日久，影响精、血、津液的输布运行，则致血瘀、痰阻，进而导致癥瘕积聚、乳房肿块、月经不调、阳痿不举等病症。肝主疏泄，条达气机，能协调脾胃气机升降，促进脾胃对饮食水谷的消化和吸收。此外，心肝之血互养，肝肾精血互化，肝肺气机协调，肝肾藏泄有度。若肝失疏泄，肝气横逆，乘脾犯胃，致脾失健运，胃失和降，而见脘腹胀痛、呕吐泄泻之症；若肝郁化火，木火刑金，肺降不及，则见气逆而咳；扰动精室，影响肾藏，则致遗精梦泄；伤及心血，扰及心神，则为失眠多梦。综上所述，肝失条达，干犯他脏，气血违和，致五脏受害，如贼如盗，故清代医家魏之琇称"肝为万病之贼"。

张珍玉先生结合肝气主升主动的生理特点，认为肝失疏泄包括疏泄太过与疏泄不及两方面。在肝气失常基础上，疏泄太过是肝气上升太过为主；疏泄不及以肝气失畅为主，气机升降出入失调的方向性表现不明显。因此，调理肝失疏泄有疏肝和舒肝之分。疏肝，适用于肝气疏泄太过，其意有二：一是疏者疏其正道也，犹如大禹治水，不能因为水之太过而废疏通之法，疏肝就是疏畅肝气，以复肝气疏通畅达之性。二是疏气者，降气也。正如王绵之教授所言："肝主升，不等于它没有降，疏气就是下行。"舒肝，适用于疏泄不及之肝气郁结。舒者，畅其郁结也，肝气郁结不得散越，治疗以舒肝解郁为主。

二、临床诊疗经验

张珍玉先生根据数十年理论研究与临床实践经验，认为肝经循行联络部位广泛，肝脏与其他脏腑关系密切，病理上肝病症状多端，且多影响其他脏腑。治疗时应按主次先后调理论治：先有肝失疏泄后累及他脏者，以疏肝为主，调理他脏为辅；若其他脏腑先病而后影响肝之疏泄者，则以调理其他脏腑为主，疏肝为辅。

先生提出：肝失疏泄分为太过、不及两端。疏泄太过者名曰肝气逆，以气病为主，因气属阳，易动易升，故逆乱而为患，以"胀"为特点；疏泄不及者，名曰肝气郁，郁在血分，因血属阴，主静故也，凡郁结而为患，以"闷"为特征，于妇人多见月经失调诸证。因此，肝气逆与肝气郁，有阴阳动静之别，不可混淆。但两者亦可相互转化，如肝郁在血分，若血瘀日久，必生郁热，热可助气，肝郁可以转化为肝逆。且气与血，一阴一阳，一体一用，密不可分。肝气逆者，有上逆、横逆之别。上逆者多有头痛耳鸣，横逆者肠胃受之，症见脘腹痛、泛酸、嗳气等，治宜"疏肝"。肝为刚脏，肝气逆用药不能一味降肝，若一味降肝遏其条达之性，反而激其反动之力，同时还应考虑到肝"体阴用阳"特性，过度疏散又易于劫伤肝阴，更不利于肝复其常。

针对肝气逆者，先生常选用《景岳全书》之柴胡疏肝散化裁治疗。方中柴胡条达肝气而疏郁结，为君药。香附疏肝行气止痛；川芎为血中气药，善行气活血、开郁止痛。二药共助柴胡疏肝解郁、行气止痛，同为臣药。醋炒陈皮理气行滞而和胃；枳壳疏理肝脾、行气止痛；芍药养血柔肝，缓急止痛，与柴胡相伍，养肝之体，利肝之用，且防诸辛香之品耗伤气血，俱为佐药。甘草调和药性，与白芍相合，则增缓急止痛之功，为佐使药。随证加减：口苦，呕吐黄绿水，加郁金，增强疏利肝胆之功；胸胁、胃脘、少腹胀痛甚者，加川楝子，取其苦寒性降，泄肝行气止痛；肝气上逆，见头胀痛、眩晕或颠顶痛、耳鸣等，加生牡蛎，清热益阴潜阳。

肝气郁者，为郁结而不得散越之意。治宜"舒肝"。木郁不达，则血行不畅，脾土失健，当健脾和营。方用《太平惠民和剂局方》之逍遥散化裁。方中以柴胡条达肝气、疏肝解郁，为君药。当归、白芍与柴胡同用，补肝体而助肝用，使血和则肝和，血充则肝柔，共为臣药。"见肝之病，知肝传脾"，故以白术、茯苓、甘草健脾益气，非但实土以御木乘，且使营血生化有源，共为佐药。薄荷少许，疏散郁遏之气，透达肝经郁热；烧生姜降逆和中，且能辛散达郁，亦为佐药。全方深合《素问·脏气法时论》"肝苦急，急食甘以缓之……肝欲散，急食辛以散之……脾欲缓，急食甘以缓之……"之旨，可使肝郁得舒，血虚得养，脾弱得复，气血兼顾，肝脾同调。

逍遥散和柴胡疏肝散皆是据四逆散之立法化裁而来，为疏肝理气之常用方，但所主病证同中有别。张珍玉先生认为，柴胡疏肝散重在气分，调气为主，主肝用为病，兼顾肝体，故常用于治疗肝气疏泄太过之病证；逍遥散则顾及血分。二方均有柴胡、白芍，一为气药，一为血药；一主辛散，一主酸收；一主行气，一主养血。配伍得当，能调肝用，补肝体，使肝之体用俱舒。张珍玉先生对柴胡、白芍的用量与配伍调剂颇有讲究，二方虽皆用柴胡、白芍，但用量比例有变。如逍遥散中白芍量少于柴胡，而柴胡疏肝散中白芍量大于柴胡。逍遥散主治病及血分，用白芍酸以收敛，当归甘以温补，敛阴补血，补肝体。肝病起于疏泄不及，以柴胡疏肝，酸收太过则妨碍肝用，故芍药用量少于柴胡。柴胡疏肝散重在调气，主治肝疏泄太过，故用柴胡配枳壳、陈皮、香附调气为主，但辛散之性又常伤肝之阴血，故需配白芍等补血养阴之药以柔肝。《医学衷中参西录》所说："肝体木硬，宜用柔肝之法。"是以白芍用量大于柴胡，酸收以防疏散太过。两证两方同用二药，但病机不尽相同，故可通过调整二药用量比例来应对之，使疏而不散，收而不滞，体用兼顾。由此可见张珍玉先生临证用药之精妙。

【验案举隅】

患女，33岁，1995年3月14日初诊。月经量少、经期延长半年余。B超示：多发性子宫肌瘤，最大1.2cm×2.0cm。月经如期，唯经来量多色深，夹有血块，行经期延长至10余日，伴经前乳房、小腹作胀，脘闷纳呆，口中泛酸，舌黯红，脉弦弱。辨证：肝郁气滞。治法：疏肝解郁、益气养血。

方药：当归9g，炒白芍9g，柴胡6g，香附9g，陈皮9g，党参15g，炒白术9g，郁金9g，生阿胶（烊化）6g，炒山药9g，砂仁9g，甘草3g。

水煎服6剂后，胃胀、泛酸大减，唯活动后腰酸乳胀，大便质稀，去陈皮、炒山药，加茯苓、煅牡蛎、三棱，水煎服12剂。

药后腰酸乳胀减，月经如期而至，色、量、经期如常，复查B超：子宫正常声像图。原方5倍量，加熟地黄、川芎各30g，共研细末，炼蜜为丸，每次9g，日服2次，以善其后。

按：本例子宫肌瘤患者，月经不调归因于癥积阻滞胞宫，癥积之成由于气血郁滞，临床常用活血化瘀、软坚散结之药治之。但张珍玉先生认为此非治本之法，妇科癥瘕积聚与肝疏泄功能失常关系极为密切，气血郁滞则本于肝失疏泄。故用柴胡、白芍、当归、郁金、香附疏肝解郁，行气活血，以治其本；党参、白术、山药、陈皮、砂仁健脾益气；阿胶养血止血；少佐三棱、煅牡蛎行气破血、软坚散结兼治其标。

营卫气血分表里，
气血调达致和平

张珍玉先生深入研究《黄帝内经》《难经》等经典著作，结合多年临证经验，认为营卫气血具有表里关系，在表为营卫，在里称气血。《素问·调经论》曰："人之所有者，血与气耳。"气血是机体生命活动的源泉及动力，是机体健康的根本保证。气血充盛和调，濡养全身，则机体安泰，经脉、脏腑、四肢百骸通畅清利，外应四时寒暑之变，内应升降出入之动，诚如《灵枢·本脏》云："人之血气精神者，所以奉生而周于性命者也。"脏腑之气分阴阳，脏腑功能和物质分属阴阳，功能属阳，物质属阴，气是物质，同时又是功能的表现。气来源于呼吸和水谷，化生于脏腑，既是构成脏腑的基本物质又是产生脏腑经络功能活动的动力，也是脏腑功能活动的产物。《素问·调经论》指出："血气不和，百病乃变化而生。"气血既是构成人体、维持生命活动的基本要素，又是脏腑经络等组织器官进行生命活动的物质基础，是正气之本，神明之基。因此，气血失和是疾病产生的根本原因。无论感受外邪，还是饮食、劳倦、七情所伤都会导致机体气血失和，气血失和又容易招致邪气的侵袭。先生因此强调："不论病在何脏何腑，不外乎气血两端。"

一、气血失和是疾病基本病机

《黄帝内经》中常以气血代营卫。如《灵枢·决气》中以气代卫，"上焦开发，宣五谷味，熏肤、充身、泽毛，若雾露之溉，是谓气"。《灵枢·本脏》"经脉者，所以行血气而营阴阳、濡筋骨、利关节者也。卫气者，所以温分肉、充皮肤、肥腠理、司开阖者也。"可见营卫与气血有着天然不可分割的关系。营多以血的形式体现，而卫则多以气的状态展示。阴者为营，多以血的形式存在脉内，故有营阴、营血之谓；阳者为卫，多以气的形式散于脉外，故有卫阳、阳气之谓。

张珍玉先生认为，气之与血，密切相关，异名同类。生理上，气血相依相附，气以生血，血以养气，气为血帅，血为气母。疾病状态下，气病可以影响血，血病可以影响气。如气滞可以导致血滞，血滞亦可导致气滞，出现疼痛、血癥等症；气逆可以导致血逆而上溢，出现呕血、咯血、衄血等症；气虚不能统摄血液，可使血不循经而见便血、尿血、月经不调、崩漏、皮下出血等症；突然大量出血，可使血不载气，出现气随血脱的急症。《医学真传》曰："人之一身，皆气血之所循行，气非血不和，血非气不运。"

二、调和气血是治疗大法

《素问·至真要大论》曰："谨守病机，各司其属，有者求之，无者求之，盛者责之，虚者责之，必先五胜，疏其血气，令其调达，而致和平，此之谓也。"强调了治疗疾病过程中使"气血调达"的重要性，而"致和平"正是治疗最终目的。

"百病皆生于气也"，张珍玉先生常说，临床上气的病变最为常见。气虚则出现相关脏腑功能减退之病理变化，如脾气虚诸证中，又有脾虚不运、脾虚湿盛、脾虚气陷、脾虚不摄等不同，而见纳呆乏力、腹胀便溏、脏器下垂、脾不统血等症状，治疗当以补气为先，分别施以健脾益气、健脾渗湿、健脾升提、益气摄血等治疗。又如气为血之帅、血为气之母，诸多病症常气血相互影响，如气虚血失于统摄而出血，脾不统血，治当以补气摄血。亦有气随血脱，如大失血患者，然此时治疗并非从补血入手，而仍以补气为先，所谓"有形之血不能速生，无形之气所当急固"。正如蒲辅周所提出的"气以通为补，血以和为补"即是此意。

先生强调，人体生命活动以气血为基础，在气的推动、温煦作用下发挥不同生理功能。而临证治疗，当以调气为先，气为一身之根本，是人体重要的组成部分，亦是人体生理功能的主要推动力。

三、临证方药经验

张珍玉先生指出，任何病邪影响人体不外乎气血两个方面，或影响气，或影响血。同样，任何药物的作用，亦不外乎气与血两个方面，或为气药或为血药。如解表药中麻黄为气分药，能发汗散寒；桂枝则为血分药，除发表解肌外，尚有温经通阳之功。另有血中之气药，如川芎、延胡索等；亦有气中之血药，如香附等。任何中药都有气味两个方面，所有的药物只有一种气，但多数药物则有多种味，如麻黄，辛、微苦，性温；桂枝，辛、甘，性温；五味子，五味俱全等。因此，临床应用时必须气味相合，辨证运用。

先生指出，有血就有气，有气却未必有血，即"血到之处气必到，但气到之处血未必到"。血行脉中，卫行脉外，气血各循其道，"气血冲和，万病不生"。一旦失血，一定有气的耗散。失血到一定程度，临床上表现为气血双亏。故临床治疗时，宜采用补血、补气或气血双补法。

张珍玉先生用补气法治疗尿血一案，对其治病机理，先生解释："一是因为气能生血，通过调补人体之气使得脏腑功能渐复，使中焦气血化生有源，达到补气以生血的效果；二是气能行血，行气活血以祛瘀；三是气能摄血，脏腑之气充盈，使血归于常道以止血。"

又如，先生根据《灵枢·经脉》篇"皮肤坚而毛发长"、《素问·痿论》"肺主身之皮毛"、《难经》"损其肺者，益其气"等经典医理，明确提出"脱发治肺"新观点，自创"黄芪益气汤"一方为主加减治疗脱发，疗效甚佳。该方由生黄芪、党参、当归、炒白芍、炒白术、桂枝、桔梗、茯苓、炙甘草组成。方中生黄芪为君药，补益脾肺之气，入肺补气走表固脱；党参、炒白术、茯苓、炙甘草健脾益气助黄芪补气之力；当归、炒白芍、桂枝养血和血，以使营卫气血调和。又因脱发病位在上，加桔梗载药上行。头油多者，属湿邪偏盛，故加羌活祛表湿、姜半夏祛里湿。诸药相合，益气固脱，治疗气虚脱发，疗效显著。

【验案举隅】

患男，28岁，脱发1年有余，近日头顶部严重脱发，头皮外露，遂来就诊。来诊时面色淡白无华，毛发稀疏，平日工作压力较大，经常熬夜加班，身体羸弱，头晕，易出汗，嗅觉不灵，少气懒言，易疲劳，大便偏稀，小便黄，纳眠可，舌质淡嫩，苔白，脉细弱无力。辨证：气血虚弱，毛发失养。治法：补肺固卫，益气和血。

处方：生黄芪25g，人参10g，炒白术9g，茯苓9g，桂枝6g，当归9g，炒白芍9g，制首乌9g，桑椹6g，五味子6g，砂仁6g，甘草3g。水煎服，每日1剂，2次分服。

服15剂后，头顶部已生出毛发，头晕、少气懒言、易疲劳出汗、大便稀等症状均减轻。后又随证加减，调方2次，两个半月后头顶黑发全生，伴随症状消失。

按：本案患者脱发1年有余，平素身体羸弱并伴有头晕、汗出、少气懒言、易疲劳等气血亏虚的临床表现，再加之工作压力较大，常常熬夜加班，暗耗气血，更是加重了脱发症状。张珍玉先生认为，该证属气血虚弱，毛发失养，应当从肺论治，故在谨守病机基础上各司其属，灵活变通，治以黄芪益气汤加补肝肾、益气血、乌发之何首乌、桑椹；收敛固涩，益气生津，补肾宁心之五味子；化湿开胃，温脾止泻之砂仁。全方共奏益气补血，补肺固卫之功。

处方用药精配伍，相反相成用药对

张珍玉先生认为：中药治病之理在于利用药物的性味、归经、升降浮沉等特性，调动人体自主调节能力，从整体上补偏救弊，从而达到扶正祛邪之目的。这与西药利用一定剂量化学成分进行拮抗的治疗思路截然不同。所以，运用中药首先考虑的并非单味药物剂量，而是通过药物配伍，最大限度地发挥其调节人体的作用，所以中药的疗效主要取决于合理的配伍。由此，先生主张：一是重在配伍，二是药量要适宜。

一、妙用药对，相反相成

"药有个性之专长，方有合群之妙用"。张珍玉先生临证特别讲究药物配伍。药物之间有相须、相使、相畏、相杀等配伍关系，总以提高疗效、降低不良反应为目的。先生每一张处方用药均丝丝入扣、条理分明，先生在几十年的临床工作中，摸索出许多疗效显著的固定搭配组合，即"药对"。

药对，也称对药，是用两种性质或作用相对药物构成的组合，如寒与热、燥与润、升与降、收与散、涩与通、补与泻等。对药作用原理，是根据人体整体相关、阴阳互根规律，利用机体固有的调和机制，在相反相成中，改变或调整各药原有的功效主治，取得一种更新、更佳的治疗效果。对药组合是古方中常见的用药方法，但因其应用难度较高，故有"不传之秘"之说。

张珍玉先生体会，运用对药必须掌握两个原则：第一，对药主要用于寒热不调、虚实夹杂、升降失常、开合失司、燥湿同形等病证中，对药一定要针对病机；第二，药量的比例，不能随意设置，而是要各有偏重。

如柴胡与白芍是张珍玉先生最常用的"药对"之一，主要用于治疗脾胃、肝胆病变。柴胡辛、苦，微寒，入肝胆经，具疏肝开郁、和解清热、升发阳气三大作用，但也有易伤肝阴之弊；白芍酸、苦，微寒，能养血敛阴、柔肝抑肝、缓急止痛。两者伍用，扬长避短，以白芍酸敛补肝之体，柴胡辛散顺肝之用，刚柔相济，既达疏肝理气之效，又防柴胡动伤肝阴。"柴芍"药对应用广泛，配伍他药可产生不同效用，如配人参、白术可升发补中；配牡丹皮、栀子可清热平肝；配当归善入血分；配香附长于理气等。

张珍玉先生常用的药对还有：寒热组合，如黄连与干姜（或炮姜）治寒热不调之腹泻；黄连与木香治下利腹痛，里急后重；燥润组合，如陈皮与麦冬治咳喘痰多难咯；苍术与玄参治消渴皮肤瘙痒；升降组合，如桔梗与枳壳治疗咳喘；菊花与生龟板治疗肾虚肝逆之眩晕；收散组合，如五味子与干姜治疗久病咳喘，痰涎稀薄者；涩通组合，如五味子与木香治疗久泻腹痛；芡实与泽泻治疗久病虚淋；补泻组合，如白术与枳壳治疗中虚脘痞；黄芪与木防己治疗风湿痹证等。

二、药物用量，精专比例

张珍玉先生认为：中药用量关键在于药物之间的比例，并非药量越大，疗效越好。药量过大，一则造成浪费，增加病人负担；二则药过病所，易伤正气，不能治病反添病，因此，把握药量合适比例是保证疗效的重要一环。

先生经过长期观察，总结出使各组药物疗效较佳的用量比例，如柴胡与白芍为6g：9g，人参与白术为10g：9g，桑叶、薄荷、牛蒡子为9g：6g：6g。对前人用药经验，先生师古而不泥古，不断在实践中检验和改进。如左金丸，古人习用黄连、吴茱萸6：1比例，而先生临床发现6：4效果更佳，遂改进使用。此外，先生还善于利用药量比例变化改变处方的主要作用，如桔梗与枳壳，咳喘必用，若以6g：4g或5g，则重在调节气机升降，以上浮宣肺为主；而6g：6g等量使用，则重在调和痰液，使之易出。

张珍玉先生对一般成人患者药量多用6~9g。但若龙骨、牡蛎等矿石、介壳类质地坚硬者，或夜交藤、金银花等轻清质松气味淡薄者，用至12g左右。处方多为3剂，少数慢性疾病者6剂，极少大量多剂应用者。对于小儿用药，更是药少量轻，一般每方七八味药，每药3~6g，每次开方两剂，却常有神奇疗效。先生强调：中医治病是紧扣病机，调其机要，有四两拨千斤之妙。小儿乃纯阳之体，稚阴稚阳，用药宜清灵。反之，大队用药，复杂配伍，不只无益治病，且有苦寒败胃，徒伤正气之弊。

所以，张珍玉先生主张，中药的疗效主要取决于合理的配伍。中药配伍包括药物的搭配和药量的比例两个方面，缺一不可。

三、处方简练，治病求本

张珍玉先生处方简洁精练，不开大方，却疗效惊人。先生认为：中医强调辨证论治，治病求本，只有准确辨证，才能抓住疾病本质，否则理法不清，仅对症治疗，用药必然杂乱无章、主次不清。处方时，尽量发挥每味药物的多重功效，能用一味药解决问题，绝不用两味。如汗多用五味子，既能补心敛汗，又能益气养阴；慢性腹泻用沉香，既能行气去滞，又可暖肾温阳，一举两得，标本兼顾。又如治内伤头痛，先生极少选用藁本、蔓荆子等常规药物，而是另辟蹊径，根据肝气"上行至头、横行至胃"特点，以柴胡疏通肝气，治肝而达治头之效。治疗崩漏，遵循"见血休止血"原则，根据肾、精、血之间关系，以二至丸合生阿胶补肾固精而达止血之效。

张珍玉先生反对以西医药理指导遣方选药，强调应严格遵循中医理法，以四气、五味、归经及升降浮沉之性为依据，针对性地补偏救弊。如干姜与炮姜，按中医理法，干姜色黄入脾温中焦，炮姜色黑入肾温下焦，基于这一思想，先生治疗癌症，从不用半枝莲、白花蛇舌草等清热解毒之类，而是抓住病人气阴两虚的特点，以西洋参为君，扶助正气以祛毒，效果明显。

对于病情复杂，病种繁多，难以兼顾的病人，先生主张分清标本缓急，决定治疗先后。急性病先治标，如体虚外感，宜先解表，表邪去后再行补虚；慢性病当治本，但宜分别主次，各个击破。如胸痹与腰痛并见，先治胸痹，待胸痹缓和，再治腰痛。对于五脏皆病，难分主次者，则应从后天脾胃入手，即"五脏皆病治从中"。

四、以人为本，灵活调方

《大医精诚》言："凡大医治病，必当安神定志，无欲无求，先发大慈恻隐之心，誓愿普救含灵之苦。"有感于此，张珍玉先生经常以"医乃仁术，自我为之"教诲学生，指出医学乃仁义之术，非有善心者不能为医。无论是达官贵人，还是黎民百姓，医者皆应一视同仁、宽容对待，热忱安抚每一个求诊病人，以解其抑郁之情，苦闷之心，并能做到"有是证用是药"，一切以病情需要为主，从不开贵药大方。

对于门诊病人，张珍玉先生一直保持多观察、勤调方的传统习惯，就诊一般每次只开3剂（小儿2剂），病情稳定者也不过6剂。对于因故未能及时复诊的病人，宁让其暂时停药，也不要在病情不明情况下，盲目用药。

先生强调：①医者要及时了解病人服药后反应。对治疗效果及病情变化做到心中有数，特别是初诊病人尤为如此。一次开出十几甚至几十剂药，而对服药效果不管不顾，是对病人不负责任。②动态用药。同一病人，由于疾病阶段、药后反应、天气状况以及病人情志、饮食、起居等因素改变，其证候表现也常发生变化，所以用药必须随之而调整。③用药不当亦可致病。犹"水能载舟，亦能覆舟"，因此，对于易伤正气的药物，必须把握好用药时机，见效即止，以防用之太过伤正。④人体有"自和"能力。根据中医治疗原理，药物只是治病手段而已，其疗效的取得，最终还要依赖机体固有的抗病、愈病能力，从用药到病愈，人体功能"自和"这一过程不可或缺，所以《素问·五常政大论》要求："大毒治病，十去其六；常毒治病，十去其七；小毒治病，十去其八；无毒治病，十去其九。谷肉果菜，食养尽之。"可见适当地停药休整，调养将息，对病人功能恢复有益而无害。

张珍玉先生常说："金子有金子的作用，铁有铁的用途。金子不能代替铁，铁也不能替代金子。"医学是人学，中医是治疗有病的人，不单纯是治疗人的病。先生常强调：不要只低头看病，要注意抬头看人，既要"上医医心，以人为本"，因人施治，也要重视情感交流，心理疏导。秉持"视病如己，视病如亲"理念，充分了解患者想法和需求，从患者根本需求出发为其解决难题。患同一种疾病的不同人群，由于他们的社会境遇、经济条件、生活习惯以及心理适应能力不同，应采取不同的疏导方式，以爱心、热心、细心和耐心对待病人。

《素问·天元纪大论》曰："在天为气，在地成形，形气相感而化生万物矣。"人秉天地之气而生，是形神统一的整体，生命形体与精神心理和谐才能使人健康长寿。"心主神明"，《素问·灵兰秘典论》言："主不明则十二官危，使道闭塞而不通，形乃大伤。"形神一体，相互影响，形伤常伴随不同程度的神伤，长期神伤亦可致形伤。先生教导我们，"形与神俱""形神兼养"是中医药学原创优势之一，贯通预防、治疗、康复、调摄、护理全过程。《神农本草经》中记载了许多形神并调药物，如人参"主补五脏，安精神，定魂魄，止惊悸，除邪气"；木香"主邪气，辟毒疫温鬼，强志，主淋露，久服不梦寤魇寐"。先生在临证时常选用此类药物，身心并调，不仅关注身体，还注重病人的心理状态，进行适当心理疏导。

综上所述，张珍玉先生不仅以基础理论深厚而著称，更以临床疗效卓著而闻名，为后学树立了"理论与实践相结合"典范。

【验案举隅】

患儿，1岁半，1999年12月17日来诊。患儿便干3个月余。3日一行，大便开始时粪质呈球状，较硬，伴腹痛，纳呆食少。精神可，无发热，舌淡、少苔，脉数弱。辨证：脾胃虚弱，脾胃不和。治法：补气健脾，行气通便。

方药：四君子汤加味。人参6g，炒白术4g，陈皮4g，茯苓4g，香附5g，生白芍5g，生地黄5g，广木香4g，砂仁5g，甘草3g。

水煎服，2剂。每次服药3匙，每天3次，2剂而愈。

按：张珍玉先生强调小儿病情变化快，每次就诊只开2剂。小儿脾常不足，若饮食调摄不当，情志变化，则易造成脾胃虚弱，运化无权，脾升胃降失常，浊阴不降，影响大肠气机，传导功能低下，糟粕内留而成便秘。本方为四君子汤加味，补气健脾以治本。配伍香附性味辛、微苦、微甘，性平，辛能散，苦能降，甘能缓，芳香性平，无寒热之偏，为理气良药。白芍苦、酸，微寒，既能缓急止腹痛，又能疏肝补脾胃，还有益气的作用；木香、砂仁芳香醒脾性燥，善通行胃肠气滞，使"补而不滞"。诸药合用，共奏补气健脾、行气通便之功。

治咳之要在宣降，
桑薄清宣效力彰

咳嗽是临床常见病之一，张珍玉先生重视脏腑辨证，五脏各有其生理特性，欲使脏腑辨证准确，必须首先抓住其脏腑各自生理特性。如肺主气司呼吸，主宣发肃降，调理全身气机升降出入。《素问·咳论》曰："五脏六腑皆令人咳，非独肺也。"咳嗽一症，病因多端，不仅限于肺，但其病位则在肺，其病机皆为肺气上逆所致。故《医学三字经·咳嗽》曰："咳嗽不止于肺，而亦不离于肺也。"《景岳全书·咳嗽》亦云："咳症虽多，无非肺病。"先生总结多年临床实践经验提出："肺之宣发，宣中有降；肺之肃降，降中有宣。"因此，治疗外感咳嗽重在宣发，佐以肃降；治疗内伤咳嗽重在肃降，佐以宣发。治疗肺病实际上是在调理肺的宣发肃降功能，以此指导咳嗽病证的治疗，疗效显著。

一、对咳嗽病因病机的认识

张珍玉先生深研《黄帝内经》及历代医家有关咳嗽病机和肺藏象理论基础，认为《灵枢·决气》"上焦开发，宣五谷味，熏肤，充身，泽毛，若雾露之溉"之论，体现了肺宣中有降之理；《素问·经脉别论》"脾气散精，上归于肺，通调水道，下输膀胱，水精四布，五经并行"之言，体现了肺降中寓宣之机。《素问·咳论》对咳嗽的病因病机、分证表现、病理转归等作了较为系统论述。《素问·脏气法时论》曰："肺病者，喘咳逆气。"指出咳嗽气喘病位在肺。《素问·宣明五气》曰："五气所病……肺为咳。"提出咳嗽乃肺气机升降出入失常而致。《素问·咳论》进一步指出："五脏六腑皆令人咳，非独肺也。"陈修园《医学三字经·咳嗽》中解释说："咳嗽不止于肺，而亦不离乎肺也。"说明咳嗽的发生虽与五脏六腑皆有关，但病位在肺，咳嗽是肺失宣降的代表性症状。

张珍玉先生结合几十年的临证实践经验指出：咳嗽病证病因病机虽然繁杂，但是，根本病机是肺失宣降，而导致肺失宣降的病因不外乎外感与内伤两端。无论外感内伤，影响肺之宣降，气机壅滞，外不能宣，内不能降，则生咳嗽。其中，外感多影响肺的宣发功能，内伤咳嗽多影响肺的肃降功能。

二、宣降肺气是治咳关键

咳嗽根本病机是肺失宣降，治疗咳嗽当以恢复肺之宣降为治本之法，肺气宣降复常则咳嗽自除，故张珍玉先生提出"治咳之要在宣降"的治疗理念。

先生指出："治咳之要在宣降。"实为调节气机升降。外感咳嗽，治以宣肺散邪，宣者，宣可去壅、发表、散邪、疏肺气，如此则清虚自复，肺气自调，诸病乃愈。内伤咳嗽，治以降肺下气，肺为脏腑之华盖，为清虚之脏，故施药当以轻扬，不宜重浊，药力易达病所，即"治上焦如羽，非轻不举"之意。肺为娇脏，不耐寒热，亦不耐攻伐，故用药不可大寒大热。

张珍玉先生还强调："人体是统一的整体，脏腑之间相互联系，相互影响，肺经起于中焦，下络大肠，环循胃口，故肺失宣降除肺本身的气机升降失调外，胃气不降也会影响上焦肺气肃降。因此，调节肺气升降，不仅要着眼于肺本身，也可利用肺胃之气的整体关系，从上、中两焦入手用药，促使肺气宣降恢复，以达事半功倍效果。"

三、桑薄清宣汤

张珍玉先生根据多年临床经验，提出随着时代变迁，气候变化，以及人们饮食条件、生活条件改善，当今人们多体质壮实，阳盛有余。故外感风寒，多从热化。自拟"桑薄清宣汤"，以疏风清热、宣肺止咳，治疗外感咳嗽，临证加减，常获神效。

组成：桑叶 9g，薄荷 6g，桔梗 6g，炒枳壳 6g，前胡 6g，牛蒡子 6g，生白芍 6g，紫菀 6g，川贝母 6g，甘草 3g。

功用：疏风清热，宣肺止咳。

处方分析：方中桑叶擅长清肺疏风，《温病条辨》中记载："桑得箕星之精，箕好风，风气通于肝，故桑叶善平肝风；春乃肝令而主风，木旺金衰之候，故抑其有余。桑叶芳香，有细毛，横纹最多，故亦走肺络而宣肺气。"薄荷味辛，最清头目，祛风化痰，泄风利肺，共为君药。牛蒡子辛、苦、寒，归肺胃经主疏散风热，宣肺透疹，解毒利咽；桔梗味苦，疗咽肿痛，载药上升，开胸利壅；枳壳快气宽肠，胸中气结，胀满堪尝。用枳壳、桔梗一宣一降，顺肺之生理。三药共为臣药。白芍酸寒，能收能补，且清热养阴；紫菀、川贝母化痰，二者合用，治痰喘咳逆。甘草甘温，调和诸药为使。诸药合用，共奏疏风清热，宣肺止咳之功。

煎服方法：先用凉水泡药半小时，水量以漫过药为度，一煎，武火烧沸，文火煎10分钟。二煎，武火烧沸，文火煎7~8分钟为宜，两煎相合取药汁约300ml，日2~3次服用。1岁以内婴幼儿，每次服药15~20ml，每天3次；1岁以上2岁以内的小儿，则每次服药30ml左右，每天2次。

加减：鼻流清涕者，去蝉衣加芥穗；痰多色白质黏者，加陈皮、前胡；痰多色白质稀易咳，加炒白术、茯苓、陈皮；痰多色黄白相兼，质黏难咳伴咽痒，加青果、麦冬；痰黄质稠者，加青竹茹、炒栀子；干咳痰少或无痰者，加沙参、麦冬等。

张珍玉先生创制这首"桑薄清宣汤"，在组方遣药上，注重从三个方面考虑宣与降：①注意宣降药味的比例；②注意宣降药物剂量的比例；③因脾胃是气机升降枢纽，还需根据肺失宣降程度，酌配升降药对，参以调理气机的动药。先生参考《苏沈良方》之"枳壳汤"，以桔梗、枳壳升降对药，加入升宣药之中，升中寓降，以复肺气宣降。

【验案举隅】

患女，9岁。因洗澡后受凉而致外感，先发热头痛，后咳嗽，曾服用诸感冒药、止咳药及多种抗生素，发热退，但咳嗽不止。症见晨起及睡前咳甚，夜间不咳，痰少色黄难以咳出，伴咽喉色赤肿痛，舌红、苔薄黄，脉数。四诊合参，证属外感风热，肺气不宣，治以疏风清热，宣肺止咳。以桑薄清宣汤，水煎，早晚2次温服，每日1剂。

服药1次，咳嗽症减，夜眠安定；再服药1剂，咳嗽大减，咳痰明显减少，咽痛减轻；再服2剂而咳嗽止，咽痛消，诸症愈。

按：《医学入门·咳嗽》载"新咳有痰者外感，随时解散；无痰者便是火热，只宜清之"。此案患儿，初起为外感风寒，但迁延热化。风热袭肺，导致肺的宣发功能失常，则见咳嗽不止；肺热炼液成痰，故咳嗽痰黄。方选桑薄清宣汤，疏风清热，宣肺止咳，方证相应，4剂而愈。

主要参考文献

［1］迟华基，张安玲．山东中医药大学九大名医经验录系列——张珍玉［M］．北京：中国医药科技出版社，2018．

［2］张庆祥，王风萍．张珍玉教授应用疏肝法治疗内伤病经验［J］．山东中医药大学学报，1998（5）：23-24.

［3］常兴，张恬，颜培正，等．张珍玉"治脱发离俗，求治于肺"学术思想探析［J］．中医学报，2019，34（10）：2130-2133.

［4］胡翔燕．张珍玉应用补气法治疗小儿便秘经验［J］．中国伤残医学，2013，21（8）：285-286.

［5］张庆祥．肺主宣降与咳嗽证治——张珍玉教授治疗咳嗽经验探析［J］．福建中医药，2001（2）：18-19.

（刘西建整理，魏凤琴审阅）

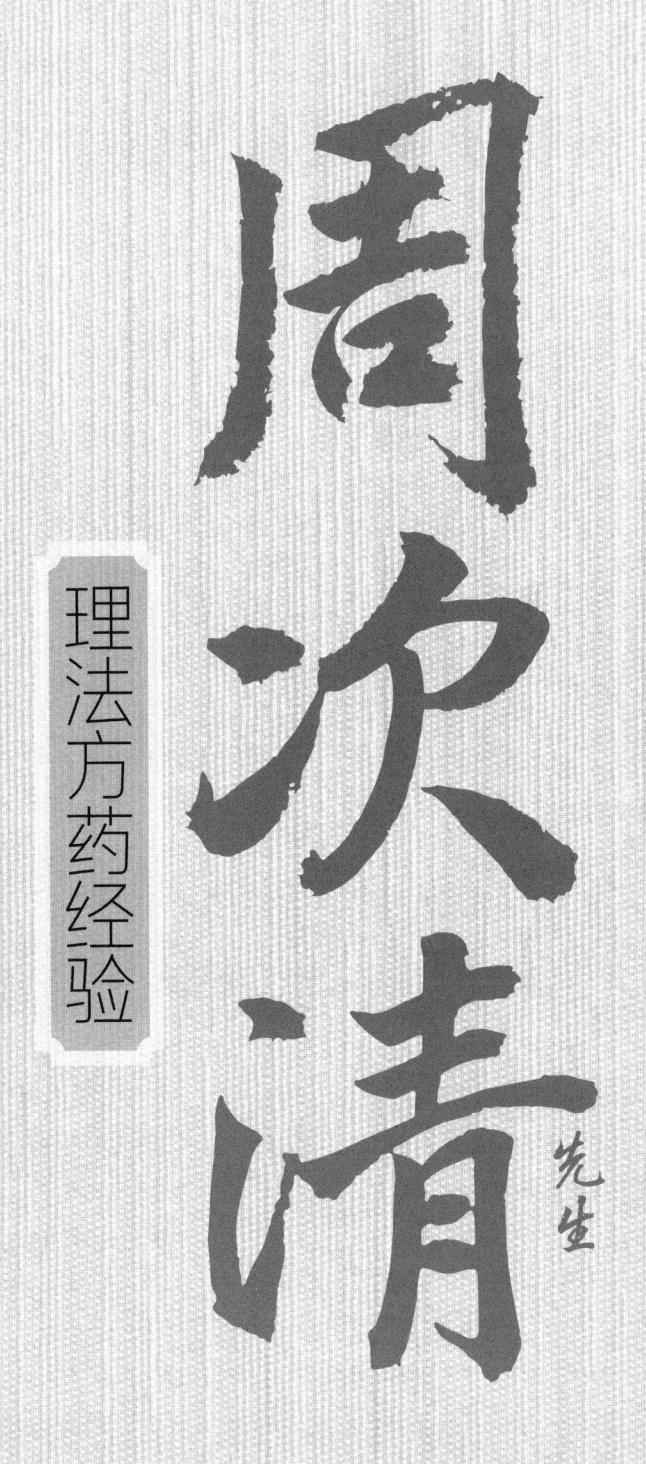

周次清先生

理法方药经验

周次清
生平简介

  周次清先生（1920—2003），山东省莱西县（今莱西市）人。全国著名中医心血管病专家，山东中医药大学教授，博士研究生导师。

  周次清先生自幼跟随族伯周鸣岐及当地名医李月宾、王铭浩等学习中医。中学毕业后经亲友资助，在青岛市开设了新生药社，开始了悬壶济世的生涯。1953年，在政府的支持下成立了"青岛四方区中医联合诊所"，并任所长兼内科主任。为了进一步拓宽医学知识，他参加了青岛市举办的中医进修学校，除学习中医外，还较系统地学习西医学知识。当时有人指责"中医学习西医是不务正业"，是"背经离道"，但他却抓住这个契机，掌握了丰富的西医学知识，为他中西医结合思想的形成打下了深厚的基础。1956年他被推荐到山东省中医药研究所研究班学习，毕业后留该所工作。1958年山东中医学院（现山东中医药大学）成立，他即被调入该院任教，并先后担任伤寒温病教研室副主任和中医内科教研室副主任等职。

  1978年开始，周次清先生先后被聘任为硕士和博士研究生导师。在研究生的培养上，先生呕心沥血，言传身教，把自己的宝贵经验毫

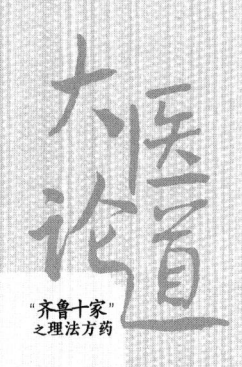

不保留地传授给学生。自 1978 年以来，先生已培养博士研究生 8 名，硕士研究生 20 余名，学术继承人 2 名。这些学生大都成为中医事业的栋梁。

周次清先生一生辛勤耕耘，收获丰硕。曾在国家级和省级学术刊物上发表论文 50 余篇，主编了《英汉实用中医临床大全·内科学》、《中医临床实践与进展》、华东地区中医院校协编教材《中医内科学》等著作，主持完成原卫生部下达的校勘《四明心法》的任务，还主审和参编了 20 余部著作。他主持的"益气活血治疗冠心病的研究"获山东省卫生厅科研成果三等奖；"益气活血治疗冠心病的临床和实验研究"获山东省科委科技进步二等奖；中药新药"正心泰"的研制获国家中医药管理局科技进步三等奖。

周次清先生经常这样说："学无止境，要在事业上有所成就，就必须孜孜不倦地追求，还要有善于思考的科学头脑，勤于实践的务实作风，勇于探索的创新精神。"这也正是他从医生涯的真实写照。

气血失和致胸痹，
调畅气血治为先

　　周次清先生对心系疾病的临床与研究造诣颇深，特别是对胸痹的诊治有独到见解和丰富经验，多从气血失和论治本病，重视调畅人体气血，并依此遣药组方，效如桴鼓。

一、强调气血失和是胸痹病机的关键

　　胸痹，指的是以胸部闷痛，甚则胸痛彻背、喘息不得卧为主症的一种疾病，轻者仅感到胸闷如窒、呼吸欠畅，重者则有胸痛，甚者心痛彻背、背痛彻心，相当于西医的冠状动脉粥样硬化性心脏病（coronary atherosclerotic heart disease，CHD。简称冠心病）、心绞痛（angina pectoris，AP）。

　　《金匮要略》首次提出"胸痹"一证，指出"阳微阴弦"为病机根本，认为心阳虚衰为本，阴寒侵袭为标，大多数医家将胸痹的病机归结为"本虚标实"，其中正虚为本，气滞、痰浊、寒凝、血瘀等为标。《素问·调经论》记载"血气不和，百病乃变化而生"，是谓气血失和是导致诸多疾病的因素。正如现代名医秦伯未所说，本病的发病机制"主要是气血不利，不通则痛"，可谓一语中的。对此，周次清先生十分赞同。他在诸位医家归纳总结的基础上，结合临床经验，认为本病的发生主要由寒邪侵袭、七情内伤、饮食失节、年老体衰等致病因素，引起人体内部阴阳失调、气血失和，导致心脉痹阻，不通则痛或心脉失养，不荣则痛。先生重视气血的运行及相互影响，强调"初病在气""久病入血"。"初病在气"，病程较短，表现为气滞；"久病入血"，病程较长，表现为血瘀，以气虚血瘀和气滞血瘀多见。

　　周次清先生在多年临床实践中发现，患者胸痹、心痛的症状，大都是在劳累及活动后诱发或加剧，并常伴有气短懒言、神疲乏力等气虚之象。《圣济总录·诸风门》曰："人身所养者，惟血与气。"患者多因年老体衰，气血亏虚，或饮食内伤影响脾肾，脾肾气弱，气虚则推动无力，血行不畅，心脉瘀滞而引发痹痛，因此先生认为，气虚血瘀、气血失和是胸痹的基本病机。其中，气虚是发病的基础，血瘀是中心环节。

先生强调，现在人们的工作、生活压力大，常因情志失调影响肝脾，导致肝气郁结或脾胃气滞，因气为血之帅，气行则血行，气滞则血滞，气滞日久，心血瘀阻，不通则痛，以致胸痹。除了气滞，像痰阻、寒凝也可以导致血瘀，且"久病入血"，这种证型在临床上较常见，主要表现为胸痛，痛如针刺，部位固定，疼痛多在午后、夜间发作或加剧，伴有胸闷憋气，舌质紫黯或有瘀点瘀斑，脉弦涩等。

二、主张治疗胸痹以调畅气血为先

周次清先生在治疗胸痹时，主张以调畅气血为先，多使用气分、血分药配伍，或行气活血，或益气活血。临证主张用药宜柔润而不滋腻，条畅而不耗伤阴血，常选用党参、太子参、生黄芪、香附、川芎、当归、丹参、何首乌等补气行气、养血和血之品。其中，当归配伍川芎是先生常用的对药。当归长于补血和营，养心通脉，兼能活血行气；川芎为"血中气药"，重在活血化瘀，又能行气止痛。二药合用，畅达气血而不伤正。正如明代医家张三锡在《医学六要》中云："《难经》云：血主濡之，气主煦之。一切气病用气药不效，少佐芎、归血药，血气流通而愈，乃屡验。"

1. 益气活血 周次清先生结合多年临床经验，基于对气虚血瘀证的认识，提出治疗胸痹单纯活血化瘀是不够的，当以益气活血为要，自拟了益气活血的"冠心灵"方。因本方对脑血管病亦有很好的疗效，故先生后又更名为"益心健脑汤"。

益心健脑汤由黄芪30~60g，葛根15~30g，桑寄生15~30g，丹参20~40g，川芎6~9g，生山楂9~15g组成。具有益气活血、养心健脑之功用，主治气虚血瘀之心脑血管病，如冠心病、高血压、脑梗死、脑血栓形成、脑动脉硬化以及高脂血症、心律失常等。患者症见气短乏力，精神疲惫，胸闷胸痛，头晕头痛，肢体麻木，心慌失眠，不耐体力，舌淡或舌黯或有瘀点瘀斑，苔薄白，脉沉弱或弦或涩。

方中黄芪甘温，补心肺之气，《医学衷中参西录》谓其"能补气，兼能升气，善治胸中大气下陷"；桑寄生苦甘平，甘能补，长于补肝肾强筋骨，补益肾气；葛根味辛能行，主入脾胃，《神农本草经·中品》谓其主"诸痹"，能"起阴气"，故升脾胃之阳气而鼓舞气血生长。三药相合，补一身之气。丹参辛行入血，能活心血，《本草纲目》谓其"破宿血，生新血"，祛瘀生新而不伤正，此外还能补心定志，凉血除烦；川芎辛香行散，入肝经，既能行气通滞，又能活血化瘀，功擅止痛，为治疗气滞血瘀诸痛之要药，《本草汇言》中有"上行头目，下调经水，中开郁结，血中气药"的记载；生山楂"化食积，行结气，健胃宽膈，消血痞气块"（《日用本草》），善消中积。三药合用，活一身之血。药仅六味，益气活血，气旺血行，俾血脉得通，心脑得养，以奏益心健脑之功。该方标本兼顾，体现以补为通、补中寓通、通补兼施的配伍特点。

益心健脑汤虽以治心病为主，但周次清先生并未只选用入心经的药物，如黄芪能入肺兼补肺气，葛根主入脾胃能升脾胃之气，桑寄生入肝肾以补肝益肾为主，川芎兼入肝经、调畅气血，山楂则治在中焦。先生重视整体治疗，强调脏腑间的密切关系，用药兼顾心、肺、肝、脾、肾五脏。可以看出，先生临证精于思考，知常达变，关键是运用整体观念来辨治疾病、遣药组方，而非仅着眼于局部，如此才能提高临床疗效。

现代研究表明，黄芪、葛根、丹参、川芎、山楂均具有显著的扩张血管及降压作用，能增强心肌，抗心律不齐，改善微循环，抑制血小板聚集，预防血栓形成；黄芪和生山楂还有降血脂、抗动脉粥样硬化的作用；桑寄生有明显的降压作用。

本方的加减应用，主要根据患者病证的变化和兼症的多少而进行。若兼阳虚见畏寒肢冷等，加桂枝6g、炮附子10g以温阳散寒；兼阴虚见口干、舌红少苔、大便干结等，加麦冬12g、生何首乌30g以滋阴润燥；气虚较重见体倦神疲、气短乏力等，加党参30g、五味子6g以益气补虚；血瘀气滞而见疼痛明显者，加香附12g、延胡索10g、细辛3g以行气活血止痛；气滞明显见胸闷憋气较重者，加瓜蒌30g、前胡12g以行气宽胸；心神被扰见失眠多梦者，加炒酸枣仁30g、夜交藤30g以宁心安神。先生临证中强调对胃气的顾护，如果患者胃脘不舒、疼痛痞闷，应去丹参，加陈皮、砂仁、厚朴以理气和胃。用量上可根据病情适当调整。如气虚明显者，先生常加大补气药黄芪、葛根、桑寄生的用量，减少活血药丹参、川芎、生山楂的用量；若久病体弱或初病患者，则先从少量开始，逐渐加大剂量。

【验案举隅】

患男，65岁。1998年10月26日初诊。患者有冠心病史10余年，心绞痛频发，每天发作3~5次，每次持续时间5~10分钟，2个月前住院治疗，被诊为"劳力性心绞痛"，住院期间给予硝酸异山梨酯注射液、硝苯地平、倍他乐克和中药等治疗，效果不佳。心绞痛仍频发，活动后发作或加重，伴胸闷、气短、乏力，食欲可，二便调，睡眠欠佳，舌质紫黯，苔薄白，脉弦涩。心率88次/min，律齐，心尖区可闻及3级收缩期杂音，血压140/90mmHg，心电图示慢性冠状动脉供血不足。中医诊断：胸痹；西医诊断：劳力性心绞痛，冠心病。证属气虚血瘀。治以益气活血止痛。方选益心健脑汤合手拈散加减：黄芪30g，葛根30g，丹参30g，川芎12g，莪术10g，延胡索15g，五灵脂12g，制没药6g，甘草6g。水煎服，每日1剂。

二诊：11月1日。患者药后心绞痛发作次数减少，每天1~3次，疼痛程度较前减轻，仍乏力，活动后易发作，舌脉同前。上方加人参10g，炒枣仁30g，当归12g。水煎服，6剂。

三诊：11月8日。药后心绞痛基本控制，劳累后偶有心绞痛发作，持续1~3分钟，气力增加。复查心电图较前明显好转。前方加砂仁6g，继服6剂。

按：劳力性心绞痛临床常见，中医一般辨证为气虚血瘀，或气阴两虚，或阳气亏虚。周次清先生辨证患者为气虚血瘀证，以益气活血止痛为法，方用益心健脑汤合手拈散加减。方中重用黄芪以补气；葛根则多用野葛根，偏于通络；因患者心绞痛频发，故选用丹参、川芎、延胡索、五灵脂、没药、莪术等善于止痛的活血化瘀药。服药6剂后，患者疼痛发作次数及程度均较前减轻，仍感乏力，故二诊时加人参、当归以益气养血扶正。又患者睡眠欠佳，故用炒枣仁养心安神。继服6剂后，患者心绞痛基本控制，气力增加，先生考虑方中活血之品较多，恐有败伤胃气之虞，故加砂仁以理气和胃、固护中焦。

2. 行气活血 周次清先生认为，胸痹的发生与气血关系密切，气为血之帅，气行则血行，气滞则血瘀，气血郁滞，不通则痛，故行气活血法是先生辨治胸痹的常用治法。临床常选用血府逐瘀汤、手拈散等。

血府逐瘀汤，出自《医林改错》，由桃仁、红花、赤芍、川芎、当归、生地黄、牛膝、柴胡、枳壳、桔梗、甘草组成，具有活血化瘀、行气止痛之功，主治胸中血瘀兼有气滞者，症见胸痛、头痛，痛如针刺，痛有定处，舌质紫黯或有瘀斑、瘀点，脉涩。

手拈散，出自《是斋百一选方》，由草果、延胡索、五灵脂、没药组成，具有行气活血止痛之功，主治气血瘀滞所致的心脾气痛。

周次清先生在治疗胸痹时，强调调畅气血，离不开活血药物的使用。先生根据患者血瘀证的轻重来酌情选用。如瘀血较轻者，先生一般选用药性平妥的和血行血药，如丹参、川芎、赤芍、当归等；瘀血较明显或疼痛较重者，宜用作用较强的活血化瘀止痛药，如桃仁、红花、莪术、大黄、延胡索、乳香、没药、五灵脂等。另外，先生认为运用活血化瘀法治疗胸痹，虽有一定疗效，但只是治标，久服则全身无力，或开始有效，久用则无效，以后复发更无效。因本病本质是虚，在病情缓解后，必须从本施治，方能取得佳效。

【验案举隅】

患男，62岁，1992年4月11日就诊。患者胸痛3年余。情绪波动或每到夜间胸痛发作，疼痛较剧，持续数分钟，含服硝酸甘油后缓解，胸痛发作时伴有心前区压迫感，时有头晕心悸，大便偏干。舌质紫黯有瘀斑，苔薄白，脉沉涩。心电图提示慢性冠状动脉供血不足，血压140/90mmHg，心率80次/min，律齐，心尖区可闻及3级收缩期杂音及第四心音（fourth heart sound, S_4）。诊断：胸痹（冠心病）。辨证：心血瘀阻。治法：活血化瘀止痛。处方：血府逐瘀汤加减。组成：柴胡15g，枳实6g，赤芍15g，当归10g，川芎6g，桔梗6g，牛膝12g，桃仁10g，红花6g，延胡索10g，五灵脂10g，细辛3g，生地黄12g。水煎服，每日1剂。

上方服12剂，胸痛明显减轻，大便正常，有疲劳感。前方去生地黄、桃仁、延胡索，加黄芪18g，又服12剂，胸痛基本消失，复查心电图有明显改善。

按：胸痹是本虚标实之证，急则治标，缓则治本。患者每因情绪波动或夜间胸痛发作，系由气机郁滞，血行不畅，心脉痹阻，不通而痛，治宜活血行气止痛以治标，故周次清先生选用血府逐瘀汤加味治之。方中当归、川芎、桃仁、红花、赤芍、五灵脂、牛膝活血化瘀；"血瘀之处，必有伏阳"，故用生地黄清热凉血；桔梗、枳实、柴胡、延胡索疏郁行气，气行则血行；细辛芳香开窍，辛散止痛，《名医别录》谓其能"开胸中"，现代药理研究证实本品能扩张血管，降低血压，是临床治疗胸痹的常用药。先生强调，因细辛有毒，故用量不过钱，仅用3g。患者服药12剂，胸痛大为减轻，标实之症明显改善，故减去活血作用较强的桃仁、延胡索；患者出现疲劳感，遂加黄芪补气扶正，以标本兼顾。又服1剂，患者胸痛基本消失。

辨证重在肝脾肾，分期治疗高血压

周次清先生临证40余年，对中医诊治高血压积累了丰富的临床经验。他强调从整体观念出发进行辨证论治，尤其重视从肝、脾、肾入手，提出初期治肝、后期治肾、中期肝肾兼顾的治疗方法。

一、认识高血压，重视肝脾肾三脏

高血压属中医学"眩晕""头痛"等病证的范畴。早在《黄帝内经》中就有对本病病因病机的较多描述，如"髓海不足，则脑转耳鸣，胫酸眩冒""诸风掉眩，皆属于肝""上虚则眩"等，多认为此病证属肝为主，与髓海不充、血虚、气郁等因素有关。继《黄帝内经》之后，历代医家不断探索和总结，对本病证的认识更加全面和丰富，逐渐趋于条理化、系统化。如东汉张仲景认为痰饮是眩晕的重要致病因素之一；唐代孙思邈首先提出风、热、痰致眩的观点；宋代严用和首提六淫、七情致眩之说；金代刘完素主张眩晕应从"火"立论；元代朱丹溪更力倡"无痰不作眩"之说；明清两代对眩晕的认识日臻完善，张景岳强调"无虚不能作眩"，治疗上"当以治虚"为主；另外，虞抟提出"血瘀致眩"的观点，也值得重视。

周次清先生在多年临床实践中发现，情志失调、饮食失节和内伤虚损是导致高血压的常见病因，其发病与肝、脾、肾三脏的关系尤为密切，其病机主要表现为肝阴阳失调、脾升降失司、肾阴阳虚损三个方面。

1. **情志失和，肝之阴阳失调** 肝主疏泄，体阴而用阳，其性主升主动。若长期的精神紧张或恼怒忧思，可导致肝气郁结，气郁化火，风阳扰动，亦可出现火邪伤津，以致阴虚阳亢。这些病理变化均可导致本病的发生和发展。

2. **饮食失节，脾之升降失司** 平素过食肥甘厚味或嗜酒无度，可致脾胃受损，脾失健运，湿聚成痰，痰浊中阻，升降失司，气机逆乱，上扰清窍；或湿浊蕴而化火，灼津为痰，夹肝风上犯清窍，从而出现眩晕、头痛等症。

3. **内伤虚损，肾之阴阳虚损** 肾为先天之本，主藏精生髓，脑为髓之海。若劳伤过度或年老肾亏，肾精亏耗，不能生髓，无以充养于脑，则可出现眩晕、头痛等症。尤其到了"年四十，而阴气自半也，起居衰矣"的年龄，高血压的发病率则逐渐增高。肾虚又有肾气虚、肾阳虚和肾阴虚之分。如肾阴不足，肝失所养，阴不制阳，则可出现肝阳上亢；肾水亏虚不能上济心火，则可导致心肾不交；肾阳虚衰不能温煦脾阳，又可导致脾失健运、痰湿内生。这些错综复杂的病理变化，均可出现在高血压的病程中。

从临床来看，本病属阴虚阳亢者为多见，因此有人将高血压与阴虚阳亢证等同起来，认为高血压的中医辨证就是阴虚阳亢或肝阳上亢，在治疗上也只是一味地选用滋阴潜阳或平肝潜阳的方法，这显然是片面的。周次清先生特别强调，阴虚阳亢只是高血压的一种类型，高血压不一定都是阴虚阳亢；阴虚阳亢也不一定都是高血压。因此必须全面正确地认识高血压的病因病机，才能为正确地论治奠定基础。

二、分期治疗高血压，重在调肝理脾益肾

周次清先生提出，中医治疗高血压不能只着眼于降低血压上，其着重点应在于调整机体阴阳的平衡，即所谓"谨守病机，各司其属，疏其血气，令其调达，而致和平"，以期从根本上解除高血压发生发展的内在原因。一般情况下，高血压初期大多始于肝，进而影响到脾，最后归结于肾。所以对本病的治疗必须从整体观念出发，具体治疗方法主要从调肝、理脾、益肾入手。调肝包括疏肝解郁、滋阴潜阳、清肝泻火、凉肝息风等诸多治法。理脾以健脾和胃，祛湿豁痰为要。如木郁抑土、肝气横逆，伤及脾胃，则加用镇肝息风之法。若脾胃失和是因肾阳不能温化所致，则合用温阳化水之法。益肾是以补阴益阳、化生肾气为主，偏于阴虚者治以育阴涵阳法，偏于阳衰者宜用扶阳配阴法。

先生在临证中，强调根据患者年龄、体质以及疾病阶段的不同，提出初期治肝，后期治肾，中期肝肾兼顾的分期治疗方法。

1. **初期重在治肝** 高血压初期，多因精神刺激，情志抑郁，使肝失疏泄，气机不利，可导致肝气郁结；肝郁日久化火，又可形成肝火上炎；如肝阳升动无制，即可演变为肝风内动。其证多属实证，病位在肝，因此治疗上宜分别采用疏肝解郁、清肝泻火、凉肝息风诸法。

（1）疏肝解郁法：主要适用于肝气郁结证，患者临床常表现为头痛头晕，胸

闷胁痛，精神不振，抑郁不欢，多疑善虑，血压变化与情绪波动密切相关，舌苔薄白，脉沉弦。治宜疏肝理气，佐以活血解郁。常用柴胡疏肝散（《证治准绳》）加减。如气郁化火者酌加黄芩、栀子、牡丹皮、大黄等；气滞血瘀较明显者酌加丹参、桃仁、红花等；肝郁抑脾者可选用逍遥散加减。关于柴胡的应用，先生认为，柴胡小量升清，大量清解，中量疏肝。因此用治高血压，柴胡应以中量为宜，且常与陈皮、枳壳、川芎、玫瑰花等理气活血之品合用，加强疏肝解郁之效。

（2）清肝泻火法：适用于肝火上炎证，临床常表现为头痛眩晕，面红目赤，急躁易怒，耳鸣耳聋，口苦咽干，小便黄赤，舌红、苔黄，脉弦数。治宜清肝泻火，佐以滋阴柔肝。常用龙胆泻肝汤（《医方集解》）、泻青丸（《小儿药证直诀》）等加减。若肝火犯胃见恶心呕吐者，酌加代赭石、竹茹等；便秘者酌加生大黄、芒硝等；肝火扰心见心烦、少寐、心悸者，加黄连、莲子心等。

（3）凉肝息风法：若因肝阳过亢，疏泄太过，火化而风动，系风从火化，为实风。临床常见剧烈头痛，眩晕，肢麻，颈项强硬，烦躁不安，手足抽搐，舌红、苔黄，脉弦数，甚则出现突然昏倒、肢体偏瘫、不省人事的中风。此时治当以凉肝息风为要，常用羚角钩藤汤（《通俗伤寒论》）加减。

以上调肝之法虽分列述之，但肝气郁结、肝火上炎、肝风内动这一系列的病理变化并不是孤立的，常常相互影响。因此，先生结合多年临床经验，自拟调肝降压汤［组成：柴胡9~15g，佛手6~10g，炒栀子6~10g，牡丹皮9~12g，菊花9~12g，钩藤（后入）15~30g］，功能疏肝解郁、清肝泻火、平肝潜阳，主治肝气郁结、肝郁化火、肝阳上亢之高血压。症见头痛头胀，烦躁失眠，面红目赤，口苦咽干，胸胀胁痛，舌红、苔白或薄黄，脉弦等。临床又可根据患者表现加减化裁：如口渴咽干者，加知母、麦冬；大便秘结者，加生地黄、玄参；胁痛者，加香附、枳壳、赤芍；失眠心烦者，加炒枣仁、夜交藤等。

2. 中期肝肾兼顾 肝体阴用阳，阴常不足，阳常有余，这些生理特点易导致肝出现阴阳失调、虚实转化的病理变化。周次清先生认为，肝气郁结，郁而化火，耗损肝肾之阴，阴虚不能敛阳，阳动生风，是导致高血压发展至中期时出现阴虚阳亢、虚风内动的病理基础。其证多属本虚标实，病位在肝肾，治宜肝肾同调，虚实兼顾。临证中先生灵活运用滋阴潜阳与滋阴息风两法，每获良效。

（1）滋阴潜阳法：主要适用于肝肾阴虚，肝阳上亢证，患者常表现为头痛眩晕，耳鸣耳聋，面热升火，眼花目涩，腰膝酸软，两足无力，大便干燥，舌红、苔白或薄黄，脉弦或弦细。先生指出，治疗此类病证时应根据阴虚与阳亢的孰轻孰重来遣方用药。阳亢重、阴虚轻者，多见于中青年患者，治宜潜阳为主，滋阴为辅，方用天麻钩藤饮（《中医内科杂病证治新义》）加减；阴虚重、阳亢轻者，多见于老年患者，治宜滋阴为主，潜阳为辅，可用三甲复脉汤（《温病条辨》）加减；如阴虚与阳亢并重者，则应滋阴、潜阳并重，首选建瓴汤（《医学衷中参西录》）加减。

（2）滋阴息风法：周次清先生认为，高血压的肝风内动有实风与虚风之不同。实风已在前面有所论述。如若因肝肾阴液亏耗，肝阳升动无制，阳动而风生，则风系因虚而动，为虚风。临床常见头痛眩晕，唇舌发麻，视物模糊，头摇肢颤，手足麻木，筋惕肉瞤，舌红少苔，脉弦细。这种情况往往是中风的先兆。治宜育阴摄纳，敛阳息风，方用大定风珠（《温病条辨》）加减。若虚实并见，治宜滋阴潜阳，镇肝息风，常用镇肝熄风汤（《医学衷中参西录》）加减。

3. 后期治肾为要　高血压迁延不愈，患者年高病久，肾精亏耗，至后期多以肾虚为主，肝的症状不再明显。肾为阴阳之根，诸脏之本，肾阴阳失调引起的高血压不外肾阴虚、肾阳虚和肾气虚（又称肾阴阳两虚）三种情况。先生在辨治中，分别采用相应的治疗方法。

（1）补阴益阳法：适用于单纯肾气虚衰所导致的高血压。临床表现为头痛眩晕，耳鸣耳聋，腰膝酸软，倦怠嗜睡，既怕冷又怕热，尿频遗尿，女性月经量少，闭经或绝经，舌淡苔白，脉虚弱。治宜补阴益阳，化生肾气。周次清先生自拟益肾降压汤，方选桑寄生15~30g，女贞子9~15g，怀牛膝15~30g，炒杜仲9~15g，泽泻9~30g，仙灵脾9~30g。临床使用时，先生根据症状的变化灵活化裁，如头痛头胀者，加钩藤、菊花；大便秘结者，加生地黄、熟地黄、何首乌、玄参；心烦口渴者，加知母、黄柏；畏寒肢冷者，加炮附子、仙茅；下肢水肿者，加车前子、茯苓皮。除此之外，先生也常选用金匮肾气丸（《金匮要略》）或济生肾气丸（《济生方》）加减。

（2）育阴涵阳法：适用于肾阴亏虚所导致的高血压。症见头晕头痛，耳鸣耳聋，眼干唇燥，大便秘结，五心烦热，盗汗，舌红少苔，脉细。治宜育阴涵阳，首选左归丸（《景岳全书》）加减，取其"阳中求阴""补中有化"之意。如见阴虚火旺者，可暂用知柏地黄丸滋阴降火，泻其有余，补其不足。

（3）扶阳配阴法：适用于肾阳虚衰引起的高血压。症见头晕头痛，腰膝酸软，畏寒肢冷，大便稀薄，小便清长，舌淡、苔白，脉沉弱。治当扶阳配阴，首选右归丸（《景岳全书》）加减，取其"阴中求阳""化中寓补"。若见肾阳偏衰，致心阳不振，脾阳式微，出现水湿泛滥，水气凌心而兼见水肿、心悸、喘促等症时，可用真武汤以益火制阴。

4. 理脾法的运用　高血压的头痛眩晕，亦与脾胃失和、痰湿中阻有关。导致脾胃失和的原因,除由饮食失节,伤及脾胃外,大多是由木郁抑土、肝气横逆,或肾阳不能温化所致。因此治疗宜健脾和胃、祛湿豁痰为要,常选温胆汤(《三因极一病证方论》)加减。若兼肝风者,可用半夏白术天麻汤(《医学心悟》)以化痰息风、健脾祛湿。若兼肾阳不足,水湿不化者,可用真武汤(《伤寒论》)以温阳利水。

【验案举隅】

患男,62岁。1981年11月23日初诊。患高血压20余年,平时血压一般在180/110mmHg左右,经常服用复方降压片和心痛定(硝苯地平)等,血压不稳定。近3个月来服用中药治疗,更换几家医院和诸多医生,所服方药不外天麻钩藤饮、镇肝熄风汤和杞菊地黄汤之类,效果不佳。现感头晕目眩,肢体麻木,面部潮红,失眠健忘,腰酸耳鸣,下肢时有轻度水肿,大便稀,每日1~2次。舌淡红、苔白,脉沉弦。血压190/110mmHg。心电图示电轴左偏。中医诊断:眩晕;西医诊断:原发性高血压。辨证:肾气亏虚。治法:补益肾气。处方:自拟益肾降压汤加味。组成:桑寄生30g,女贞子12g,牛膝30g,仙灵脾30g,炒杜仲12g,泽泻30g,炒枣仁30g,天麻12g。水煎服,每日1剂。

二诊:服用上药14剂,感头晕肢麻、腰酸耳鸣减轻,仍失眠健忘,大便稀,晨起即泄,舌脉同前。测血压为170/100mmHg。考虑患者有"五更泄"之虞,以上方合四神丸,加补骨脂12g、吴茱萸5g、肉豆蔻12g、五味子6g,水煎服,每日1剂。

三诊:服用上方14剂,感觉良好,诸症明显减轻,"五更泄"痊愈,舌淡、苔白,脉弦。测得血压为140/85mmHg。嘱原方继服10剂,以巩固疗效。

按:患者患病20余年,病程长久,血压比较难降,且不稳定,为难治性高血压。从其临床表现看,主要以肾虚为主,且偏肾阳虚衰,故用调肝息风的天麻钩藤饮、镇肝熄风汤效果不佳,而杞菊地黄丸重在滋补肾阴,其效亦不佳。周次清先生辨证为肾气亏虚,以补益肾气为法,给予自拟益肾降压汤加味。方中桑寄生、炒杜仲、仙灵脾补肾温阳,女贞子、牛膝滋补肾阴,合用以补阴益阳,化生肾气。先生在处方用药上非常显著的一个特点就是重视中西医结合，既遵中医理法方药之法度，又常参照现代药理研究。对于难治性高血压，尤其是肾虚所致者，先生善用泽泻，一方面肾虚水湿停聚，泽泻主入肾经，利湿泄浊；另一方面，现代药理研究证实，泽泻有明显的降压作用。但是先生也指出，此法对于血液黏度高者不宜应用，以防其血液黏稠度更高而诱发中风。患者服用14剂后，临床疗效不甚理想，先生考虑患者有"五更泄"，遂合用温补脾肾之四神丸，以增其温补肾阳之功。患者又服用14剂后，诸症减轻，五更泄痊愈，血压明显下降。

阳气虚弱是根本，善施三法治病窦

病态窦房结综合征，简称"病窦"，是在多种因素作用下引起的窦房结及其周围组织的病变和功能减退，常导致多种心律失常，以缓慢性心律失常为主，主要包括窦性心动过缓、窦房传导障碍、窦性停搏等。其病程较长，缠绵难愈，疾病后期可以影响心、脑等重要脏器从而导致一系列严重的病变，是心血管疾病中较为常见的疑难病证之一，临床不容忽视。周次清先生精于心血管系统疾病的临床与研究，对本病的辨治积累了丰富的经验。

一、阳气虚弱是发病根本

病态窦房结综合征临床主要表现为持久而严重的脉象迟缓，以及心悸、胸闷、胸痛、乏力、眩晕、甚则昏厥等症状。中医学针对本病并无明确的定义，但根据其证候多将其归属于"心悸""胸痹""怔忡""迟脉证""眩晕""厥证"等范畴。周次清先生认为，本病发生主要在于机体阳气的虚衰，责之心、脾、肾三脏。心以阳气为用，心阳能推动心脏搏动，温通全身血脉以助运行；脾阳根于肾阳，有化生气血之职，对血脉的盈亏以及运行也起着重要作用；肾阳为脏腑阳气之本、元气之根，可温煦人体各脏腑，推动其生理活动。因此，心、脾、肾三脏阳气的盛衰直接影响心跳的快慢、血脉的盈亏以及脉象的虚实。先生指出，若心阳不振、脾阳不运、肾阳虚衰，无以温煦推动，则会导致脉来迟缓、胸闷、眩晕，甚则晕厥等病态窦房结综合征的症状。

1. **心阳不振** 多因禀赋不足，后天失养，或感受外邪，伤及心气，久虚成损而发病。病情一般较轻，脉象以缓为主，或沉而迟，可见有不同程度的胸闷、胸痛、心悸、气短、头昏、神疲等心阳不振的表现。

2. **脾阳不运** 脾阳不运是因火不生土所致，可由心阳不足累及脾阳而致，也可因肾阳虚衰温煦无力产生，以致脾阳虚衰，运化失职，气血生化之源不足，心失所养而出现脉迟细而缓，可伴有面色苍白无华，食少纳呆，大便溏薄，倦怠乏力，舌淡、苔薄白或苔白厚松浮、剥脱。若脾失健运，湿聚痰阻，而致气血逆乱，则脉象非但无迟缓之象，反而见有急数而滑的动脉，或数、时有一止的促脉。

3. **肾阳虚衰** 肾为诸阳之本，与心阳、脾阳关系最为密切。肾阳虚衰可由心阳不振或脾阳不运发展而来，而肾阳虚衰常势必波及心脾之阳。"五脏所伤，穷必及肾""五脏之伤，以肾为重"，因此肾阳虚衰的病态窦房结综合征，病情多较深重。其脉象多见沉迟而弱，常伴有畏寒肢冷，头目昏晕，耳鸣耳聋，智力减退，小便清长或夜尿频多，舌淡、苔少等表现。

气血同源，阴阳相关，因此阳气虚衰，鼓动无力，温煦无权，亦可出现血瘀、痰湿等因虚致实或阳虚损阴、阴阳两虚的病理变化。心阳不振，失于温运血脉，可致血行不畅，心脉瘀阻；脾阳不运，易致痰浊内生，气血不行；肾阳虚衰，不但可以直接导致心脾阳虚，而且会阳虚损阴，造成阴阳两虚。但辨证时应注意，瘀血、痰湿等属因虚而实的标证，不是本病的本质，切不可标本倒置，应始终抓住阳气虚衰这一发病根本。

二、益气温阳是治疗大法

综上所述，阳气虚衰是导致病态窦房结综合征的发病根本，而阳虚又多是在气虚的基础上进一步发展而来，因此在病态窦房结综合征的治疗上，周次清先生提出益气温阳的治疗大法。根据心、脾、肾三脏阳气虚衰程度的不同，分别施以温通心阳、温运脾阳和温补肾阳三法，并结合不同的病理变化及兼夹证候，灵活变通，屡获奇效。

1. **温通心阳法** 此法适用于心阳不振之病态窦房结综合征。先生临证常选用人参、黄芪、炙甘草、黄精、桂枝、麻黄、附子、细辛等药，首选基础方剂是《伤寒论》中的桂枝甘草汤（组成：桂枝、甘草）。方中桂枝辛温入心，可助阳通脉；甘草味甘入心，能补益心气，与桂枝合用，辛甘化阳，共奏温通心阳，生阳化气之功。

若见少气乏力，脉缓弱，寒象不明显者，为心气不足，宜加强补益心气之力，常选用《博爱心鉴》保元汤（组成：人参、黄芪、桂枝代肉桂、甘草）；如伴见四肢发冷，舌淡，脉沉迟弱者，证属心阳虚衰，则须重用温助心阳之法，常用桂枝去芍药加附子汤（组成：桂枝、甘草、附子、生姜、大枣）；若心气虚日久，伤及心血，或阳虚损阴，伤及阴津，则见心慌、失眠、畏寒肢冷、心烦、便秘、舌淡少津、脉迟涩、结代等气血双亏、阴阳俱虚之证，先生强调此时切不可只重视温阳，而忽略养阴，应益气养血、育阴复脉，方选《伤寒论》炙甘草汤（组成：炙甘草、党参、生地黄、麦冬、阿胶、火麻仁、桂枝、生姜、大枣）；如心阳虚衰，温运无权，可见胸痛、胸闷、舌质灰黯有瘀斑、脉涩等阳虚血瘀者，则在温通心阳的基础上，辅以活血化瘀，常用桂枝甘草汤合《普济本事方》芎归散或《时方歌括》丹参饮（组成：丹参、檀香、砂仁）；若阳虚阴盛，则见胸痛胸闷较剧，四肢厥冷，脉沉迟微弱等阳虚阴盛之厥证，则用《伤寒论》当归四逆加吴茱萸生姜汤（组成：当归、芍药、桂枝、炙甘草、细辛、通草、吴茱萸、生姜、大枣），既能温通心阳，又可温经散寒；若是阴寒内盛，心阳浮越，见有心悸不宁、眩晕、厥逆、脉象乍迟乍数或虚弱无力者，则选用《伤寒论》桂枝甘草龙骨牡蛎汤以温肾潜阳。

2. 温运脾阳法 此法适用于脾阳不运之病态窦房结综合征。周次清先生常选用干姜、吴茱萸、蜀椒、人参、白术等药，首选基本方剂是《伤寒论》理中丸（组成：干姜、人参、白术、甘草）。方中干姜辛热，直入脾胃，为温中祛寒，振奋脾阳之要药；人参甘而微温，补气健脾，促进运化；脾为湿土，虚则易生湿浊，故用甘温苦燥之白术，健脾燥湿，配人参复脾运而正升降；炙甘草甘温，益气健脾。四药相合，共奏温运脾阳，补气健脾之功。

如脾气衰败，见屋漏脉及晕厥四逆的厥证时，治宜温补脾阳，补益脾气，可用《医宗必读》新定拯阳理劳汤（组成：人参、黄芪、白术、炙甘草、陈皮、肉桂、当归、五味子）；如兼见心悸怔忡，眩晕失眠，属心脾阳虚者，宜用《伤寒论》桂枝人参汤（组成：桂枝、甘草、人参、白术、干姜）以温助心脾阳气；如脉沉迟而细弱，兼见眩晕心悸，精神萎靡，肢体浮肿，久泻不止或五更泻等，属脾肾阳虚者，治宜温肾暖脾，选用《太平惠民和剂局方》附子理中汤（组成：附子、人参、白术、干姜、炙甘草）；若阳虚阴乘，痰浊中阻，气血逆乱，可见胸闷憋气，胸痛，心悸眩晕，恶心呕吐，舌苔白厚腻，脉促或动数，则宜酌情选用《金匮要略》大建中汤（组成：川花椒、干姜、人参、饴糖）合吴茱萸汤（组成：吴茱萸、人参、大枣、生姜）或瓜蒌薤白半夏汤。

3. 温补肾阳法 此法适用于肾阳虚衰之病态窦房结综合征。临床上先生常选用附子、肉桂、鹿角胶、补骨脂、仙灵脾、巴戟天等温补肾阳之品，首选基本方剂是《金匮要略》肾气丸（组成：附子、桂枝、干地黄、山茱萸、山药、泽泻、茯苓、牡丹皮）。方中附子、桂枝温壮肾阳；干地黄、山药、山茱萸滋补肾阴，与桂枝、附子合用，以"阴中求阳"，原方中补阳药量轻而滋阴药量重，则是取"少火生气"之意；泽泻、茯苓渗湿泄浊；牡丹皮与桂枝伍用，以调畅血分之滞。八药合用，共奏补肾助阳之功，被后世誉为"千古补肾阳之祖方"。

如心肾阳虚者，兼有心悸、胸痛、面色灰滞，精神疲惫，宜用《金匮要略》桂枝附子汤（组成：桂枝、附子、炙甘草、生姜、大枣）；脾肾阳虚者，兼见脘腹胀闷，食少便溏等，治用《伤寒论》附子汤或《景岳全书》茱萸四逆汤；心脾肾阳俱虚者，宜用《医门法律》附姜归桂参甘汤；阳虚阴乘者，可见胸闷胸痛，心悸，甚则晕厥，宜用麻黄附子细辛汤或麻黄附子甘草汤；肾阴肾阳互根互用，若阳虚日久，或久服温热药，可导致阳虚损阴的变证，而见心烦失眠，口干咽燥，大便干结等症，治宜扶阳配阴，育阴涵阳，可酌情选用《景岳全书》右归丸或大补元煎；若患病日久，可出现阴衰阳脱，气血逆乱的危候，脉象乍数乍迟，可见一息九至的"脱脉"、一息七至八至的"疾脉"，或一息一至的"败脉"、一息二至的"损脉"，也可见连连顿止的"雀啄脉"等危重的离经之脉和阴阳不相顺接的厥逆证，治宜《景岳全书》镇阴煎（组成：熟地黄、牛膝、炙甘草、泽泻、附子、肉桂）或《太平圣惠方》紫石英散（组成：紫石英、桂心、人参、茯苓、黄芪、白术、熟地黄、麦冬、甘草）。

周次清先生多年临床实践证明，以益气温阳法治疗病态窦房结综合征不但可以改善患者症状，而且具有提高基础心率、改善心排血量、预防重要脏器缺血、减少心律失常发生的作用。

【验案举隅】

患女，41岁。1980年3月14日初诊。患者于10年前感觉心慌，1976年心慌加重，伴胸闷，时有头晕，经某医院诊为"病态窦房结综合征"，曾服阿托品治疗，效果不明显。现心慌，胸闷，时有晕厥，伴头昏乏力，胸背疼痛，畏寒肢冷，舌质淡红，苔薄白，脉沉迟无力。查体：血压110/80mmHg，心率42次/min，心尖区可闻及2~3级吹风样收缩期杂音。心电图示窦性心动过缓，心率45次/min，阿托品试验阳性。西医诊断：病态窦房结综合征。中医辨证：心阳不振。患者有头昏、时有晕厥之症，乃因肾阳亦虚，阴阳之气不相顺接所致之寒厥证。治法：温通心阳为主，兼温补肾阳。处方：保元汤合麻黄附子细辛汤。组成：

黄芪 30g，党参 15g，桂枝 9g，熟附子 9g，炙甘草 6g，生麻黄 6g，细辛 3g。水煎服，每日 1 剂。

服药后心率逐渐提高，症状逐渐减轻。半月后，心率增至 60 次/min 左右。继用前方治疗，其间定时测试心率，平均 66 次/min，症状消失。4 月 14 日复查，心电图正常。5 月 7 日复查心电图，阿托品试验阴性。

按：患者胸闷、心悸、乏力、头昏、畏寒肢冷、脉沉迟无力，是比较典型的心肾阳虚表现，因此周次清先生以宣通心阳、温补肾阳立法，方选益气温阳的保元汤与温阳散寒的麻黄附子细辛汤合方，可谓方中有方，法中有法。病态窦房结综合征虽属疑难病证，但先生处方药仅七味，用药精练，药力专一，这是先生在处方用药方面的一大特点，"有方有药，力戒庞杂"。在药物的用量上，先生也是严格遵守中医法规，主张主次分明，药量适中。一般质重者、药性平和者量重，有毒药物、药性峻烈者用量宜轻。方中黄芪、党参补气，药性平和，用量宜大；桂枝、附子药性峻烈用中量；麻黄药性更烈用小量；而细辛有毒用量不过钱，仅用 3g。由此可以看出，周次清先生对方药配伍的微细差别、用量多少的作用异同，都有精辟的见解和严谨的使用规范。

分期分型相结合，巧治病毒心肌炎

病毒性心肌炎是一种较常见的心血管系统疾病，是由病毒感染导致的局限性或弥散性心肌炎性病变，其临床表现多取决于受累心肌的病变程度，轻者可无症状，重者可致心力衰竭甚至心源性猝死。目前，病毒性心肌炎仍是临床亟待解决的关键问题之一，中医药在治疗该疾病方面具有独特优势。本病根据症状可归属于中医学"心瘅""心悸""怔忡""胸痹"等范畴。周次清先生经过几十年的潜心研究，在病毒性心肌炎的辨治方面积累了丰富经验。他融汇中西，强调西医辨病与中医辨证有机结合，从病毒性心肌炎的急性期、恢复期、慢性期、后遗症期四个病变阶段着手，精心辨识每一期的辨证要点，进而分型论治，常获良效。

一、急性期——辨清风热与风湿，治宜辛凉与除湿

病毒性心肌炎是由于病毒侵犯心肌而引起的，急性期主要表现为炎症。根据邪气性质与发病部位的不同，周次清先生常从两个方面进行论治。

1. **风热犯肺，心肺同病** 多发于冬春，系由风热外袭，侵入肺卫，易伤肺之气阴；肺气贯心脉，而百脉朝于肺，肺气阴不足易致心的虚损，从而形成心肺同病。临床常初见发热重恶寒轻，全身酸痛，头痛，咽痛，咳嗽流涕，舌苔薄白或薄黄，脉象浮数或促等风热表证；几天后出现心悸，气短，胸闷等心肺不足之象。治宜清热解毒，疏表宣肺，常选《秋温证治》辛凉清解饮（组成：桔梗、杏仁、牛蒡子、蝉蜕、薄荷、金银花、连翘、淡竹叶）治疗。方中金银花、连翘辛凉疏表，清热解毒；牛蒡子、薄荷、蝉蜕疏散风热，清利咽喉；淡竹叶清热生津，以防热盛伤津；桔梗、杏仁宣降肺气，止咳祛痰。

如发热重，酌加蒲公英、板蓝根、生石膏以增清热解毒之力；咳嗽较重者，可加制枇杷叶、百部以止咳化痰；胸闷胸痛加瓜蒌皮、枳壳、郁金以宽胸行气；咽喉疼痛加玄参、马勃以利咽解毒；热伤气阴、损及心肺，则用《温热经纬》清暑益气汤或《时病论》清热解毒法（组成：西洋参、大麦冬、细生地黄、玄参、金银花、连翘、绿豆）以益气养阴，清热解毒。

2. **风湿困脾，心脾同病** 常见于夏秋，是因风湿内侵，易伤脾之阳气；由于心主血脉，脾为气血生化之源，所以脾阳不足会直接影响到心阳，从而导致心脾同病。患者初起见寒热起伏，肌肉酸痛，恶心呕吐，腹泻纳呆，舌苔滑腻，脉象濡缓或结代等湿邪困脾的证候；继而出现神疲乏力，气短心悸，胸痛等心脾两虚之象。治宜芳香化浊，疏表胜湿，常选用《时病论》宣疏表湿法（组成：苍术、藿香、防风、秦艽、陈皮、砂仁、生甘草）。方中藿香芳香化湿；苍术燥湿运脾；陈皮、砂仁化湿醒脾，又能行气，使气化则湿化；秦艽、防风祛风胜湿；甘草健脾和中。

若表湿重者，加羌活以解表胜湿；表里俱实，湿热内迫，见胸满，腹泻，舌红、苔黄腻，脉促者，宜用《伤寒论》葛根黄芩黄连汤（组成：葛根、黄芩、黄连、甘草）以表里双解，清热祛湿；湿热郁阻，脾气受困，病情缠绵不愈者，宜用《证治准绳》清热渗湿汤（组成：盐黄柏、黄连、苍术、白术、茯苓、泽泻、甘草）苦降清热，健脾利湿。

上述两个证型，病情较轻，亦有起病急骤者，临床除有外感风湿或风热的症状外，常有心悸胸痛，呼吸困难，烦躁不安，面色发绀，脉象迟细微弱或结代无力等充血性心力衰竭的心阳虚衰、心脉瘀阻证候。有的患者由于正衰邪陷，突然出现面色苍白，汗冷肢厥，唇指青紫，血压下降，脉象微弱等虚阳外脱危候。这些情况小儿多见，病情危重。周次清先生认为，此时虽外邪较盛，但正气也已损伤到阴竭阳绝的程度，因此治疗必须扶正多于祛邪。其中，心阳虚衰，心血瘀阻者，宜用《银海精微》回阳汤（组成：人参、附子、甘草、五味子、当归、赤芍、川芎、细辛、茯苓、车前子）益气温阳，活血利水；阴衰阳脱者，宜用《伤寒六书》回阳还本汤（组成：人参、麦冬、五味子、附子、甘草、干姜、陈皮、腊茶）益气养阴，温经回阳；阳气虚衰、阴寒内盛，抽搐、昏迷、肢厥者宜用《医宗必读》附子麻黄汤（组成：人参、附子、干姜、白术、甘草、麻黄）益气回阳，散寒救逆。

二、恢复期——察明正虚与邪实，治宜扶正兼祛邪

病毒性心肌炎患者，经适当治疗，正气渐复，病邪始减，病情趋向好转，此

时疾病进入恢复期。但有时病邪虽减而正气已伤，或因正气微虚，邪亦微实，正邪相持不下，而使病情迁延，日久难愈。因此，周次清先生强调，在恢复期应重视正虚与邪实的关系，治疗以扶正为主、祛邪为辅。

1. **气阳不足，湿邪留恋**　临床常见低热不解或发热起伏，胸闷憋气，神疲体倦，面色苍白，时出冷汗，纳呆便溏，舌苔白腻，脉象濡缓或结代。心电图检查多表现为窦性心动过缓、传导阻滞、期前收缩等。治宜益气温阳，健脾燥湿。方选《疡医大全》参芪丸（组成：生黄芪、苦参、苍术）。方中黄芪甘温纯阳，重在补气；苍术、苦参健脾燥湿。

脾虚甚者，加党参、白术、茯苓以增补气健脾之功；湿邪盛者，加猪苓、泽泻、车前子以利水渗湿；阳虚甚者，加桂枝、干姜以温助脾阳。

2. **气阴亏虚，热邪未尽**　常见有午后发热，心悸心烦，口干乏力，盗汗，舌红少苔，脉象细数或促等。心电图多见窦性心动过速、期前收缩、心肌劳损等。治宜益气养阴，清热安神，宜用《幼科铁镜》人参安神汤（组成：人参、麦冬、生地黄、当归、黄连、酸枣仁、茯神）。方中人参补气；麦冬、生地黄、当归益阴养血；黄连清热除烦；酸枣仁、茯神宁心安神。

3. **微虚微实**　如逢冬春时感受风寒，自觉形寒微热，倦怠乏力，食欲不振，脉缓，证属阳虚冒寒者，治以益元逐寒、调和营卫为法，方用保元汤合桂枝汤；若在夏秋季冒受暑湿，自觉似热非热，周身不适，头目不清，胸闷，心悸气短，心电图常显示 ST-T 改变，反复发作，久损不愈者，证属阴虚冒暑，常投以轻清缓补之生脉散合《温病条辨》清络饮。

三、慢性期——多因阴阳偏胜与偏衰，治疗重在温阳与益阴

周次清先生认为，病毒性心肌炎进入慢性期，多因邪去正伤或反复感染引起机体阴阳的偏盛偏衰。若阳气不足，气血运行不畅，津液不得输布，从而产生血瘀气滞、痰湿阻络的病理变化；若阴血亏虚，不能制阳，而致郁热内炽，使心肌劳损，久虚不复。因此，补其不足、泻其有余，调整阴阳的偏盛偏衰是此期治疗的基本法则。另外，对于因虚而产生的痰湿、气滞、血瘀、火郁等病理产物，则应在补虚扶正的基础上，兼以祛邪。

1. **气阳不足**　临床可见神疲乏力，短气自汗，心悸胸痛，面色苍白，舌质淡、苔薄白，脉象迟涩、结代等症。患者心电图常表现为 ST-T 的改变、传导阻滞、心律不齐、低电压等。治宜益气温阳为主，先生常选《杂病源流犀烛》参芪益气汤（组成：人参、黄芪、炮附子、白术、炙甘草、五味子、麦冬、陈皮）。

方中人参、黄芪、白术、甘草重在补中益气；炮附子温助心脾阳气；五味子、麦冬与人参合用，取生脉散之义，益气养阴，敛汗复脉；陈皮理气和中，与补药合用使其补而不滞。

如阳虚阴乘，痰湿内生，兼有水肿，舌质淡胖，舌苔滑腻，脉象缓滑、结、代等症，可合瓜蒌薤白半夏汤以通阳散结，涤痰宽胸；兼有胸痛较重，舌质瘀黯、瘀斑，脉沉涩、结、代等血瘀气滞证候者，合丹参饮以活血化瘀，行气止痛；若是见呼吸似喘，气短不足以息，脉象沉迟微弱、至数不齐等胸中气陷者，当以益气升阳，多用《医学衷中参西录》升陷汤（组成：生黄芪、知母、柴胡、桔梗、升麻）加人参、山茱萸治疗。

2. 阴血不足 临床常见心悸怔忡，胸闷胸痛，头晕急躁，口干口苦，失眠盗汗，便秘尿黄，舌红干、少苔，脉象细数、促等症。患者的心电图常表现为ST-T改变、窦性心动过速、阵发性室上性心动过速等。治宜益阴养血为要，常选《温热论补注》人参养营汤（组成：人参、麦冬、五味子、地黄、当归、白芍、知母、陈皮、甘草），若阴血不足，无以养心，心神不安者，则可用《七松岩集》心经虚损方（组成：人参、茯神、枣仁、当归、丹参、龙眼肉、生甘草）以养血安神。

如阴亏液煎，痰火阻络，兼见口干不欲饮，舌红而润，脉象动数、滑促等症者，可酌加瓜蒌、黄连、石菖蒲以清热化痰；若是阴亏血滞，兼有舌质黯红，口干漱水不欲咽等症时，常选丹参、赤芍、桃仁、红花以活血化瘀。若阴阳俱虚，患者既不耐寒也不耐热，宜用《温疫论补注》参附养营汤（组成：人参、附子、炒干姜、生地黄、当归、白芍）以平补阴阳，益气养血。

四、后遗症期——发病多因精气虚，治宜养心与补肾

病毒性心肌炎后遗症以心律失常为主，有的伴有全身症状，有的则没有明显症状，仅遗留较稳定的异常心电图表现。"心本乎肾，上不安者由于下，心气虚者因乎精"，因此，精气内夺，积虚成损，心肾亏虚，心脉失养，是病毒性心肌炎后遗症期的主要病机，故养心补肾是本病后遗症期的主要治法。

如损其心者，症见气短胸闷，心动悸，舌光少苔，脉结、代，治宜益气补血，养心复脉，先生常投以《伤寒论》炙甘草汤（组成：生地黄、甘草、人参、桂枝、麦冬、阿胶、火麻仁、生姜、大枣）。方中重用生地黄、甘草滋心阴，益心气；人参、大枣补气健脾；阿胶、麦冬、火麻仁补心血，养心阴；桂枝、生姜温通心阳。诸药合用，既能滋养心之阴血以充养血脉，又能温助心之阳气以鼓动

血行，共奏滋阴养血，益气温阳，复脉定悸之功。

若损其肾者，则见心悸头晕，神倦乏力，纳呆食少，头晕耳鸣，健忘失眠，小便清频，畏寒恶热，舌淡少津，脉象细迟而涩。治宜滋阴通脉，补精生脉，常用《类证治裁》生脉补精汤（组成：人参、麦冬、五味子、熟地黄、当归、鹿茸）。方中人参、麦冬、五味子三药相合，即生脉散，能益气养阴；伍以熟地黄、鹿茸补肾填精；当归养血通脉。抑或选用《冯氏锦囊秘录》全真一气汤（组成：熟地黄、麦冬、炒白术、五味子、牛膝、制附子、人参），效亦显著。

另外，对症状不典型的患者，先生根据多年临床经验，提出以药测证的治疗方法。如用药偏于温补，患者即出现心烦、口干、便秘等症；如用药偏于滋补，则见乏力、纳少、便溏等症。这种情况也是阴阳两虚、肾气不足的表现。

除此之外，病后脏气乖违，痰浊瘀血阻其运行之机，也是本病后遗症较为常见的病理变化。患者可出现胸闷胸痛，心悸、怔忡等症，治宜活血化瘀，通经活络，先生常投以血府逐瘀汤加减。

【验案举隅】

患女，42岁，1971年3月就诊。患者胸闷心慌，时好时重1年半，经常因心慌、晕厥住急症室，被诊断为慢性复发型病毒性心肌炎。现患者感胸闷憋气，心悸，头晕乏力，气短似喘，面色萎黄，食欲不振，大便稀溏，每日2~3次已持续2年多，身体既不耐冷，又不耐热，而偏于畏寒，舌淡不润，苔白厚粗松，中心剥脱，脉律不齐、三五不调。多次检查心电图均显示频发房性期前收缩呈二联律、阵发性房颤、T波V_1~V_5倒置、低电压。中医诊为气阳不足、阴血亏虚之心悸。虽阴阳俱虚，但当时有气虚下陷之征象，先用升陷汤5剂，升复胸中阳气，继用参芪益气汤，益阳气、化阴血。连服25剂，症状明显减轻，在服药过程中房颤发作次数减少，持续时间较短。最后改用参附养营汤，平补阴阳，调养气血，化生真元，服用36剂，症状基本消失，心电图恢复大致正常，且多年来服各种抗生素久治不愈的大便稀溏也随之而愈。

按：患者所患病毒性心肌炎，属慢性期。周次清先生认为，患者正伤邪祛，反复发作，从而导致机体气阳不足，阴血亏虚，阴阳俱虚。治疗当以调整阴阳的偏盛偏衰为主。但患者就诊时，尚有气虚下陷之象，故先投以《医学衷中参西录》升陷汤5剂，益气升阳举陷，待其胸中阳气升复，再调其阴阳。患者虽阴阳俱虚，但诊察其舌脉，更以气阳不足为重，故先生重视其气与阳的恢复，治以益气温阳为主，给予《杂病源流犀烛》参芪益气汤，患者病情明显缓解。又虑其既不耐寒也不耐热，此为阴阳俱虚之候，故改用《温疫论补注》参附养营汤以平调阴阳，补养气血。从此案例的辨治过程来看，先生辨证明确，施治得当，不仅重视初诊时的辨证立法，更重要的是在疾病发展变化的过程中，能严格把握其病机转变，采取相应的治疗方法，从而取得理想效果。

善用交通心肾法，辨治健忘有良效

交通心肾法是针对心肾不交证而确立的治法。"心肾不交"，是指心与肾两脏失去正常的协调关系而出现的病理表现，是与"心肾相交"相对的病理概念。这一理论是中医脏象学说的主要内容之一，对中医临床实践有重要的指导意义。周次清先生临证几十载，对心肾不交的认识有独到见解，运用交通心肾法治疗健忘等病证，取得显著疗效。

一、"心肾相交"理论的历史源流及其内涵

"心肾相交"，是对心肾两脏正常生理功能互相影响的概括。《周易·泰卦》云"则是天地交而万物通也，上下交而其志同也"，可谓是对"心肾相交"的最早认识。后世医家多从阴阳两交、水火既济论述。如《素问·六微旨大论》云："相火之下，水气承之……君火之下，阴精承之。"《备急千金要方·心脏脉论》云："心者火也，肾者水也，水火相济。"《格致余论》云："人之有生，心为火居上，肾为水居下，水能升而火能降，一升一降，无有穷已，故生意存焉。"《内经知要》又云："肾者水也，水中生气，即真火也。心者火也，火中生液，即真水也。阴中有阳，阳中有阴，水火互藏，阴阳交体，此又不可不知者也。"由此可见，"心肾相交"包含了阴阳互藏、水火既济的丰富内涵。明代周慎斋在《慎斋遗书》中提到，"心肾相交，全凭升降，而心气之降，由于肾气之升；肾气之升，又因心气之降……欲补心者须实肾，使肾得升；欲补肾者须宁心，使心得降……乃交心肾之法也"，首次明确提出了"心肾相交"的概念。

心属火居上属阳，肾属水居下属阴，心火下降于肾以资肾阳，使肾水不寒，肾水上济于心以资心阴，使心火不亢。心主血脉，运行血液以濡养全身，肾主藏精，精气充盈可推动人体生命活动。精血互生，肾精上注生成心血，心血濡养则

肾精充盛。心藏神为君主之官，精神之所舍，肾主志为精明之府，藏精生髓，髓上聚于脑养神，肾精充足则心神自然安稳。又心藏君火，为后天之火，肾寓相火，为先天之火，君相之火，同中有异，互为制用。以上皆为心肾相交的具体体现。

二、周次清先生对"心肾不交"的认识和应用

"心肾不交"，是相对于"心肾相交"正常生理状态的病理概念，是心肾功能失调的表现。首见于宋代严用和的《重订严氏济生方·白浊赤浊遗精论治》："心火炎上而不息，肾水散漫而无归，上下不得交养，心肾受病……此皆心肾不交。"全国中医药行业高等教育"十三五"规划教材《中医诊断学》对"心肾不交"的定义为："是指心肾水火既济失调，以心烦、失眠、梦遗、耳鸣、腰膝酸软等为主要表现的证。"

周次清先生指出，"心肾不交"的概念，说起来很简单，但在实际临床应用中往往不够明确。对心肾不交的认识，也不能仅局限于水火不济，应当意识到阳气的不足。对于心肾不交的治疗，先生也颇有见地。他强调治疗心肾不交不同于虚则补之、实则泻之的一般处理方法，其治则是：补心须实肾，补肾须实心；既要泻又要交，既要补又要通。诚如《慎斋遗书》所云："欲补心者须实肾，使肾得升；欲补肾者须宁心，使心得降……乃交心肾之法也。"在临床具体辨治中，先生特别注意以下几种情况。

1. 火旺引起水亏 本证以舌红、苔黄少津、大便干、小便赤、口干心烦、脉数为特征；标证以心悸、失眠、遗精为多见。治宜清降心火，滋补肾水，常用《伤寒论》黄连阿胶汤（组成：黄连、黄芩、芍药、鸡子黄、阿胶）。方中阿胶、芍药壮水实肾；黄芩、黄连降火宁心；鸡子黄上以养心，下以补肾，并能安中，从而起到交通心肾的作用。

2. 阴虚引起阳亢 本证以消瘦、乏力、五心烦热、舌红少苔、脉细数为特征；标证以心悸怔忡、失眠、健忘为多见。治宜滋阴潜阳，交通心肾，常用《校注妇人良方》天王补心丹加减。方中当归、丹参补血宁心；生地黄、玄参实肾宁心；朱砂重镇潜心；桔梗质轻载升；远志、五味子合用则能交通心肾。

3. 心气不足、肾气不纳 本证以气短、胸闷、神疲乏力、舌质淡、脉象虚数为特征；标证以健忘、耳鸣、心悸、多梦为多见。常用《是斋百一选方》朱雀丸（组成：沉香、茯神、人参）。方中人参益气生神，使心之神明下通于肾；沉香纳气生精，使肾之精华上交于心；茯神健脾宁心，心宁则静，静则心气下行。

4. 肾阳不足，蒸化无力所致的肾水不升、心火独亢 本证以畏寒恶热、口

干苦、腰膝冷、心烦、便稀、时而失眠、时而嗜睡、舌质淡红为特征；标证以心悸、失眠、健忘较多见。治宜清降心火，交通心肾，常用《韩氏医通》交泰丸（组成：黄连、肉桂）。方中肉桂入肾，温壮肾阳，引火归原；黄连入心，降火清心，二者一阴一阳，清心热则心火不上炎而下降，温肾阳则肾中水可蒸腾气化而上行，如此则水火相交。

因此，先生认为，心肾不交不能单纯被理解为水亏火旺，而水亏火旺也不都是心肾不交。临床必须既见肾水亏、心火旺或心肾阳虚的本证，又有心悸、不寐、健忘、遗精等标证，才能诊断为心肾不交。否则，就不能称其为心肾不交。

三、周次清先生运用交通心肾法治疗健忘

健忘，亦称喜忘、善忘，是以记忆力减退、遇事善忘为主要表现的一种病证，多与心悸怔忡、眩晕、不寐同时兼见。《类证治裁》曰："健忘者，陡然忘之，尽力思索不来也。"周次清先生认为，健忘的发生，病位在脑，与心、脾、肾三脏虚损有关，心肾不交为其主要病机。

《灵枢·本神》云："肾藏精，精舍志。"精能生髓，上充于脑，精足则脑髓充而神旺，"水足髓充，则元神精湛而记忆不怠矣"。若肾精不足，脑髓失充，元神失养，可导致记忆力减退。诚如《类证治裁》曰："夫人之神宅于心，心之精依于肾，而脑为元神之府，精髓之海，实记性所凭。""志"寓有"记忆"之意，其藏于肾精之中，受精之涵养。若肾精亏虚，志失涵养，故见记忆下降，如《医学心悟》所言："肾主智，肾虚则智不足，故善忘其前言。"心藏神，为君主之官，精神之所舍，主导和统率人体的活动。若心气亏虚，不能充养心神，则出现心神恍惚，健忘前事。《医学心悟》云："心藏神，神明不充，则遇事遗忘也。"由此可见，人之记忆力与心肾关系甚为密切。

心肾相交，阴精上承，以安其神，阳气下藏，以安其志。《辨证录·健忘门》中，陈士铎指出"夫心肾交而智慧生，心肾离而智慧失，人之聪明非生于心肾，而生于心肾之交也"，其后的《类证治裁》中则提出"神明寓于心肾交感之中"的观点。若心肾不交，水火不济，则心之神明不能下通于肾，肾之精华不能上达于脑，故脑海空虚，症见健忘。清代汪昂《医方集解·补养之剂》云："人之精与志皆藏于肾，肾精不足则志气衰，不能上通于心，故迷惑善忘也。"

周慎斋提出"心肾相交，全凭升降"，而脾胃是人体气机升降之枢纽，故《血证论》言："血生于心火而下藏于肝，气生于肾水而上注于肺，其间运上下者脾也。"因此，心肾相交，一升一降有赖于脾之健运功能。先生认为，若脾虚

不健，不能化生精微，则致心肾失养，肾虚不能上潜心神，心虚则无力摄纳肾气于心，水火交通无源；同时，脾虚升降失职，也可影响心肾水火上下运行，皆可导致心肾不能相交，而见记忆力下降，遇事易忘。清代医家张聿青曾说："不知水火之不济，非水火之不欲济也，有阻我水火相交之道者，中枢是也。"此处中枢即指脾胃。

因此，周次清先生强调，脾虚不健，心肾失养，不能相交是导致健忘的主要病机。故而在健忘的治疗上，先生尤为重视两点：一是必先充养心肾，而补益心肾，必先益气健脾，使生化有源，心肾渐充，以奏交通心肾之效；二是交通心肾，重在于"交"，"补肾而使之时上，养心而使之善下，则神气清明，志意常治，而何健忘之有"（《医宗必读》）。据此，拟定益气健脾、滋肾养心、交通心肾为治疗大法，先生临证常选用妙香散合朱雀丸加减。

妙香散，出自《太平惠民和剂局方》卷五（绍兴续添方），由麝香、木香、山药、茯神、茯苓、黄芪、远志、人参、桔梗、炙甘草、辰砂组成。朱雀丸，出自《是斋百一选方》卷一引苏韬光方，由茯神、沉香组成，食后人参汤送服。两方合用，方中黄芪、人参、炙甘草、山药益气健脾；人参兼能养心气生神，使心之神明下通于肾，沉香纳气生精，使肾之精华上交于心；茯苓、茯神健脾宁心，心宁则静，静则心气下行。远志既能开心气以宁心安神，又可通肾气而强志不忘，为交通心肾、益智强记之要药；木香行气健脾；麝香善通心窍；木香、桔梗升浮，载药入心；辰砂主入心经，镇心安神。诸药合用，使脾运得健，肾精得充，心血得养，则心肾相交，神明得用。方中诸药，多为心经之药，故偏于治心。

若兼见失眠者，加用炒枣仁30g、夜交藤30g、合欢皮20g；大便不成形者，加苍术15~18g；食少者加生山楂12~14g、生薏苡仁30g；乏力明显者加麦冬12~15g、五味子3~5g；腰膝酸软者，加熟地黄20~30g、山茱萸10~12g；腹胀明显者，加砂仁6g、枳壳10g；口干者加麦冬12g、知母9~10g；手足发凉者加桂枝5~6g等。

【验案举隅】

患女，47岁，教师，2000年4月14日就诊。主诉：丈夫去世后记忆力减退14个月，加重2个月。14个月前，丈夫车祸身亡后，病人因精神忧虑出现健忘，呈进行性加重，于我院行颅脑CT，检查结果示无异常。2个月前由于过度思虑出现转身即忘，不能进行日常教学工作，遇事陡然忘之，费力思索不得，意识恍惚，胸闷心悸，易醒多梦，食少腹胀，大便不能成形，神疲乏力，善太息，舌质淡，苔稍厚，脉弦细。体格检查：一般情况可，精神不振，意识清。双肺呼吸音清，心率89次/min，心律齐，各瓣膜听诊区未闻及病理性杂音。无理解力、判断力、计算力减退。心电图、颅脑CT检查无异常。诊断：健忘。脾气虚弱，心肾亏虚，阴阳不交证。治法：健脾益气，补益心肾，交通心肾。处方：妙香散合朱雀丸加减。组成：人参10g，生黄芪30g，茯苓12g，木香6g，生山药18g，山茱萸10g，远志6g，沉香6g，酸枣仁30g，苍术18g，甘草6g。水煎服，每日1剂。

上方服6剂后，症状减轻，于前方加五味子4g，病人自行守方继服，记忆力明显增加。药至56剂时，恢复日常教学工作，随诊2年，无复发。

按：周次清先生辨证此患者系因思虑伤脾，脾虚失健，化源匮乏，心肾失养，以致心肾阴阳不交，水火不济，症见健忘、心悸、不寐等症，治当益气健脾，滋肾养心，交通心肾，方用妙香散合朱雀丸加减。原方偏于治心，先生本案酌加温涩之山茱萸，能补肾益精。又虑其脾虚较重，遂减去原方中辛散走窜之麝香、重镇败胃之朱砂，另加酸枣仁养心安神、苍术燥湿健脾。患者服用6剂症状减轻，说明方证相符，遂原方基本不变，仅加一味五味子，滋肾补阴，宁心安神，与远志合用，交通心肾之功显著。

主要参考文献

[1] 裴红艳，高洪春. 益心健脑汤临床应用举隅[J]. 山东中医杂志，2011，30（7）：513-514.

[2] 姜萍. 周次清教授辨治冠心病思路谈[J]. 中医研究，2006，19（4）：48-50.

[3] 宫海民，段文卓，王欣，等. 周次清益气活血治疗心系疾病经验[J]. 山东中医杂志，2006，25（6）：420-421.

[4] 高洪春，杨传华，周建国. 山东中医药大学九大名医经验录系列——周次

清［M］．北京：中国医药科技出版社，2018．

［5］高洪春．周次清教授诊治高血压病的经验［J］．山东中医学院学报，1992，16（1）：58-61．

［6］路广晁．周次清辨治高血压病的经验［J］．中国医药学报，1994，9（3）：40-42．

［7］《中国现代名中医医案精粹》选登（20）——周次清医案［J］．中医杂志，2011，52（20）：1800．

［8］路广晁．周次清教授诊治病窦综合征经验述要［J］．山东中医杂志，1993，12（4）：6-8．

［9］高洪春．周次清教授三法变通治病窦的经验［J］．新中医，1994（5）：1-2．

［10］耿乃志，沈艳伟，徐倩倩，等．中医药治疗病态窦房结综合征研究进展［J］．时珍国医国药，2018，29（3）：685-687．

［11］高洪春．周次清治疗病毒性心肌炎的经验［J］．中医杂志，1992，33（12）：13-14．

［12］路广晁．周次清教授诊治病毒性心肌炎的经验［J］．山东中医学院学报，1993，17（2）：7-9．

［13］陈茂仁．周次清诊治病毒性心肌炎的经验［J］．江西中医药，1993，24（2）：10-11．

［14］陈灏珠，林果为，王吉耀．实用内科学［M］．14版．北京：人民卫生出版社，2013．

［15］周次清．谈心肾不交［J］．山东中医学院学报．1984，8（1）：33．

［16］张蕴慧．周次清教授以交通心肾法治疗记忆力减退经验举隅［J］．2005（3）：250．

［17］王峰，刘国伟，张晓琳．心肾相交与心肾不交探析［J］．中国民族民间医药，2016，25（4）：71-72．

［18］姚涛，胡志希，李琳，等．"心肾不交"理论探讨［J］．中国中医药信息杂志，2021，28（2）：107-109．

（于鹰整理，高洪春审阅）

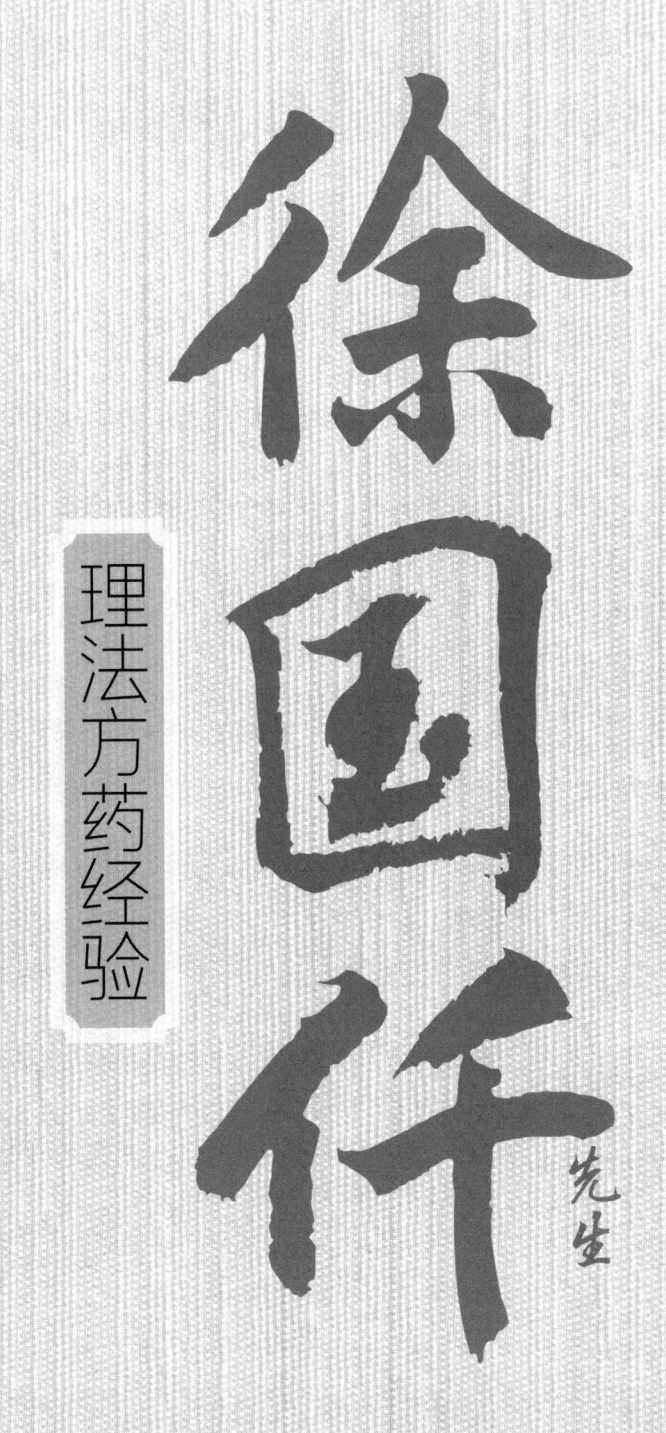

徐国仟先生

理法方药经验

徐国仟
生平简介

　　徐国仟先生（1921—1995），山东省黄县（今龙口市）海云寺徐家村人，中国共产党党员，山东中医药大学教授，博士研究生导师，全国劳动模范，著名中医学家，享受国务院政府特殊津贴。

　　先生幼年时期，其父亲于烟台经商，母亲居家务农，7岁入读村中私塾，习《三字经》《百家姓》《增广贤文》等传统启蒙读物，学习刻苦努力。因军阀战乱，于1928年，全家迁居至烟台，遂转入烟台信义小学就读，1933年毕业于崇正小学。1934年考入崇正中学，于1937年毕业。后因"七七事变"，时局动荡，未能继续求学。是年冬，不幸患病，遂赴大连诊治。于1938年冬，返至烟台，继读私塾，习"四书""五经"，此外广泛涉猎经史杂记，无所不窥，学识日博。

　　先生母亲常年患病，求医甚多而疗效不彰，先生为侍母病，乃立志学医。于1941年考入华北国医学院，该校由京城四大名医之一施今墨先生于1931年创办。课程以中医为主，同时开设西医基础及外文课，是当时著名的中医教育机构之一，名医云集，响彻华北，为当时中医界最高学府。先生在该校潜心求学，广泛涉猎，不仅掌握了中医基础知识与临床技能，而且学习了大量的西医知识，为日后从事中医事业打下了厚实的基础。1944年，先生以优异的成绩毕业，经同学孙一民介绍，成为施今墨先生入室弟子，随师诊病，继续临证深造。施师医理宏博精深，临证经验丰富，用药严谨，遵古而不泥古，敢于创新，拼搏上进，勤学苦读；这些精神深深感动并影响着先生，从而形成了其毕生严学苦读的习惯。

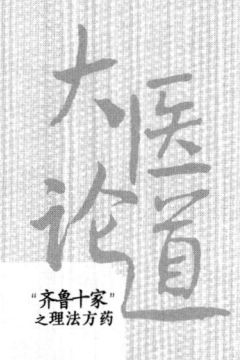

1947年，先生经考试取得了行医执照，始在烟台正式悬壶济诊。先生医学基础扎实深厚，又经名师指点，加之先生勤于医理体悟，将其与临证实践相结合，中西医结合并用诊查方法亦不断提高，其医术日臻精湛成熟。1948年烟台解放，先生发挥自己的专业特长，积极投入爱国卫生运动之中，一方面为百姓治病，另一方面参加卫生防疫工作，为挫败美帝国主义的细菌战贡献出了自己的力量。1953年，先生积极响应公私合营，带头筹建烟台市第二联合诊所，并出任所长，积极投入工作。

　　1956年，先生被选派到山东省第一届中医研究班学习。这个研究班集中了当时山东各地中医药的名家及后起之秀，学习与研究双兼并重，"如切如磋，如琢如磨"，浓厚的学术氛围和自由的研究空间，使先生如鱼得水、收效颇丰。1957年，先生以优异的成绩结业，并分配到山东省中医药研究所，担任教学工作。1958年，山东中医学院成立，先生作为创业伊始的第一批教师，开始了教书育人的生涯，曾任伤寒温病教研组主任，主讲"伤寒论"等课程，并组织编写《伤寒论讲义》。先生教学严谨，废寝忘食，对所讲课程有着深入研究，特别是在讲授《伤寒论》的过程中，他逐条背诵，并参阅了几十种注解本，作了大量读书笔记，并在此基础上编写了大约30万字的《伤寒论讲义》，于1959年油印，用于西学中班级本科班的教学，授课效果非常好。先生对《伤寒论》有十分精深广博的研究，并形成了自己独到的见解。

徐国仟先生对医学事业拼搏执着追求的精神、渊博扎实的学识，"中庸"而"和"的治学风格，兼容并蓄的学术包容特点，虚怀若谷的处世儒雅风范，得到了全校师生的爱戴和尊敬。1962年，先生加入中国共产党。1977年，学校成立"中医文献研究组"，由先生担任负责人。1978年5月先生被评定为副教授，成为山东中医学院第一批高级职称获得者。1978年11月，中医文献研究小组改为中医文献研究室，成为专门的中医古籍整理与研究机构，先生出任研究室主任。1992年10月，先生成为我校首批享受国务院政府特殊津贴的学者。1993年6月，先生被评为全国优秀教师，荣获"全国优秀教师"奖章。1994年被评为全省卫生系统先进工作者。

先生一生宁静淡泊，勤俭朴素，皓首穷经，精于著述。他主编或参编的主要著作有《伤寒论讲义》《黄帝内经素问白话解》《灵枢经语释》《针灸甲乙经校释》《黄帝内经素问校释》《内经素问吴注》《伤寒温疫条辨》《针灸医籍选》《针灸甲乙经校注》《中医文献学概论》《目录学》《版本学》等。先后担任中华全国中医学会（现中华中医药学会）山东分会理事、顾问，中医基础理论分会山东分会副主任，中医高等院校全国统一教材编审委员会会员，山东中医药大学学术委员会委员、学位委员会委员，山东省卫生厅（现山东省卫生健康委员会）医学科学委员会委员，济南市人民代表大会代表等职。

皓首穷经研医理，
活用经方重变通

徐国仟先生毕生致力于中医伤寒文献研究，取得卓越成就。众所周知，中医文献的整理研究是一项艰巨而复杂的工作，不仅要有扎实而高深的中医基础理论水平，而且要有文献整理所必备的目录学、版本学、校勘学和训诂学等方面的综合知识技能。同时，也要有广博的文史哲等综合知识。先生为了适应这项艰巨而庞大的工作，数十年如一日，阅读了大量书籍，经、史、子、集、杂传等无所不览、无所不涉，为从事中医古籍整理奠定了基础。在临床工作中，他守正创新，善用经方灵活加减化裁，治疗各种疑难杂症，亦收效颇丰。

一、医易理通，格物致知

"致知在格物，格物而后知至"（《大学》），儒学认为天下万物均有一理，穷究事物之理方能致知，即真正认识其自然规律。徐国仟先生将儒学与医理探究相结合，认为天人合一，分则物皆有其理，如五脏有五脏之理、气血有气血之理；合则其理，即服从天地之理。于是，先生从更深层次上探究医学中最细微之理。如他通过对六经病"欲解时"这一细微问题的深究，认为《伤寒论》中明确指出了疾病欲解时的特定时间和疾病痊愈的时间节律，如"太阳病，欲解时，从巳至未上""病有发热恶寒者，发于阳也；无热恶寒者，发于阴也。发于阳，七日愈，发于阴，六日愈。以阳数气，阴数六故也""风家，表解而不了了者，十二日愈"等。

二、穷尽两极，终归于和

徐国仟先生治学中庸平和，不偏不倚。《论语》曰："中庸之为德也，其至矣乎。"中庸是儒学的最高道德标准，是自然界的最高法度。这种法度是在穷尽两极、识博返约而后所达到的中和状态，是一种由"必然王国"达到"自由王国"的最高境界。如寒温之争问题，或以为伤寒包括温病，或以为温病独立于伤寒之外，或以为用伤寒之法可通治温病，或以为用六经辨证可涵盖卫气营血等，众说纷纭，莫衷一是。先生探究上下两千年中医学发展脉络，纵横研究大量伤寒、温病论著之后提出：探讨伤寒、温病之争，应当首先看到二者产生的不同历史时代背景，要把二者置于整个历史发展过程中研究，才可能得出中肯的结论。先生以历史唯物主义和辩证唯物的观点认识寒温之争，平正公允，不偏不倚。这也提示我们，由于时代变迁，外感病发病特点也有变化，对古方今用的问题需要正确认识。

三、无字之处，顷悟真理

徐国仟先生临证丰富，他既是临床大家，又兼有深厚而扎实的文献功底，这使他认识问题更加中正平和，能够指引后学以方向。"于无字处读出医理"是先生治学的一大特点，如对《伤寒论》原文28条桂枝去桂加茯苓白术汤证治的分析，先生认为不可死于句下，当跳出原文理解。这是《伤寒论》中就一段条文一个方证争论最大的问题，先生引而不发，让研究生自己思考分析并探究。他只提出问题：按照用药思维的常法，翕翕发热当用桂枝，小便不利当用桂枝，仲景为什么去桂？是否可以跳出本条去分析理解？在先生的启发下，其指导的首届硕士研究生姜建国分别从常变观、历史观、矛盾观、系统观以及源流观几个角度进行分析论证，写出《浅谈治伤寒学的思维方法》一文，得到了先生的认可，发表于《北京中医学院学报》。

四、博大守中，细察纤毫

徐国仟先生读书治学，主张于至大至博中细察纤毫，追求医理，由博返约，洞察真谛。他认为无至博则不可达至约，无至大则不可求至细至微。因此，他在治学过程中，每每于至博至大中，寻求至精至细之理。如他对林亿校勘《伤寒论》底本问题进行思考，林亿未提及其校定《伤寒论》所用底本，仅在校定《伤寒论》自序中云："开宝中，节度使高继冲曾编录进上。"那么，是否高继冲进献本便是林亿校定《伤寒论》所用底本？于是，先生遍查宋代文献详细探究，如《新五代史》的《南平世家》《宋史》中的《荆南高氏》、宋人王称著的《东都事略》等，考察高继冲身世。又查《宋史》考察继冲进献物品。认为《宋史》记载宋太祖赵匡胤灭荆南国高继冲后，封继冲为荆南节度使，继冲为求自保，进而进献金银珠宝，以至于"宝装弓箭，绣锦旗"，虽没有记载进献《伤寒论》，但可能为投宋太宗赵光义所好，将医书献于赵光义。

五、活用经方，守承相续

徐国仟先生擅于活用《伤寒杂病论》中的经方治疗疑难病证，他常引用宋代伤寒大家许叔微的话"师仲景心，用仲景法，而未尝泥仲景之方"，体现出重视经典，但绝不死板教条的治学态度，坚持守正创新。

麻黄细辛附子汤见于《伤寒论·辨少阴病脉证并治》篇，用于少阴表证见"发热脉沉者"。先生取此方温经发汗之效，用于水肿证治疗。如患男，60岁，双下肢浮肿，按之凹陷半年，曾在西医院查内分泌无异常，用利尿剂获暂效，舌淡，脉沉。处方：炙麻黄6g，川附子9g，细辛3g，炒白术9g，茯苓9g，防己9g，槟榔5g。服6剂痊愈，半年未犯。该案例关键是双下肢浮肿，属于水气在下，而麻黄主要是开提发散肺水，何况此方在《伤寒论》中也是治疗少阴表证的。但先生认为该患者属于肾阳不足寒湿太重，用此方加利水药温暖肾阳、开提上焦、通利水道，可谓善用经方者。麻黄细辛附子汤中的3味药物，都是《中华人民共和国药典》(简称《中国药典》)中对药量有严格限制的药物，现在如果直接按照1两合15g折算，用量就超出了限制用量。而先生的医案中，3味药的药量较原方用量小，都在限定范围内，也取得了很好的效果。关于经方的药量问题，还有一种看法就是，凡是仲景方，必须严格遵照经方原来的药物、药量，认为不这样做的话，经方就不管用。先生则认为，千百年来的临床实践证明，经方是非常有效的。但是经方的有效，并不是照搬原方、原量达到的，恰恰相反，是通过临床经方的加减活用而达到的。先生强调，人体是不会机械地按照经方的药量而生病的，张仲景讲的"随证治之"，其中这个"治"的内容毫无疑问包括药量，而这个"随"字本身就提示了灵动的辨治思维。可见，主张不许更动经方药量的说法，本身就违背了张仲景的治疗学思想。用好经方，不但要熟读经典，更要有灵活的辨证思维，擅于总结分析，才能不断提高而达效验。

小青龙汤见于《伤寒论·辨太阳病脉证并治》篇，及《金匮要略·痰饮咳嗽病脉证并治》篇，主治"伤寒心下有水气"及溢饮证。由于饮邪流动不居，波及范围大，临证表现复杂多变。《伤寒论》原文第40条提示了"或渴，或利，或噎，或小便不利，少腹满"等或然证，提示此方在临床的适用范围广。徐国仟先生不拘于原文，更将此方用于疑难病的辨治。如患者 17 岁，四肢抽动阵作 5 年，从月余一抽，延至 5 年后隔日一抽，抽时手足微温，唇舌色淡，脉紧。先生认为，证属脾不制水，寒气内闭，予小青龙汤加味：麻黄 5g，桂枝 5g，白芍 9g，干姜 9g，细辛 3g，半夏 9g，五味子 9g，炙甘草 5g，白术 9g，附子 5g。上药连用 20 余剂后抽搐未发，终用济生肾气丸与参苓白术丸收功。四肢抽动，《伤寒论》原文称之为"身为振振摇"，为伤寒外感误用汗法所致，治以苓桂术甘汤。苓桂术甘汤为苓桂剂代表方，被认为是体现"病痰饮者，当以温药和之"治疗大法的代表方。先生依仲景利水以治抽搐的方法，灵活选用温通阳气、宣肺发汗的小青龙汤，体现了其基于经典，不拘于经典的变法思维。

调补阴阳和气血，温中除痰疗中风

徐国仟先生曾师从京城四大名医之一的施今墨先生，擅长治疗内科疾病及各种疑难杂症，对风、痨、臌、膈中医四大难症的认识均有独到之处。先生临证强调整体观念和辨证论治，诊病重舌脉相参、病证结合，善于用药组对、灵活脏腑用药，法度严谨，师古而不泥古，巧用经方，其取各家之长，汇诸家精华，常变相守，疗效显著。

一、强调气机失调蕴湿生痰，气血逆乱痹阻脑络为中风主要病机

中风为西医学之脑卒中，属于脑血管疾病，其主要表现有突然昏仆、半身不遂、肢体麻木、舌謇不语、口舌歪斜、偏身麻木等，并具有起病急、变化快，如风邪善行数变且复发率高等特点。其病因与不良饮食习惯，喜食肥甘厚味，滋腻生痰密不可分。徐国仟先生认为，肥甘厚味首中脾胃，久而伤重，脾胃运化失职则致体内水湿潴留，聚生痰浊，阻滞经脉气血，蒙蔽清窍肢节；或痰郁化火，痰火攻伐，横冲乱窜，扰乱神明气血，心脑受攻，脏腑肢节同病则发为中风。同时，饮食无度常导致肥胖，近代医家张山雷言："肥胖太过酿痰蕴湿，积热生风，致为晕仆偏枯，猝然而发，如有物击之使仆者，故曰仆击，而特著为病源，名以膏粱之疾。"此"膏粱之疾"多意指今之中风一类脑血管疾病。脾胃为后天之本，运化水谷升清精微，为气血生化之源。若脾胃失健，气血化生不足，则表现为心脑髓窍失于濡养，甚至气不运血，津血停滞，痹阻脉络肢节，发为中风。

中风病在《黄帝内经》中有"大厥""薄厥""仆击"等病名记载。《素问·生气通天论》载："大怒则形气绝，而血菀于上，使人薄厥。"究其因于肝脾两伤所致。肝属木，性喜通畅条达；脾属土，性喜燥恶湿。暴怒或忧怒愤懑久而伤肝，肝火上逆或肝气郁结，肝失疏泄，或横逆犯脾，脾运失司，胃纳失常，久而

痰浊内生；或因肝旺脾虚，木火刑金，子食母气，土壅木郁，复加忧思阴郁，脾阳受损，气血生化乏源，肝体失养，肝用失常，血虚阴亏，肝阳无所制，化风上扬，而致中风。肝郁化火易灼伤经络，脾虚生痰易阻滞络脉，可见情志过极伤肝、吐纳失常伤脾、肝脾同损、肝风内动是引发中风病的重要原因。人体脏腑经络的正常功能活动，气血阴阳的相互维系关联，无不依赖一身之气的升降出入运动（气化功能）以维持相对的动态平衡。凡素体肥胖、饮食失节、劳倦内伤或忧思郁怒者，皆可导致脾胃气化功能失常，升降逆乱，清阳之气失于上升敷布，后天之精失于归藏，水谷不入，痰浊不出，则阻滞经络，蒙蔽清窍。可见，枢机不利、气血逆乱，亦是中风病的关键病机之一。

徐国仟先生认为，中风是由于脏腑阴阳严重失调，气血运行失常，痰湿内盛，加之情志失调、外邪侵袭等诱因，致使阴亏于下，阳浮于上，阳化风而动，惊扰气血，肝脾失调，化生内风，血气逆乱，上充脑窍，痹阻脑络所致。由于风、火、痰、瘀、虚影响心神之经络扰及神明，其病变涉及五脏，且心窍、脑窍、舌窍以及经脉官窍皆受损害。

《素问·阴阳应象大论》云："浊气在上，则生䐜胀。此阴阳反作，病之逆从也。"脾胃为气血化生之源，脾升胃降，一阴一阳，合抱周转，共主人体气机升降之枢。若脾胃亏虚，阴阳失调，浊气不降，清气不升，膻中不化气，满闷逆阻，中焦受困，痰浊遂生，病之逆从，百病由之而生，所谓"脾为生痰之源""百病皆由痰作祟"。痰是中风发病之伏邪，"痰"邪贯穿于中风病发病的各个阶段。中风病的高危因素包括高血压、心脏病、血脂异常、动脉粥样硬化、肥胖等，中医学认为这些疾病与痰密切相关。

人体的正常活动是以五脏为基础，心为核心，脑为统帅，在各脏腑、经络、精气血津液的密切协同下完成。五脏借助所藏之精，以化生五脏之气，五脏之气通过各自的功能参与人体的正常活动而维持生命体。徐国仟先生认为，中风是脏腑气血逆乱、直冲犯脑，导致脑脉痹阻或血溢脑脉，出现猝然昏仆、半身不遂、口舌歪斜、言语謇涩或不语、偏身麻木等神志及躯体症状的病证。诚如叶天士所云"有中风卒然昏愦不省人事者，此非外来之邪，乃本气自病也。夫人生于阳而根于阴，凡阳虚则气衰耗，故病在元神，神志为之昏乱；阴亏则形体坏，病在精血，故肢体为之废弛"，病机涉及风、火、痰、气、瘀、虚诸端。

二、重视调畅气机，助运化痰，阴阳和合，温补气血疗中风

徐国仟教授认为，中焦脾胃的功能状态与中风病的发生及其病机演变密切相

关，涉及四个方面：脾胃失健，内生痰浊；后天亏虚，正气亏乏；肝脾失调，内风动劫；枢机不利，气血逆乱。故其在中风病的治疗过程中，尤为重视健脾和胃，解郁化痰，温补气血之法的应用。

先生认为，脏腑经络等的生理功能实质就是脏腑阴阳对立统一协调动态平衡的过程，气化功能是其最主要的表现形式，各脏腑的气化模式均有其特异性和规律性，脏腑气化功能异常则病生，各脏腑气化承制相辅，共同构成五脏六腑整体气化模式，机体气化功能失常则见气血津液等不为正途，遂生痰浊瘀毒等病理产物，久而堆积不去，蓄积脏腑窍髓变生痼疾。脏腑阴阳动态协调平衡才能保证人体精、气、血、津液等物质与能量的新陈代谢正常，以维系生命过程的有序发展。故徐国仟先生治疗中风极为重视调畅气机。

此外，先生尤为重视阳气在人体生老病死中的作用，认为"有阳则生，无阳则死""阳者阴之根也，阳气充足，则阴气全消，百病不作""真气命根也，火种也，藏于肾中"。卢崇汉认为，坎中一阳为人身立命之本，人体的生、长、壮、老、已都由坎中一阳的状态决定，强调治病养生旨在重阳扶阳，即为"温扶先天真阳"。徐国仟先生认为，人体的正常生理是以阳为主导的阴阳双方相对平衡协调的结果，而人体疾病的发生发展是以阳为主导的阴阳对立统一关系失衡所致。先生认为，脾病多为气（阳）虚证，胃多实证，亦多见胃阴虚证，脾胃两病与肝有关。《血证论》云："木之性主于疏泄，食气入胃，全赖肝木之气以疏达之，而水谷乃化。设肝之清阳不升，则不能疏泄水谷，渗泄、中满之证在所不免。""大怒伤肝"，肝病疏泄失司、气滞血瘀，进而横逆乘脾犯胃。脾病则运化失健，水谷精微不得正常输布，进而土壅木郁，以致胃肝脾俱病。故治胃兼顾脾，治脾兼顾胃，脾胃双兼，同时重视疏肝，用药各有侧重。

脾主运化，喜燥恶湿，温燥芳香以健脾，脾气得升，中焦转运得权，痰浊湿邪皆以化，则痰无由生，湿无由潴，窜络之痰亦尽消。在临床运用中，徐国仟先生注重甘温补脾、益气助运，发挥后天之本的补养作用，气血旺贯经脉，推动人体各项生命活动正常运行。气为血帅，借辛散活血之品行走通贯之性促进血流，祛瘀生新，周流如环无端，则恶血得以消散，营血得以周流营养全身，经脉得养，则肢节偏废自愈。肝气畅达能助脾胃运化水谷，升清降浊，反之，则生痰潴湿，郁结生热，上逆生风，致风痰上扰。先生认为，无论大怒伤肝、土壅木郁，或饮食不节等损肝伤脾碍胃，均可致肝脾失调或脾胃不和，脾胃肝三者相互掣肘，致内风夹痰带浊流窜经络。故先生治疗中风病辅以疏肝理气之品，疏肝解郁畅肝气，潜阳平肝，息风护脾。

中风病多见于中老年人，中老年以后，人体阳气时有不足，且老年人脾胃功能下降，先生临证用药多重温中和胃，用药轻灵和缓。先生指出，中老年中风患者用药切忌急躁凶猛，务必平稳除疾徐徐转愈。

胃主受纳腐熟水谷，以通为用，以降为和，先生治疗中风便秘患者，以和胃健脾为纲，增强胃肠功能的同时适当加用滋阴养血润肠之品通逐宿便。但是先生指出，中风病急性期，枢机不利，腑气不通，中焦浊邪下迫无门，逆反蒸上，与风阳互结而致窍闭神昏，理当治其标，急用"釜底抽薪"之法，通腑排浊、开窍醒脑启闭，荡涤胃肠积滞，通导大便，下迫腑气，蒙窍之热痰火结随之下泻。后用清心豁痰开窍之品，启闭髓窍，宣畅气机，苏醒神志。先生治疗此类见证，常用香砂六君子汤、承气汤类加减。

三、师古不泥，慎思辨"舌"，巧用"藤""虫"，衷中参西

徐国仟先生深研岐黄，师古而不泥古，善于灵活变通取用经方。先生指出，处方用药，唯有明晓疾病传变趋势，把握疾病的病因病机，因情而定，为情而变，才能效如桴鼓。此外，先生亦重视中风发病前无症状患者的预防，指出：中风者，常有先兆之征，如人觉有拇指及示指麻木不仁或手足不用或头晕频频突现等；但无症状性中风，仅表现为脑血管损害的影像学特征。先生指出，要加强对中风病本质认识的科普宣传，无症状性中风是临床症状与体征未表现出来的一类中风，其有明显的脑血管实质性损害，实属于中风病"中经""中络"的问题。先生强调，无症状性中风侧重中风病已经发生，而中风先兆征侧重中风病尚未发生而有发生中风病的潜在风险及倾向。此外，基于对中风病后遗症的深究，先生主张病人应积极防止复发，这是提高中风患者生活质量的重要内容，许多中风病人在先生的帮助和指导下，其复发率显著降低。

徐国仟先生根据多年的临床研究，得出大多数中风病人在其病程演变过程中，舌质、舌苔呈现出较为规律性的变化。中脏初期，病人多见灰黑苔、舌质偏红，伴有二便失禁、神蒙失语，病情较重，系热极动风之象，治疗当以息风凉血、补血润燥为主。7~14天后，多见焦黄起刺苔，舌质尚红，系风热炽盛，损津耗液之象，气津失承于上，病情尤重，但见向好。15~25天后病人渐成薄白苔、淡红舌，此时病人病情稳定，治疗当以温中健脾、益气活血、暖肝舒筋通络为主。中腑病人初期舌苔偏黄，质黯红，一派瘀热之象；进入中期（患病7~14天），舌苔由黄转白，质由红黯转红，病渐向好；病情进入后期（患病15天以上），淡红舌，薄白苔，一派常人舌苔之象，此时病人病情稳定，邪气退而正气

渐复，神志向常。

中风发病后，见手不能握、足不能行、上肢失举、下肢乏步、半身不遂、言謇失语等症，皆因经络瘀滞不利，阻塞不通所致，治疗当以活血祛风、舒筋通络为主。徐国仟先生临证多用鸡血藤舒筋活络，兼顾补血活血；天仙藤性温，通行血气以润利关节；络石藤长于治疗关节屈伸不利、僵硬变形等四肢痼疾。先生认为，僵蚕因风而僵，与风同类，善引风而出，助祛风活血通络之品直达病所；蜈蚣穿行之力尤强，最善搜风剔毒，穿经络通脏腑无所不至，疗中风之效力迥异于他药；全虫与蜈蚣是先生常用药对，亦常与僵蚕为伍，三药相合，内主脏腑外达经络，四肢百骸，势无劲敌，风气血凝聚之处皆能开，若再佐以活血化瘀之品，瘀尽风清，效尤佳。先生指出，临证应用活血化瘀药，尤注意理气活血与益气活血之异，益气活血重取益气药之力，气行血行之义；理气活血重取活血药之力，以调理气机于轻清灵动之中，祛风邪于肌肤腠理之外。

徐国仟先生治疗中风病，主张"衷中参西"，采用综合治疗，反对只中不西或只西不中的固执理念。他指出，中风病总属虚实互见、寒热共存、气血同病、脏腑皆伤之病，其病机错综复杂，并非单一治法所能克制，故先生在治疗上，理法方药共施，除发挥中医整体观念、辨证论治、望闻问切的绝对优势外，亦强调多种疗法同用。如中风病早期主张中西并举，后期配合以针灸、理疗、按摩等加以辅助。先生认为综合西医之对抗治疗，中医之整体观调和并济有奇效。先生指出，医者要精研医理，触类旁通，所谓医理通，百病通，法无常法，方有别，而医无界。

【验案举隅】

患女，62岁。既往血压偏高，活动时突发中风不语，四肢活动好，CT示基底节区小灶梗死，在家曾用脉络宁、胞二磷胆碱5天，效果不明显。查病人舌淡胖，苔白腻略厚，脉弦滑。先生听完病家报告，信手疏方，并嘱病人按时服药。处方：白附子12g，石菖蒲12g，远志6g，羌活9g，天南星9g，天麻9g，木香6g，全蝎3g，郁金9g，姜汁数滴为引。用药5剂，病情明显改善。又连用10剂，停用静脉滴注，语言竟自然如初。

按：徐国仟先生治疗中风，既用《伤寒论》方，也采用时方，随实际情况的需要，还时用自拟方，毫无偏见。先生常引用宋代伤寒大家许叔微的话："师仲景心，用仲景法，则未尝泥仲景之方。"

此案患者为中老年女性，气血两虚，脉络空虚，风邪内生，血虚失养久而风盛，风邪流窜经络，气血运行不畅。查病人舌淡胖，苔白腻略厚，脉弦滑，皆为脾虚失运，水湿聚停，久而为痰，痰湿阻滞，血行不畅，并生血瘀阻络之象。风痰流窜经络，血脉痹阻，隧道不通，气血不行，血气失濡。痰瘀互结，气血逆乱，遂风流窜上行，闭塞清窍，阻滞舌本脉络则见言语不清謇涩，蒙蔽清窍脑髓，发为中风。先生依据脉症，辨其病机为脾虚失运，痰湿内蕴，瘀血阻络。故治以健脾化痰，祛风通络。方用神仙解语丹治之。方中石菖蒲辛苦温，归心、胃经，开窍豁痰，醒神益智，化湿和胃，与木香相伍，共奏健脾和胃、助运祛湿除痰之功，此为方灵药验之基。天麻、全蝎皆归肝经，两者是治疗中风病常用相伍药对，息风止痉、祛风化痰散结，并与羌活相伍，祛风除湿，至此通达内外，引风而出。白附子辛温，尤善燥湿化痰、祛风止痉、解毒散结。先生遣方用药，尤喜以姜汁为引，此为其临证的一大特色。生姜辛温发散、暖胃健脾，共助健脾化痰、温补气血之功。同时以为引，助各药力直达病所，终言语如初。

从以上病例可知，徐国仟先生治疗中风病，在辨证论治前提下，始终贯彻重视后天脾胃、重视整体调节的学术思想。因中风的发病与痰浊阻窍关系尤为密切，故治疗时要"因因变法""因因选方"，进行多层次、多角度、多环节的综合治疗，或攻，或守，或通，或补，或通补兼施、攻守相承，使药物之间发挥通畅协调的作用。先生说，神仙解语丹虽为清代时方，但对痰阻心窍，神志郁塞，心胸闭滞导致的失语，可以起到开窍通郁的作用。

中风偏瘫日久，不少病人伴偏瘫肢体浮肿，医者颇感头痛。徐国仟先生认为这与血瘀阻络有关，所谓生理之津血同源，其病理产物痰瘀互生亦为常理。此外，《金匮要略》所说的经水前后病水的血分病不单指妇女病，对中风偏瘫同样有指导作用。因先偏瘫日久而瘀成，后水道不通而浮肿，故可选用当归芍药散，通络利水，这是先生对经方的灵活发挥。临床上，先生还多次应用该方合补阳还五汤治疗偏瘫肢体浮肿，长远疗效非常满意。

另外，消渴病合并中风也是临床难症之一。徐国仟先生认为该病仍属本虚标实，以气阴两虚为本，经脉瘀阻为标。因消渴日久，耗气伤阴，气虚则血行无力，阴虚则热灼津血。气阴两虚使血行涩滞不畅，继而瘀阻脉络，久而津血亏虚。消渴病中风一般发生在消渴病中晚期，此时病情较为复杂，辨证应把握病机，不执死方治活病。先生常从气阴两虚、气虚血瘀论治，采用自拟方宗益气养阴，活血通脉之法，常用药如黄芪、苍术、玄参、生地黄、牛膝、地龙、当归、红花、丹参，标本同治，相辅相成，疗效显著。

扶正祛邪二期治，
壮脾全土臌水消

徐国仟先生临证强调整体观念和辨证论治，特别对于臌胀的治疗，每每取得良效。

一、强调脏腑气化功能失常，肝脾肾三脏失和为臌胀主要病机

臌胀，临床多表现为腹大如鼓，腹壁静脉曲张，常伴有黄疸、双下肢水肿、无尿甚则咳喘不得卧等症状，西医学之肝硬化失代偿期、结核性腹膜炎、心力衰竭及腹腔肿瘤等皆有臌胀的体征。臌胀病名最早见于《黄帝内经》，《灵枢·水胀》："臌胀何如？岐伯曰：'腹胀，身皆大，大与肤胀等也，色苍黄，腹筋起，此其候也。'"

徐国仟先生认为，脏腑气化之实质是指人体脏腑之气的运动引起精、气、血、津液等物质的相互转化与能量的新陈代谢，以维系生命过程的有序发展。脏腑经络等的生理功能实质就是气化过程，各脏腑的气化模式均有其特异性和规律性，脏腑气化功能异常则病生，各脏腑气化承制相辅，共同构成五脏六腑整体气化模式，机体气化功能失常与气血津液等不为正途密切相关。《素问·阴阳应象大论》曰："浊气在上，则生䐜胀。"浊阴逆于上而不能降，故为䐜胀，由膻中不化气，胸膈满也，此阴阳反作，病之逆从也。

先生认为，臌胀病机复杂，气、血、水湿、虫相互牵连为患，其基本病理变化总属脏腑气化功能失常，肝、脾、肾三脏失和，气滞、血瘀、水停腹中。胃为水谷之海，胃能容水，但行水主要依赖肺的通调水道、肝的疏泄畅达、脾的运化布散、肾的蒸腾气化，从而将水液分消于五脏六腑、四肢百骸，完成水液的正常代谢。若肺脾肾肝中一经病变或几经合病，则水液无法正常输布，蓄积在胃内，就会形成臌胀，正如陈士铎所言"胃气旺而肿胀尽清"。《血证论》云："木之性主于疏泄，食气入胃，全赖肝木之气以疏达之，而水谷乃化。设肝之清阳不升，则不能疏泄水谷，渗泄、中满之证在所不免。""大怒伤肝"，肝病则疏泄失司、

气滞血瘀，进而横逆乘脾犯胃。脾病则运化失健，水谷精微不得正常输布，进而土壅木郁，以致胃肝脾俱病。病延日久，累及于肾，肾虚不能司胃之关，肾关开阖不利，清肃之令不行于膀胱，水液停聚不去，腹部日益胀大如鼓。喻嘉言概括为"胀病亦不外水裹、气结、血瘀"。

二、遵循"去水疏土达木"，二期论治

徐国仟先生论治臌胀重理脾疏肝，遵循"去水疏土达木""利水祛邪不伤正"，总的原则为"病初多实宜夺，病久多虚宜补"，自制小温中丸，效果显著。

1. **病初多实宜夺**　先生将臌胀在病程上分初、终二期。初期多以标实为主，其根据气、血、水之偏盛，分别采用理气、活血、祛湿利水或攻逐之法，消胀除臌以"通"为用，配以疏肝健脾，先生谓之"夺法"。

《素问·至真要大论》曰："诸湿肿满，皆属于脾。"先生认为，臌胀初期多由脾土壅塞所致，宜用夺法祛除水饮之邪，此时患者正气尚可而腹胀殊甚、尿少便秘、脉实有力，可遵照"中满者，泻之于内"，酌情使用"夺法"。此法与陈士铎鸡屎醴汤有异曲同工之妙，皆用通土性又逐水之药夺门而入力水尽泻。

先生认为，"肝为五脏之贼"，肝气为病，多易波及他脏，臌胀病初病机关键在于肝失疏泄，不能调畅全身气机。土需木疏，《素问·宝命全形论》云："土得木而达。"《续医随笔》亦云："凡脏腑十二经之气化，皆必藉肝胆之气以鼓舞之，始能调畅而不病。"肝为将军之官，其性升发，喜条达恶抑郁，胆为肝之余气所化，内藏精汁，肝胆相表里，共助脾胃运化水谷精微。肝胆疏泄，调畅全身气机，脾胃得运，则清气得升、浊气得降，从而恢复人体正常气化功能。故病初，先生尤重调理肝脾，常用逍遥散加减理脾疏肝，气滞重者加郁金、枳壳、香橼；有血瘀现象加红花、山楂、泽兰、益母草；肝脾肿大者，先生最善用柴胡配伍牡蛎，以达解郁软坚之功。因此，臌胀初期，治宜恢复中焦气机调畅，需从肝脾入手。

2. **病久多虚宜补**　肝脾渐虚，久延及肾，致肾火虚衰，肾气虚或肾中阴寒之气随之过盛，轻则无力温助脾阳、蒸化水湿，甚则开阖失司、气化不利而致阳虚水盛，因"肾主司开阖，肾气从阳则开从阴则关，阳太盛则水道大开，阴太盛则水道常闭"，水畏热不畏寒，腹水的情况会更明显。故阳虚者多见，但徐国仟先生指出，亦需首辨阴阳，臌胀"阳虚易治，阴虚难调"，水为阴邪，得阳则化，故阳虚患者使用温阳利水药物，腹水较易消退；若是阴虚臌胀，温阳易伤阴，滋阴又助湿，治疗颇为棘手，故在滋阴药中少佐温化之品（如小量桂枝或附子），

既有助于通阳化气，又可防止滋腻太过。

先生强调，肝硬化腹水多属本虚标实，故病后期腹肿严重者切不可孟浪从事，尤慎甘遂、芫花等攻逐之品，治疗时尤其注意攻补兼施、标本兼顾，攻逐水饮择时而用，"衰其大半而不伤正"，中病即止。

先生主张重用温肾以治久病之臌胀，因久病脾胃虚弱，必然招致命门火衰，火不暖土则危矣，故多见纳食差且小便不利，腹肿更甚，宜温肾补肾火以暖土，脾暖气健则水液自化。《素问·灵兰秘典论》云："三焦者，决渎之官，水道出焉。"先生上述治法，亦体现了其从中焦之脾胃肝、下焦之肾膀胱辨治臌胀的临证特点。

臌胀患者多有长期基础病史，而酒食不节是其发病和病情变化的重要原因。正如《张氏医通·腹满》所云："嗜酒之人，病腹胀如斗，此得之湿热伤脾。胃虽受谷，脾不输运，故成痞胀。"酒，味辛辣，有热毒之性，极易损伤胃阴胃津、助湿生热。饮食失宜、脾不健运、胃不通降，痰湿内生，中焦气机郁滞，清浊相混于内，无形之邪附着于有形之邪，生湿化毒，极易发生新陈代谢失衡，引发臌胀。若气逆为害，出现嗳气、呃逆、呕吐之症，后天之本受邪，更易为祸。徐国仟先生强调，要重视臌胀患者的饮食问题，指导患者建立良好的饮食习惯。先生认为，臌胀患者因为疾病带来的痛苦及经济压力等问题常易出现抑郁等心理问题。情志抑郁影响肝气疏泄，导致气机不畅，气郁又进一步导致痰、湿、瘀等病理产物的形成，有形、无形之邪胶结不解、恶性循环，是臌胀患者病情反复缠绵难治的重要原因。因此，先生强调，臌胀患者当身心同治，抓住肝脾不调的病机关键，进行相应调理，保持中焦升降有序、上下交通，则邪气不得结聚化毒成臌。

3. **灵活选方，特色用药** 徐国仟先生治疗臌胀善于灵活选方，师古而不泥古。针对肝脾不调证，主症为食欲不振、腹水随情绪变化加重，舌红脉弦者，选用逍遥散类方合胃苓汤加减；针对瘀水互结证，主症为腹水伴胁下癥瘕刺痛，面色黧黑，舌质紫黯者，选用鳖甲煎丸合调营饮加减；针对腹水朝宽暮急、面色苍黄、神疲怯寒、肢冷浮肿者，选用济生肾气丸合附子理苓汤加减；针对腹水胀满、面色晦滞、口干而燥、心烦失眠、舌质红绛少津者，选用六味地黄丸合一贯煎加减。先生临证常配伍保胃助运中药，如太子参、厚朴、苍术、陈皮、麦芽、八月札等。先生指出，臌胀后期，肝脾肾俱损、正虚邪盛、危机四伏，极易出现变证而导致大出血、昏迷、虚脱等多种急危重症，应审查病情，配合有关西医抢救方法及时处理。

徐国仟先生临证尤善用药，其治肝尤重柔肝软肝。先生强调，治肝不以攻伐之品，而以当归、白芍二味养血之性，使肝体得养、肝血得藏，故而恢复其柔和之性，行其疏泄之职。此外稍加香橼、佛手之类疏肝而不伤阴，或是炒麦芽之类和胃消积之品，以达调和肝脾之功。常配以理气活血、消癥散结之品同用，如三棱、莪术之类。

先生理脾尤重养胃助运，常用太子参，其味甘、微苦，性平，补脾肺之气，健脾化湿，其药性特点为益气不郁滞、生津不助湿、扶正不恋邪、清补不峻猛。先生临证亦常用白术，认为其为脾肾兼顾之品，滋阴生津而不黏腻助湿。亦常用鳖甲，认为鳖甲以阴补阴且能软坚散结、消痞通滞、滋阴潜阳，为血肉有形之品，对臌胀日久之人，效果尤佳。《神农本草经》载："鳖甲，味咸，平。主心腹癥瘕坚积、寒热，去痞、息肉、阴蚀、痔恶肉。"现代临床研究发现，鳖甲可用于治疗肝硬化腹水、肝硬化、肝纤维化、慢性肝炎等疾病。同时，先生也强调，处方用药不可过用、重用有毒之品，"大毒治病，十去其六"，强调"无使过之"，可"食养尽之"。

【验案举隅】

验案1 患男，53岁。肝腹水病史3年。主诉：经常疲乏无力，嗳气，饭后腹部胀满，足踝部轻微浮肿。舌淡，苔白腻，脉弦细。心电图正常，血压正常，经多方服药均无效遂就诊于先生。西医诊断：肝硬化腹水；中医诊断：臌胀，证属脾虚肝郁、气滞湿阻，治宜疏肝健脾，行气利湿。予小温中丸加味，处方：半夏10g，陈皮10g，神曲10g，茯苓15g，白术10g，白芍10g，香附10g，黄连5g，苦参10g，车前子（包煎）30g，生甘草5g，大腹皮10g，草豆蔻5g，水煎2次，混合分2次服，5剂。

二诊：患者精神恢复较好，乏力神疲减轻，胀满好转，浮肿基本消失。

先生指出，臌胀病机复杂，气、血、水湿、虫相互牵连为患，在疾病的不同阶段各致病因素非单独为病，仅是主次之分。故嘱患者继服3剂，饮食增加，仍乏力。守方用药月余，该患者明显好转。

按：患者肝硬化腹水，肝脾不调、肝郁脾虚、脾不升清、气血两虚，故见乏力；脾虚失运、水液代谢紊乱，故视诊见其足踝部浮肿；胃气虚弱，失于受纳，胃失和降，故见饭后腹部胀满；中焦气机郁滞，影响肝气疏泄，故见嗳气、乏力、脉弦。徐国仟先生辨析证属肝郁气滞，脾运不健，治以疏肝理脾，运脾利湿。脾不健运是内生痰湿的始动原因，通过健运脾气，使气血化生有源，脏腑功能正常，则气旺有力行津运血，营养物质输布得均，糟粕实时通导体外，不致留聚而为有形之邪。先生指出，治疗本证不在利水消肿，而在于疏肝健脾、全土制水，脾健运水通调则臌胀自消。从药物组成上看，疏肝解郁药与运脾利湿药相配伍，"气行则水行"，从而达到疏肝理脾、运脾利湿之功。先生重用车前子渗湿利尿；配伍大腹皮行气宽中利水消肿；配伍苦参燥湿利尿；配伍白术、茯苓，健脾益气、利水渗湿；配伍香附疏肝解郁。因患者伴有饭后腹部胀满等脾虚胃弱、食谷难消、脘痞胀满之症，故加消食和胃之神曲、理气健脾燥湿之陈皮、燥湿消痞之草豆蔻、燥湿消痞散结之半夏。先生还配伍了清热燥湿之黄连，以防水湿久留蕴结生热之弊。诸药合用，水去土疏木达、行而不滞、温而不燥，使气血通畅、肝脾调和，则臌胀可平，诸症消失。

验案2 患女，50岁。肝脾肿大、肝硬化腹水5年。面黑，食少纳呆，月经规律，舌淡黯，脉弦细。经医院检查心电图正常，血压正常。辨证为肝脾不调，瘀水互结。处方：柴胡10g，当归10g，白芍10g，白术10g，茯苓10g，炙鳖甲5g，三棱5g，土鳖虫5g，泽兰30g，黄精10g，丹参15g，鸡内金（研，冲）3g，水煎2次，混合早晚分2次温服。

二诊：服药30余剂后，患者经医院体检，脾缩至正常大小，质较前柔软，一般情况较好，已恢复工作。后期上药6剂料，配成9g重蜜丸，每日2次，每次1丸。

三诊：患者告知已明显好转。

按：患者肝硬化腹水5年，肝脾肿大，面黑，徐国仟先生依其脉症，辨为瘀结水留证，证机概要为肝脾不调、瘀水互结、脉络滞涩、水气停留，治以活血化瘀，行气利水。脾胃互为表里、纳运结合、升降相因、燥湿相济，为后天之本、气血化生之源、气机升降之枢。肝硬化腹水患者中焦脾胃气机平衡状态被打破，原有水液代谢系统出现紊乱，水谷运行途径亦发生了改变，进而影响全身气机调畅导致气机郁滞。气郁则不能运津行血，进一步导致湿聚血瘀，有形之邪积聚于腹内，如此周而复始、恶性循环。患者肝脾肿大、面色黑，有明显的瘀结之象，故先生用土鳖虫、三棱、丹参再配伍炙鳖甲内服，以化瘀消癥。患者食少纳呆，故加鸡内金以理脾胃之气，使气血化生有源。遵"治肝不以攻伐"之旨，配伍当归、白芍补血养血柔肝，同时"祛瘀生新"；继用茯苓、泽兰、黄精健脾祛湿。总观全方，滋而不腻、补而不滞、温而不燥，气血充养、水湿得清、阴阳调和，则臌胀诸证皆消。

先生常叮嘱，臌胀一病早期表现若以乏力为主，胁下痞块尚柔软，脾气虚是矛盾的主要方面，宜补气健脾促使脾功能恢复以消臌，此时不宜过早使用活血祛瘀药物。这是张仲景"见肝之病，知肝传脾，当先实脾"宝贵理论的具体运用。

徐国仟先生对肝硬化腹水的治疗有其独特之处，具有重要的临床指导意义，值得进一步挖掘和学习。

主要参考文献

[1] 曲夷，姜建国. 徐国仟治疗特色及临证诊疗经验［J］. 山东中医药大学学报，2019，43（1）：1-4.

[2] 王新陆，山东中医药大学九大名医经验录系列——徐国仟［M］. 北京：中国医药科技出版社，2018.

[3] 李晓琳，常静玲. 论中风后失语辨证中的"痰"与"窍"［J］. 中华中医药杂志，2016，31（9）：3450-3454.

[4] 莫雪妮，赵清山，唐农. 从"扶其真元"谈火神派唐农教授治疗中风经验［J］. 中华中医药杂志，2014，29（5）：1515-1517.

[5] 郑保平，姚乃礼，陶夏平，等. 先贤对肝硬化腹水病因病机的认识［J］. 中华中医药杂志，2013，28（1）：177-179.

[6] 王磊，常存库，高驰. 臌胀病名源流考辨［J］. 中华中医药杂志，2018，33（3）：848-853.

（郝菲菲整理，姜建国、田思胜审阅）

张灿玾先生

理法方药经验

张灿玾
生平简介

张灿玾先生（1928—2017），字昭华，号葆真，别号五龙山人、暮村老人、杏林一丁、齐东野老，山东省荣成市下回头村人。

先生生于医学世家，读完完小后，由于当时的社会环境，不得不辍学在家，跟随祖父与父亲学习中医。20岁开始独立应诊，悬壶乡里。

而立之年游学金陵，先后到山东省中医进修学校和江苏省中医学校（现南京中医药大学）学习，学成归来执教山东中医学院。先生刻苦钻研以传道、授业、解惑，给不同层次、不同专业的学生讲授黄帝内经、伤寒、温病等10余门课程，可谓桃李满天下。

不惑之年受命政务，置身管理。先生任山东中医学院院长期间，在学院的基本建设、学科建设方面都取得了令人瞩目的成就。

晚年致力于中医古籍的整理与研究，伏案执笔，翰墨耕耘，经手整理的古籍著作无数，成就卓著。同时不断强化对传统文化的综合修养，孜孜以求，提升对中医理论的理解与认知。

先生在中医文献研究机构创建、中医文献整理研究、学科理论建设和人才培养方面做出重大贡献。于1998年完成中医文献学学科理论的奠基之作——《中医古籍文献学》，本书在学术界影响很大，其问世

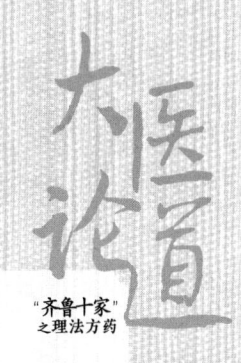

标志着中医文献学理论的基本成熟，代表着国内外本专业的最高水平，为我校中医文献学科的发展打下了坚实的基础。次年本书获山东省教育委员会科学技术进步一等奖。

先生先后承担和完成国家中医药管理局重点课题多项，著述丰富，出版学术著作10余部，发表学术论文80余篇，获省部级奖励多项。其中《针灸甲乙经校释》《黄帝内经素问校释》分别获得国家中医药管理局科技进步二等奖、三等奖，《针灸甲乙经校注》获国家中医药管理局中医药基础研究二等奖。他耄耋之年仍著述不懈，心系学科的建设与发展。2004年在77岁高龄又出版了70余万字的专著《黄帝内经文献研究》。

经70余载杏林生涯的积淀，终成一位集临床、理论、文献于一体的中医大家，2009年张灿玾先生被评为"国医大师"。荣誉面前，先生依然谦虚谨慎。他曾以"六半三一"总结自己的一生：六是六年小学，半是半部《论语》，三是三世为医，一是杏林一丁。2017年9月1日，先生驾鹤西去。在临终前，他已为自己写好挽联："黄卷青灯，行程万里，成败焉单凭众议；承继保元，悬壶一世，功过乎一任评说。"

首提呼吸气化府，
辨治咳喘功效确

一、张灿玾先生提出"呼吸气化之府"的概念

中医脏腑学说的基本体系，主要是以五脏为核心的五脏体系。而这一体系，不仅体现为与五行学说相结合的五行体系一种模式，还具有能体现脏腑功能相互关系的功能系统模式。张灿玾先生精研《黄帝内经》中有关脏腑学说的相关论述，指出人体一些较为复杂的生理活动，是通过几个脏腑有步骤、协调有序地完成，也就是构成了一个系统的功能活动。他从整体观出发，结合自己多年临床经验，提出"呼吸气化之府""水谷传化之府""水液代谢之府""营血循环之府""神志活动之府""生殖化育之府"等功能系统的概念。所谓"府"，泛指体内的脏器或器官。

其中，"呼吸气化之府"，是指肺之呼吸以及与肺气运化相关的多个脏器或器官，主要包括肺与肺系（又称"息道"）、鼻、喉等。如果从气血运行广而论之，诸经脉、络脉与营卫等，也不无关系。此处的"气化"，先生认为是指由于肺脏呼吸之气导致的生理方面的某些变化。根据《素问》及《灵枢》有关内容，先生认为"呼吸气化之府"这一概念内涵丰富，主要包括以下几个方面。

1. **主司呼吸出入**　"呼吸气化之府"，呼吸是肺主司的呼气与吸气，是肺脏进行气体代谢的功能体现。吸入天地之清气，呼出气化过程所产生之浊气。通过呼吸出入，吐故纳新，保持人体之气的新陈代谢，这是人体气化进行内外交换的主要形式。

2. **藏气之宇**　胸中为大气搏聚之处，名为"气海"。此居上焦之位，肺居于其中，因此胸中实则指肺而言。人身经络之气、营卫之气、水谷化生之气、呼吸之气，皆注于肺，而又藏于肺，因此称"肺为藏气之宇"。

3. **气之生化之宇**　人体受纳天地之精气、水谷之精气，必须经过一系列的气化过程，才能发挥作用。此种气化过程，主要赖于气之生化作用，而后才能随经络营卫，运行于周身，以保持气机的出入升降。肺脏的呼吸出入，对人体之气

的生化及气机的出入升降，具有特殊作用。

4. **气血运行之源**　所谓气血运行之源，以脉得肺之朝，气得肺之宣发，则去其故而纳其新。就气的运行，主要有两个途径。一者，气血循于脉中，散于诸络，渗于孙络，输于脏腑，以供人体之滋养。气与血，相依而行，相辅相成，"气为血帅，血为气母"。二者，卫气行于脉外。肺吸入的天地清气与水谷化生之气在肺中相合而成，此气充贯于一身及脏腑内外，实则为阳气的主体，犹如人体的护卫。

二、张灿玾先生对咳喘的认识

有关呼吸气化之府的病证，临证所见很多，如感冒、咳喘、肺痈、肺痿、肺痨、喉病等，在诊治方面张灿玾先生积累了丰富的临床经验。以下主要介绍先生对咳喘的认识和治疗方面的心得。

咳与喘是两种病证。其中，咳嗽是以出咳声或伴有咳痰为主症的肺系病证，既可以是肺系疾病的一个常见症状，又是独立的一种疾病。咳嗽的发生，无外乎外感与内伤，六淫邪气侵袭肺系，或饮食不节、情志不畅导致脏腑功能失调，内邪干肺，均可引起肺失宣肃，肺气上逆而致咳嗽。其病变部位主要在肺，与肝、脾、肾等脏腑密切相关。喘证是以呼吸困难，甚至张口抬肩，鼻翼扇动，不能平卧为特征的病证。其病因复杂，发病亦有外感和内伤之别。外感六淫，内伤饮食、痰浊内蕴、情志失调、久病、劳欲过度等，致使肺宣降失职，肺气上逆，或气无所主，肾失摄纳而成喘。喘证的发病部位主要在肺和肾，但与肝、脾、心有关。由此可见，咳嗽与喘证虽为肺系的不同病证，但病因与病机常相同，都是因内外之邪干肺，宣降失常，肺气上逆所致，且二者互有因果关系，或同时存在，故每每并称。

三、张灿玾先生辨治外感咳喘

张灿玾先生认为，外感咳喘一般与感冒并发，初起可按感冒处理，但对于邪闭于肺，以咳喘为主症者，则需另行处治。临证常见风寒犯肺与风热袭肺。若是前者，先生常用张仲景《金匮要略·肺痿肺痈咳嗽上气病脉证治》中诸方，用之多验。如是后者，先生认为清代医家陈平伯对风温咳嗽的辨证施治有一定的临床借鉴意义。结合陈氏所述，可选用如下治法及相应方药。

热邪不重时，治宜凉解表邪，当用薄荷、前胡、杏仁、桔梗、桑叶、川贝母之属。先生认为，此6味药中，薄荷、桑叶辛凉透邪，使风温之邪得散；前胡与桔梗、薄荷与桑叶、杏仁与川贝母，皆具一升一降之功，相须相使，以复肺气宣肃之性，可谓相得益彰。因热邪较轻，故用药轻灵，不必用重剂。

热邪入里，但未至炽盛之时，治宜清宣里热，陈氏常用川贝母、牛蒡子、桑皮、连翘、橘皮、淡竹叶之属。此方王孟英先生曾有所评议，认为"苔黄不甚燥者，治当如是"，用清宣之法，可使热邪从外而解。但对于桑皮、橘皮二药，先生有不同见解。他认为，桑皮过于寒降，不利外解；橘皮性偏于温，不利于清化。所以他提出此时更宜选桑菊饮与银翘散两方合用，酌加川贝母以清化热痰。

邪热已甚于肺胃，必当以清泄里热为重，同时必须清化热痰，以免其壅滞于肺中，阻滞气机升降。先生常用金银花、连翘清解温热；石膏、知母清泄肺胃；川贝母、竹沥清化热痰。若呕恶者，加竹茹、芦根和胃降逆止呕；咳甚者，加杏仁、枇杷叶降气平喘止咳；若是小儿，尤易伤神动风，可加用紫雪，既清热解毒，又可开窍息风；若呼吸不畅、痰不易咳出者，加旋覆花、地龙化痰止咳平喘。地龙性寒降泄，长于清肺平喘，当邪热壅肺，肺失肃降引起的咳喘，先生常选用泻白散加地龙，其他平喘祛痰药皆可随证加减，唯地龙一药，绝不可无，成人每用至6~9g，儿童酌减。

外感风热所致的咳喘，较多见于西医学的肺炎一病。然而有些医者在辨证施治时不够灵活和准确，往往只用桑菊饮、银翘散、麻杏石甘汤三方，或是认为有了抗生素类药物，中医药就没有用武之地了。其实不然，先生就曾用中医药治愈了使用抗生素治疗无效的多例肺炎患者。

【验案举隅】

患男，青年。起病即身热咳嗽，微恶风寒，无汗，面部潮红，精神不爽，食欲不振，小便短少，舌红、苔薄黄，脉洪数。初步诊断为"肺炎"，证属风热袭肺。因家庭条件不便，不欲服中药，遂给予青霉素肌内注射，再予口服西药治疗。3日后，病情不见好转，且有进一步发展的趋势。症见全身高热不退，咳嗽加剧，且有少量锈色痰，精神不振，舌红绛，苔黄，脉洪大。辨证为气血两燔之证。处方：金银花、连翘、生地黄、玄参、牡丹皮、黄连、川贝母、麦冬、竹茹、桔梗、杏仁、石膏、知母等，水煎服。又加服紫雪丹。服后患者病情稳定，不见有发展之势。3剂后，病情大有好转，身热减退，咳嗽减轻，未再见锈色痰。舌红、苔黄，脉浮数。继服2剂，去紫雪丹。再诊，病情已大见好转，身热已退，微咳，痰色黄，脉浮，舌红、苔淡黄。邪热已基本消退，尚有余热未尽除，当以清肺养阴为主。处方：金银花、连翘、麦冬、川贝母、知母、桔梗、玄参、黄芩、竹茹、生甘草等。后仅服此方调理而愈。

按：先生认为，本案患者初起系因外感风热之邪侵袭肺系所致，但服用抗生素未见好转，反而病情加重，热邪炽盛，充斥内外，气血两燔。治当清泄里热，凉血解毒。其中重用金银花、连翘，既能清热解毒，又可透邪外达；石膏、知母清气分之热；牡丹皮、黄连凉血清心；里热炽盛，阴血耗损，伍用生地黄、玄参、麦冬凉血护阴；热邪灼津为痰，故用川贝母、竹茹清化热痰；杏仁、桔梗宣降肺气，止咳化痰。此方是取吴鞠通之清营汤及张仲景之白虎汤化裁而成，以奏气血两清之功。又因患者高热不退，精神不振，遂加服紫雪丹以清热解毒，开窍醒神。服用后，药证相应，患者病情大有好转。

四、张灿玾先生辨治慢性咳喘

慢性咳喘是一种常见病、多发病，在农村尤为多见。各年龄段均有，老年人尤多。张灿玾先生指出，慢性咳喘的病因既有外感，也有内伤，多涉及肺、脾、肾三脏，气机不利、肺气不宣、痰饮滞碍是其主要病机。总的治法以理气降逆、宣肺化痰为主。在临证中，先生诊治的慢性咳喘，常见有以下几种证型。

1. **痰饮咳喘**　本病证多由气化不行，肺气不宣，津聚为痰所致，以咳喘为主，秋冬季加重，重者常见面目浮肿，倚息不得卧，痰稀或黏滞不易出。先生治疗本证，遵仲景《金匮要略》中"病痰饮者，当以温药和之"的原则，重在"温化"为主，以促进肺气的布化，尽量少用苦寒药物，寒则不利于阳气的温煦。常用《伤寒论》小青龙汤（组成：麻黄、桂枝、干姜、细辛、五味子、白芍、半夏、甘草）为主方治疗。

先生结合亲身应用此方的经验，体会到小青龙汤中干姜、五味子、细辛三药，至关重要。其中干姜、细辛辛散，五味子酸收，散收相合，不仅能防辛散太过而耗伤肺气，使散不伤正，收不留邪，且可使肺气开阖有度，宣降有权。仲景方中凡有咳者，常加此三药。其中，细辛性味辛温，尤其适用于慢性痰饮咳嗽。

除此之外，先生对于方中其他药物的使用也有自己的心得。如心肺气虚者，恐"麻黄发其阳"，故主张不可用麻黄；咳喘较重可用杏仁以降气止咳平喘；若水湿泛滥，可重用桂枝，并加茯苓以化气利水。

2. 肺气上逆咳喘 本病证是因痰涎壅滞，肺气上逆，气道不利所致，以胸中喘鸣为主要临床表现。常用方如三拗汤、三子养亲汤、射干麻黄汤、苏子降气汤加减等。张灿玾先生曾诊治两例患者，都是学龄儿童，其喘鸣之声，正如陈修园所言"肺如钟，撞则鸣"，发出一种特殊的高音调类金属器皿音。治当宣降肺气，化痰平喘为要，先生选用《金匮要略》射干麻黄汤（组成：射干、麻黄、生姜、细辛、紫菀、款冬花、五味子、半夏、大枣）为主方治疗。

方中射干开结消痰；麻黄宣肺平喘；生姜、细辛温肺化饮；紫菀、款冬花、半夏止咳化痰；大枣扶正安中；五味子敛肺止咳，与诸辛散药合用，使散中有收，不致耗散肺气。先生又考虑患者病机主要是痰气壅滞，肺气上逆，故加旋覆花、柿蒂、地龙、白芥子、竹沥等。其中，柿蒂、旋覆花降肺胃浊气，浊气下降则肺气得以肃降；地龙，白芥子破痰缓急，尤其白芥子辛通之力远胜于苏子；竹沥行痰化浊之功显著。全方诸药合用，共奏良效。

3. 肺燥咳喘 肺为清金之脏，常得津液濡润，则清肃之令得行。因肺燥而咳喘者主要特征是干咳少痰，或痰黏滞不易出，唇舌易干，舌红、苔干，这在老年患者中尤为多见。先生首选鲜梨膏方，令患者常服。方用鲜梨汁、鲜姜汁、鲜萝卜汁各适量，竹沥一两，川贝母一两为细末，蜂蜜一斤。先将蜜煮沸，再将诸汁放入，煮沸后，稍炖，倒入盆内，将竹沥汁、川贝母末放入搅匀后即成。每服取2~3匙，水和服。特别是老年人，冬季咳喘不已者，用此2~3剂，即可平稳度过。方中梨汁、萝卜汁甘凉入肺，润肺生津，止咳化痰；姜汁止咳化痰；竹沥、川贝母、蜂蜜润肺化痰。如用方药，张灿玾先生则常用《医门法律》清燥救肺汤为主，方用桑叶、石膏、火麻仁、人参、麦冬、阿胶、杏仁、枇杷叶、甘草，宣、清、润、降四法并用，且能补益气阴。先生强调，每用必取天冬、麦冬、知母、川贝母，再加五味子等药。二冬能滋肺阴、润肺燥、清肺热；二母清肺热、润肺止咳，这两个药对的加用增强了主方的清燥润肺养阴之功，治疗肺燥甚好。

4. 脾肺气虚咳喘 本病证多见于老年人，主要表现为体质较弱，咳不甚，以喘为主，动则尤甚，若卧而不动，则无大痛苦，少气懒言，舌淡、苔白滑，脉细数或虚数。是因久咳伤肺，或病久肺虚，气失所主，气阴亏耗而致喘。正如明代王肯堂《证治准绳·喘》所谓"肺虚则少气而喘"。抑或中气虚弱，肺气失于充养而作喘。此病证常涉及肺、脾、心三脏。先生常用补中益气汤为主方，加天冬、麦冬、五味子、川贝母等药。补中益气汤重在补益脾气，培土生金；配伍天冬、麦冬以滋养肺阴；麦冬、五味子与原方中人参合为生脉散，以充养心肺之气阴；川贝母润肺以化痰。

5. **肺肾阴虚咳喘**　肺与肾，金水相生，为母子之脏，若肺阴亏耗，不能下济于肾，则肾水之上源竭；肾水既亏，水不制火，则虚火必上炎而灼肺金。肺阴不足，肺失濡润，清肃失职，故见咳喘。此病证患者体质比较瘦弱，多见干咳无痰或少痰，舌体瘦，色红，少苔，脉细弱。治当滋养肺肾，止咳化痰。先生多遵王冰"壮水之主，以制阳光"之法以治其本，常用六味地黄汤加天冬、麦冬、五味子、川贝母治之，效果显著。

【验案举隅】

患男，中年。患者少年时，因染感冒并发咳喘，未及时治愈，遂留此遗患，时常发作。近日时觉气短心悸，动则气高，微咳，体虚乏力，二便正常，食欲欠佳，舌淡红、苔薄白，脉浮数无力。先生认为，此皆始时外邪犯肺，缠连未愈，痰热内郁，肺气不宣，损伤气道，肺气既损，则真气不能布达，继则损心，肺心两损，气血难以布化，则喘、悸作矣，当以补益心肺为本。

处方：炙黄芪三钱，党参三钱，白术三钱，当归三钱，柴胡二钱，陈皮二钱，升麻一钱，麦冬二钱，五味子二钱，天冬二钱，川贝母一钱半，炙甘草一钱，生姜三片，大枣（去核）三枚，水煎温服。

复诊：服上方2剂，喘、悸俱缓，脉虽浮而无力，但已缓和，此心肺功能有所增强，继服4剂，病已大好，然因无力再服，遂停药。

按：此患者年少时即患咳喘，迁延失治，而成慢性咳喘。张灿玾先生为其诊治，辨证为心肺两虚，治当补益心肺，以补中益气汤为主，加麦冬、天冬、川贝母、五味子。补中益气汤重在补益脾气，使气血化生有源，以充养心脉，且培土生金，以补养肺气。麦冬、天冬、川贝母、五味子是先生治疗慢性咳喘常用之药。天冬、麦冬润肺益气；川贝母味甘质润能润肺化痰，且不伤正；五味子与麦冬、党参合用，取生脉散之义，补益心肺之气阴。全方诸药配伍，标本兼顾，肺、脾、心并调，咳喘自愈。

多方考辨胃脘痛，疏肝理脾治为先

胃痛，又称胃脘痛，是临床常见病、多发病。以上腹胃脘部近心窝处疼痛为主症，常伴食欲不振、恶心呕吐、嘈杂泛酸、嗳气吞腐等表现。其发病以中青年居多，多有反复发作的特点。西医学中急性胃炎、慢性胃炎、胃溃疡、十二指肠溃疡等病以上腹部疼痛为主要症状者，都属于中医学"胃脘痛"范畴。张灿玾先生临证善治胃脘痛，从其《张灿玾医论医案纂要》《张灿玾医论医话集》《国医大师临床经验实录——国医大师张灿玾》《保元堂三世医案》这些著作中，整理胃脘痛医案23例，从理、法、方、药诸方面梳理先生对胃脘痛的辨治经验。

一、对胃脘痛病因病机的认识

张灿玾先生结合多年临床经验，认为脾胃之病，多与感受寒邪、饮食不节、情志失调诸因素有关。

1. **感受寒邪** 脾胃之病，与感受外邪有关，其中寒邪是主要因素。寒性收引，内客于胃，以致胃脘气机阻滞，不通则痛。正如《素问·举痛论》所言："寒气客于肠胃之间，膜原之下，血不得散，小络急引，故痛。"又寒为阴邪，易伤阳气。脾阳不振，肝气横逆克伐脾土，脾失健运，胃失和降，而发胃痛。抑或寒气通于肾，寒邪侵犯，日久伤及肾阳，火不暖土，则脾阳不足加重，胃脘痛每每缠绵难愈。

2. **饮食不节** 《灵枢·小针解》云："寒温不适，饮食不节，而病生于肠胃。"可见，饮食失调，易损伤脾胃，胃气壅滞，胃失和降，不通则痛。抑或过食肥甘，饮酒无度，蕴湿生热，阻遏中焦气机，升降失和而致胃痛。

3. **情志失调**　忧思恼怒，伤肝损脾，肝失疏泄，横逆犯胃，脾失健运，胃气阻滞，均致胃失和降，而发胃痛。《沈氏尊生书·胃痛》所谓："胃痛，邪干胃脘病也……惟肝气相乘为尤甚，以木性暴，且正克也。"而气滞日久，一则气不行血，以致瘀血停胃；一则气郁化火伤阴，也可引起胃络血瘀，则胃痛加重。

二、治疗胃脘痛常用治法

张灿玾先生认为，胃脘痛病情较复杂，有寒热虚实之别，患者体质有强弱之分，病程亦有长短之不同，因此治疗胃脘痛需多方考辨，综合治疗，方能奏效，不能固执一法或一方。

1. **疏肝理脾法**　先生认为，胃脘痛大多因饮食不当、情志失调，以致气机升降失常，病位虽在胃脘，但与肝、脾密切相关。因此，先生强调治疗胃脘痛，当以疏肝理脾为治法之大要。根据患者具体病情，施用更具针对性的治法，可谓法中有法。而在方剂的选用上，先生则善用古方，临证灵活化裁。

如脾胃虚弱，阳气不振，肝气犯胃，常见脘腹部胀痛，遇寒则甚，食欲不佳，舌红、苔白，脉象沉或弦。重在疏肝理脾，和胃缓中，常用平陈汤（平胃散合二陈汤）加减为主。酌加佛手疏肝理气，和胃止痛；脾胃虚弱，常用芳香醒脾之药，如甘松、砂仁等以开郁醒脾；若有食积，少佐鸡内金以消积导滞；若郁而化热，则常用蒲公英清解郁热。

若肝脾不和，脾胃俱虚，常见胃脘部胀痛，胃液多，体瘦，头晕乏力，舌淡红，苔薄白，脉弦细。重在疏肝理脾，补益脾胃，常用逍遥散或香砂六君子汤加减。分而论之，肝脾不和，运化无力，气血虚弱，治当疏肝健脾，益气养血，多用逍遥散加减；脾胃阴阳失调，寒热错杂，脾胃俱伤，肝气来犯，则以益气健脾，疏肝理气为要，多用香砂六君子汤，酌加蒲公英清解郁热；佛手疏肝理气；鸡内金健脾消食。

若胃中虚冷，肝胃不和，常见胃脘部胀痛，喜温喜按，舌红、苔白，脉沉迟。重在疏肝理气，和胃散寒，常用小建中汤加减为主。先生曾说，自祖父开始，凡治虚寒脘腹痛，即常用此方。临证可酌加甘松理气止痛，开郁醒脾；枳壳理气宽中，行气消胀。若是脾胃气虚较重者，可加黄芪，即黄芪建中汤；若血虚较甚，则加当归，即当归建中汤。

若肝郁化火，横逆犯及脾胃，常见胃脘胀痛，嗳气则舒，郁气易犯，舌红，脉弦细。重在疏肝泻火，选用大柴胡汤加减；若脾气本虚，复为肝气所犯，则用小柴胡汤加减以调肝理脾。

2. **理血行气法** 先生指出，治疗胃脘痛，还应分清在气在血之不同。如偏于气郁或食滞引起的胃脘疼痛，当以利气导滞之法治疗，且每获良效。但若病在血分出现瘀血停胃时，此时病不在气分，如仍用行气消导之法恐难奏效，应以理血行气为法，才能使气血流畅，通则不痛。瘀血停胃，常见脘腹疼痛拒按，痛有定处，舌红，脉沉而有力。重在理血行气，先生善用失笑散合愈痛散加减治疗，常加"血中之气药"川芎以行气止痛、活血化瘀。

3. **祛湿法** 无论感受寒邪，损伤脾阳，还是肝气犯胃，脾胃虚弱，都可致运化无力，湿邪内生；抑或过食肥甘厚味，肆意饮酒，以致湿热蕴结。而湿邪产生后，又反过来困遏脾胃之气，形成恶性循环。因此，在胃脘痛治疗中，张灿玾先生尤其重视祛湿法的运用。然而，根据患者体质和病性的不同，湿邪在体内或从阴而化为寒湿，或从阳而化为湿热，先生分别施以温化寒湿或清热化湿之法。若胃脘痛是因寒湿所致，先生善用平陈汤加减以和胃散寒祛湿，酌加炮姜、砂仁、蔻仁等以增温化之力；如是因湿热郁滞所致，则常用藿朴夏苓汤加减以清热化湿，酌加栀子、黄连、蒲公英以助清化之功。

4. **消导法** 张灿玾先生临证治疗的胃脘痛患者，不乏有因暴饮暴食，食滞肠胃所致，常见胃脘疼痛，腹部拒按，口浊气恶，或恶心呕吐，舌红，脉沉等，多为实证。先生必施以消导重剂，善用平胃散合四消饮（组成：焦山楂、焦神曲、焦麦芽、槟榔）加减以和胃导滞。即使是因虚所致，脾失运化，也可引起食积内停，证属虚实夹杂，先生则常在补益脾胃的基础上，佐以消导之法，以消补兼施，虚实兼顾。先生善用鸡内金、莱菔子、焦三仙等消导之品。

三、治疗胃脘痛方药特色

1. **善用古方** 从张灿玾先生治疗胃脘痛的诸多医案来看，他善用古方，如前所述的平胃散、二陈汤、小建中汤、小柴胡汤、逍遥散、香砂六君子汤、藿朴夏苓汤等。先生根据病情进行加减，或以单方为主化裁，或以多方组合化裁。

单方化裁是指以一首方剂为主方，在此方的基础上进行加减。如脾气本虚，复为肝气所犯引起的胃脘痛，以小柴胡汤为主方，意在治肝胆之太过，复加木香、枳壳、佛手、甘松以理气止痛，白芍以柔肝缓急，瓦楞子以制酸止痛，党参、生姜、大枣以护胃安中。再如胃中虚冷，肝胃不和所致的胃脘痛，以小建中汤为主方，酌加砂仁、紫豆蔻以温胃和中，枳壳、甘松、陈皮以理气止痛。诸如此类单方加减化裁还有很多，不再一一赘述。

胃脘痛常病情反复，迁延难愈，病程较久。先生认为："凡年代日久，因多系统、多脏器发病与反复发作的患者，极易造成虚实并见，寒热错杂，阴阳失调，功能紊乱，真假混淆，运化失职，气机失序，反复不一，病情变化无常的复杂情况。"因此，先生提出，此时处方用药，单方并不能照顾到疾病的全部状况，须结合2~3个方剂，甚至更多个方剂进行加减，共同作用疾病，这就需要多方组合运用。

如脾胃虚弱，阳气不振，肝气犯胃之胃脘痛，先生善用平胃散合二陈汤加减，此方虽有疏导之功，然导而不泻，利而不峻，具平正和缓之性。若正气不足，中焦脾胃郁滞不通，以平胃散合香砂六君子汤加减，平胃散和胃行气，香砂六君子汤调理脾胃，固其根本，亦合《黄帝内经》所谓"治病必求其本"之意。若瘀血停胃之胃脘痛，则用失笑散合愈痛散加减。若患者胃痛较重，且病性偏虚者，常合芍药甘草汤以增缓急止痛之功。其中白芍酸苦入肝，养血柔肝；甘草甘平入脾，补益脾气，缓急止痛。二药合用，酸甘化阴，肝脾同治，缓急止痛之力显著。正如明代龚云林《寿世保元·腹痛》云："白芍药味酸微寒……得炙甘草为辅，治腹中之痛圣药也。"如若肝火犯胃以致泛酸嘈杂较重，则常合左金丸以清泻肝火，和胃降逆。黄连苦寒，善清胃火，兼能清心火以泻肝火；吴茱萸辛热，降逆下气，疏肝解郁。二药合用，辛开苦降，寒热并投，肝胃同治，使泻火而不凉遏，降逆而不碍火郁，相反相成。

2. 特殊用药

（1）蒲公英：在张灿玾先生治疗胃脘痛的23例医案中，应用蒲公英的就有8例。可见，治疗胃脘痛，先生善用蒲公英一药。蒲公英苦、甘、寒，功效清热解毒，消肿散结，利湿通淋，本是治疗热毒疮痈或湿热淋证之要药。《神农本草经疏》称其"当是入肝入胃，解热凉血之要药"，陈士铎《本草新编》载"蒲公英，亦泻胃火之药，但其气甚平，既能泻火，又不损土，可以长服，久服无碍"。因此，胃中郁而生热者，先生善用蒲公英。根据病证轻重及虚实的不同，酌情加减为用。若肝郁化热，损伤脾胃，蒲公英用量较轻，多为二至三钱。若热毒较甚，则可增至五至六钱。蒲公英虽苦寒，但较平和，清热解毒而不伤正。

（2）鸡内金：脾胃主运化受纳水谷，寒邪犯胃、内伤饮食、情志失调等诸多因素都可使水谷不化，郁滞不行。无论虚实，常有不同程度的食积内停。因此张灿玾先生强调治疗胃脘痛，必加消导之药。在先生的胃脘痛医案中，就有16例使用了消食导滞的鸡内金。鸡内金甘平，功善消食健胃。《滇南本草》称其有"宽中健脾，消食磨胃"之功。先生临证用鸡内金治疗饮食停滞之胃脘痛，用量大多为三钱至五钱。若因暴饮暴食，食滞胃中，郁滞不通，胃脘胀痛较甚者，则重用至一两，以增强消导之功。常与焦三仙、莱菔子、槟榔等消导之品合用。但若是气血郁滞引起的胃脘痛，其运化之功能亦必受到影响，饮食亦难消化，常常发生剧痛，女性尤为多见。先生善将鸡内金与延胡索配伍在一起使用。延胡索辛散温通，活血行气，为止痛佳品。《本草纲目》谓其"能行血中气滞，气中血滞，故专治一身上下诸痛，用之中的，妙不可言"。故用治气血瘀滞者最为适宜。鸡内金独具消食导滞之功，且平和而无伤正之弊。二药合用，即可奏效。

【验案举隅】

患男，青年。初诊：素患胃脘痛，每犯则疼痛难忍，曾多次服西药，效不佳。每服中药，稍愈即停药，亦不甚介意，且由于工作关系，酒亦难禁，饮食亦欠调节，身体状况，不犯病时，饮食尚可。病则食欲不振，腹部痞满，曾经某医院X射线钡餐透视，诊为胃溃疡。张灿玾先生认为，此证系由饮食所伤，致损脾胃，虽经多次治疗，终未彻底，积久成患，湿热郁滞，酿成痼疾。赖正气未衰，体质无损，急当化其湿热，导其郁滞，活其气血，运其枢机，则脾胃之功能可振，溃疡之病痛可愈。处方：苍术五钱，川厚朴三钱，陈皮三钱，制半夏三钱，枳壳三钱，蒲公英五钱，广木香二钱，炒白芍五钱，鸡内金五钱，甘松三钱，佛手五钱，甘草二钱。水煎温服。

二诊：服上方3剂后，疼痛有所缓解，但每日必有发作，痛时不敢重按，脉象仍弦而有力，再予前方加五灵脂二钱、延胡索三钱，活血止痛，以散其瘀。

三诊：服上方3剂后，疼痛遂减，腹部亦感舒适，可少进饮食，脉象亦趋于和缓，仍用前方继服。

四诊：服上方3剂后，痛已大减，腹部已舒适，饮食如常，大小便均正常，遂以上方继服。

五诊：经服前方，诸证均愈，此病尚需继续调治，且戒酒为要。处方：苍术五钱，川厚朴三钱，陈皮三钱，制半夏三钱，茯苓二钱，鸡内金五钱，藿香三钱，煅牡蛎（先煎）五钱，浙贝母三钱，蒲公英五钱，枳壳三钱，白及粉（冲服）三钱，炙甘草二钱。水煎温服。

遂以此方服用多剂，患者在生活方面，亦有所注意。数月后，经再次X射线钡餐透视，溃疡面已经愈合。

按：张灿玾先生认为，患者是因饮食失调，饮酒无度，损伤脾胃，加之治疗不彻底，终成遗患，湿热郁滞而作痛。病虽久矣，但其正气未衰，治当理气化滞，疏肝解郁，清热化湿，初时选用平胃散合二陈汤，即平陈汤为主方。因患者湿热较重，故蒲公英用至五钱以清解胃中郁热；枳壳、广木香、甘松、佛手理气止痛；白芍柔肝平肝，合甘草以增缓急止痛之力；鸡内金以消积导滞。考虑患者患病已久，久痛入络，可致胃络血瘀。如《临证指南医案·胃脘痛》云："胃痛久而屡发，必有凝痰聚瘀。"故酌加五灵脂、延胡索以活血止痛。服用多剂后，终获良效。然胃脘痛亦反复发作，先生又嘱患者不能立即停药，应继续服药调治。以调养脾胃为要，因此去掉原方中理气止痛之广木香、甘松、佛手，以及柔肝缓急之白芍，酌加藿香、茯苓，实为平陈汤与藿朴夏苓汤之义，重在清化湿热；煅牡蛎、浙贝母、白及粉制酸护膜散结。古人曾告诫后人，"饮食自倍，肠胃乃伤"，不可"以酒为浆，以妄为常"，要顾护脾胃，需在饮食方面尤为注意，故先生特别叮嘱患者戒酒为要。

承继家学治痈疽，
理法方药特色明

痈疽，是指各种致病因素侵袭人体后引起的体表感染性疾病，是中医外科最常见的疾病。早在《灵枢·痈疽》中就有对痈疽的专论，阐述的痈疽疮疡的病因病机，奠定了外科痈疽证治的理论基础。如《素问·生气通天论》云："营气不从，逆于肉理，乃生痈肿。"张灿玾先生生于中医世家，三世从医，善治痈疽。他承继祖父、父亲治痈疽经验，亦治过许多痈疽患者，其中不乏有用西药无效、转用中药治愈者。在《张灿玾医论医案纂要》《国医大师临床经验实录——国医大师张灿玾》《张灿玾医论医话集》《保元堂三世医案》等著作中，收录大量先生治疗痈疽的医案，由此可见他在痈疽的辨治方面经验颇丰。

一、对痈疽的辨证

1. 首辨阴阳虚实 痈疽致病原因虽有多种，诸如外感六淫邪毒、外来伤害、情志内伤、饮食不节等，但其总的病机不外乎各种致病因素侵袭人体，影响气血运行，导致局部气血凝滞，遏止不通，经络阻塞，郁而化热，腐败血肉所致。然而阴证、阳证治疗殊途，因此张灿玾先生指出，治疗痈疽首先要明辨阴阳。诚如《疡医大全·论阴阳法》中说："凡诊视痈疽，施治必须先审阴阳，乃为医道之纲领，阴阳无谬，治焉有差。医道虽繁，而可以一言蔽之者，曰阴阳而已。"阳证者，急性发作，初起光软无头，局部皮肤焮红肿痛，逐渐扩大，高肿而硬，触之灼热，易脓易溃，预后良好，常伴有形寒发热、口渴纳呆、便秘溲赤等全身症状，多因热毒或火毒导致气血凝滞，经络阻塞，治宜清热解毒，活血行气，消肿止痛。阴证者，慢性发作，初起漫肿无头，皮色不变或紫黯，不痛或有痛不甚，肿胀坚硬如石，难以愈合，预后不良，多见面色㿠白、神疲乏力、自汗盗汗等全身症状，常因阴寒凝滞引起，治宜温补托毒。先生在辨别阴阳的同时，还注重明辨虚实。实证者，见有皮肤红热明显，肿势高突，疼痛剧烈，易腐易溃，脓汁黏稠，易收敛，当以祛邪为要；虚证者，见有根红散漫，溃后脓水稀薄，收敛迟缓，治宜补益为主。

2. 区分肿疡溃疡 肿疡是指体表外科疾病尚未溃破的肿块，而已溃破的疮面称溃疡。无论阴证、阳证，痈疽都有初期、成脓期以及溃疡期三个不同发展阶段。初起邪毒蕴结，经络阻塞，气血凝滞而致局部肿痛；若瘀久化热，热盛肉腐而见脓肿形成；若脓毒外泄，则会形成溃疡。可见，肿疡、溃疡发病机理不同，治法亦应随之变化。

3. 辨清险证恶证 先生在治疗痈疽的过程中，还强调要时刻注意是否发生险证恶证。凡痈疽疼痛明显或灼痛者，先生说此时不必担心，这是疮毒向外的表现；若肿疡突然不疼或疼痛骤减，疮面忽然塌陷时，反而更需谨防疮毒内陷攻心，造成险证，甚至形成死证。诊治过程中，要时常注意患者的神色和脉象，凡精神清爽、脉象洪大者，虽痛苦难忍，不必惊恐，此属正常现象；若是脉象变为微弱或沉细、精神不爽者，务必引起医者的重视，以防毒邪内陷而发生恶证。因此，治疗中应尽快使毒邪外散，促其早日愈合。

二、治法特色

痈疽内治的治疗原则，是根据初起、成脓、溃后三期，分别施以消、托、补三法。初期疮疡毒气已聚，脓腐未成，适用于消法，使邪毒消散；若脓已成，毒邪深沉散漫，或是正气已虚，不能托毒外出，适用于托法，扶助正气，托毒外出；若是疮疡溃后，邪正俱虚，适用于补法，复其正气，助其新生，使疮口早日愈合。张灿玾先生临证60余载，深谙其道，特别是对活血行气、补益气血以及内外合治等治法颇有心得。

1. 善用行气活血之法 痈疽有虚实之别，治法理当不同，明代汪机《外科理例》中就有"疽分虚实用药""治疮须分补泻"的论述。先生年少学医时，先祖父士洲公就常告之，凡痈疽实证，皆为邪毒所害，必致气血郁滞，故欲消之，必用行气活血之法，方能奏效。气血凝滞是痈疽病理变化中的一个重要环节，局部肿胀、结块、疼痛都与气机不畅、血脉瘀阻有关。因气为血帅，气行则血行，气滞则血凝，故行气之时多与活血配合使用。张灿玾先生结合多年临证经验，认为治疗痈疽实证，无论阳证、阴证，所用消法主要体现为行气活血，祛瘀消肿，散结软坚。先生善用青皮、陈皮、枳壳、乌药、厚朴、槟榔、木香、香附等以行气通络，川芎、赤芍、红花、牡丹皮、牛膝、当归等以活血散瘀。若红肿较甚，热毒重者，配伍金银花、连翘、蒲公英、菊花、地丁等以清热解毒；若皮色不变，痰湿重者，可加白芥子以温化寒痰；若疼痛剧烈，佐用乳香、没药等以活血止痛；若肿胀明显，常加白芷、防风、天花粉、浙贝母以消肿散结；若脓液已成，配伍皂角刺、穿山甲、桔梗以排毒溃脓。先生临证常用治痈疽实证的《秘传外科方》复元通气散、通经导滞汤、《外科正宗》疮科流气饮、《校注妇人良方》仙方活命饮等，都体现行气活血、消肿散结之法。

2. 重视补益气血之法　对于痈疽虚证，张灿玾先生认为非温补不足以奏效，重在大补气血。未成脓时，可使气血流畅，促其消散；已成脓时，气血充盛，能托毒外出，不致内陷；已溃之后，能助养新肉生长，促进疮口愈合，实为治痈疽之要法。先生常用黄芪、人参、党参、白术等以补气，当归、熟地黄、白芍等以养血。若偏于热，酌加金银花、连翘等以清热解毒；若偏于寒，可加肉桂、炮姜炭以温里散寒。先生临证常用的《医宗金鉴》托里消毒散、香贝养荣汤、《疡医大全》四妙汤、《外科证治全生集》阳和汤等，都以补益气血为要。

脾胃为气血生化之源，先生尤为重视调理脾胃。《外科正宗》一书中就强调"盖疮全赖脾土""盖脾胃盛者，则多食而易饥，其人多肥，气血亦壮；脾胃弱者，则少食而难化，其人多瘦，气血亦衰"。脾胃健运，中气充足，气血充盛，加速疮口愈合；若脾胃虚弱，生化乏源，则会导致脓成难溃，或溃后难敛。故先生的祖父常说，"肿而不溃者血虚，溃而不敛者脾虚"，意思是肿而不溃及溃而不敛均责之脾虚及血虚。先生常用人参、党参、白术、茯苓、陈皮、砂仁等以调理脾胃。

3. 强调内外合治　因为痈疽主要发生在体表，所以在选用适宜的内治法基础上，常配合适当的外治法，如外洗、外敷等。外治方面，先生主张"使毒外出为第一"。如疮疡红肿疼痛，先生善用忍冬藤，或鲜野菊花、生甘草煎汤清洗患处，抑或鲜马齿苋捣烂外敷患处。若疮面腐肉脱落，常用《外科正宗》生肌玉红膏贴敷疮面，促进疮口愈合。

三、方药特色

1. 善用古方　张灿玾先生临证治疗痈疽，善用古方，灵活化裁。如痈疽阳证，疮疡热毒已聚，脓腐未成时，重在清热解毒，活血行气，消肿散结，常选用《医宗说约》四妙汤、《医宗金鉴》五味消毒饮、《外科正宗》神授卫生汤、《校注妇人良方》仙方活命饮等；若是痈疽阴证，因阳虚寒结阴凝所致者，主以散寒通滞，常用《外科证治全生集》阳和汤、《伤寒论》当归四逆汤等；若是出现疮毒内陷之险证，急当清心护心，则选用《外科正宗》护心散、《保命集》内疏黄连汤等；痛疽无论阳证还是阴证，因气血亏虚，不能托毒外出引起疮面破溃，难以收口时，治当补养气血，托毒外出为要，常选用《外科正宗》托里消毒散、《医宗金鉴》香贝养荣汤等，可配合外用处方，如《外科正宗》生肌玉红膏敷贴疮面，促进疮口愈合。其中，四妙汤、阳和汤、托里消毒散是先生较为常用的方剂，分述如下。

（1）四妙汤：四妙汤出自《医宗说约》，由生黄芪、当归、金银花、甘草组成。方中黄芪味甘性微温，能补气升阳，托毒生肌；当归性微温，能补血活血止痛；金银花轻宣疏散，清热解毒；甘草解毒止痛，缓和药性。四药相合，既能补养气血顾其正气，又能清热解毒治其疮毒。清代医家顾世澄在《疡医大全》中曾说："澄自幼及今数十年来，凡治一切痛疽，皆赖此方。遇大证金银花每加至六两、四两，黄芪加至两许，当归加至二两……"并赞此方为"此疡科首用捷法"。张灿玾先生的父亲连三公一生治疮疡亦善用此方，并常告之此方只有邪热炽盛时不宜，其他无论阴证、阳证，还是半阴半阳证，皆可使用。因此，先生临证治疗痛疽，除邪热炽盛或阴寒凝结者，无论已溃未溃，常以此方作为首选，灵活加减，施用颇多，疗效颇佳，称其为"治痛疽方中之王道之剂"。如热象明显者，可加黄连、黄芩、蒲公英、紫花地丁，或合用五味消毒饮以增清热解毒之功；血分有热，可加生地黄、牡丹皮以清热凉血；瘀血痛甚，可加乳香、没药以活血止痛；脓成或已溃者，可加穿山甲、皂角刺以溃坚排脓。

（2）阳和汤：阳和汤出自《外科证治全生集》，由熟地黄、鹿角胶、炮姜炭、肉桂、白芥子、麻黄、生甘草组成。方中熟地黄温补营血，填精益髓；鹿角胶生精补髓，养血助阳；配以肉桂、炮姜炭辛热入血，温阳散寒而通利血脉；佐以少量麻黄辛温宣散，发越阳气，开泄腠理，以散肌表腠理之寒凝；寒凝痰结，白芥子辛温，可达皮里膜外，温化寒痰，通络散结；生甘草解毒，调和诸药。诸药相合，共奏助阳补血、温经散寒、除痰通滞之效，常用治阳虚寒凝，营血虚滞，兼有痰浊壅阻引起的阴疽。先生用此方，一般重用熟地黄，以加强补血固本之力，而麻黄用量宜少，仅为五分，以免辛散太过而耗伤正气。

（3）托里消毒散：托里消毒散出自《医宗金鉴》，由人参、黄芪、川芎、当归、白芍、白术、茯苓、金银花、白芷、皂角刺、桔梗、甘草组成。方中人参、黄芪、川芎、当归、白芍、白术、茯苓、甘草，实则为《太平惠民和剂局方》十全大补汤去地黄、肉桂，重在补养气血；金银花清热解毒；白芷消肿散结；皂角刺、桔梗排脓溃坚。诸药合用，共奏补益气血、托毒消肿之功，主要用治痛疽已成，气血虚弱不能托毒外出，或痈疽溃后脾胃虚弱，脓血不尽，不能收敛者，每获良效。因本方兼顾较全面，故先生运用此方时多用原方，不作加减。

2. **二方间服** 对于病情复杂的痈疽患者，张灿玾先生多主张采用"二方间服"的治法，即同时给患者开两张处方，交替服用。先生认为，如果只开一张处方，因要兼顾多方，不免用药多，方子大而杂，重点不突出。先生曾诊一患者，始身发痈肿，后变成多发性痈肿，肋部、股部皆已破溃，因家境贫寒，未能及时治疗。后病情十分危急，正气虚羸，体弱无力，痈肿流出的不是脓，而是水。遂往县某医院求诊。治疗一段时间，未见好转，于是劝其出院，回家休养。其父邀先生为之诊治，经查病人已十分虚弱，骨瘦如柴，食欲不振，各处溃疡，排出清稀脓液，如败浆之状，面黄无神，萎靡不振，舌淡少苔，脉微弱无力。此证需急予扶正壮阳、大补气血，方可托毒外出。为此，先生开二张处方，一方为治疗阴疽的常用方阳和汤，促其由阴转阳；另一方为托里消毒散，扶正托毒。两方交替使用，大补气血，温补阳气，托毒外出。调理近1个月，病证转阴为阳，患者转危为安。

3. **重剂专攻** 张灿玾先生处方用药，常取一般用量。但若病情需要，也可破例大剂重用。他主张："对于外感实邪或是热毒炽盛，正气不虚者，应用霸道。"先生曾诊治过一位患者，左股阴部猝发一肿疡，漫肿无头，红紫疼痛，行走不便，别无他证，身体康健，舌红、苔黄，脉沉数。此为股阴疽，是因热毒结聚而成。患者体质尚好，无气血衰退之象，先生主张应重剂专攻，遂重用清热解毒之药，以破阳结。仿陈士铎《石室秘录》中"痈疽并无名肿毒"方，用金银花半斤，蒲公英二两，当归二两，天花粉五钱，生甘草五钱。以大锅水煎，随意服用。服上方3剂后，肿已大消，痛亦减轻。遂以本方继服3剂，即消散。本方特点在于重用金银花，药味少而用量大，取其专攻。喜用大剂量金银花治疗痈疽，也是先生的用药特色。金银花性味甘寒，尤善清热解毒，消散痈肿，为治热毒疮痈之要药。然其品性纯正，败毒而不伤气，祛火兼能补阴，故宜重用之。

【验案举隅】

患女，老年。初诊：患者右手腕部生一肿疡，红肿疼痛，局部有烧灼感。体质尚可，二便正常。唯有患处疼甚，烦躁，食欲稍减。舌红、苔黄，脉洪数。张灿玾先生认为，此为痈毒流于手太阴经，结于脉口。

急需重剂清热解毒，兼顾正气，托毒外出，以免内陷。处方：黄芪三钱，当归三钱，金银花一两，穿山甲珠三钱，皂角刺三钱，白芷三钱，蒲公英五钱，地丁五钱，菊花五钱，花粉三钱，甘草二钱。水煎温服。

二诊：服2剂后，红肿加深，有溃脓之势。患者烦躁加重，时有恶心。因年事已高，热毒较甚，须谨防疮毒内陷。处方1：护心散八钱，每服二钱，温水送服，早晚各1次。处方2：前方加黄连二钱，水煎温服。

三诊：服上方2剂后，烦躁、恶心之症皆除，疮面边缘疼痛减轻，破溃之势已成，嘱其继服前黄芪方。

四诊：服前方后，疮已溃，脓毒大泻，肿部松软，脉象亦缓和。处方：每日以忍冬藤煎汤清洗患处。

五诊：经上方治疗后，肿势已消，脓水减少，患者食欲及二便均恢复正常，脉象渐趋缓和，当以托里消毒为主。处方：党参三钱，白术二钱，茯苓二钱，当归三钱，川芎二钱，白芍二钱，黄芪三钱，皂角刺一钱，金银花三钱，桔梗二钱，白芷二钱，甘草一钱。水煎温服。

六诊：服上方2剂后，疮口脓水已很少，渐趋愈合，继服数剂而愈。

按：患者所患肿疮，系由热毒所致，先生考虑患者年事已高，恐疮毒循经内陷，故始以四妙汤与五味消毒饮合用，方中黄芪、当归补养气血；重用金银花、蒲公英、地丁、菊花清热解毒；酌加白芷、花粉消肿散结；皂角刺、穿山甲珠溃坚排脓。治疗期间，患者出现烦躁、恶心等症，有疮毒内陷之候，急当清心护心，使毒气外出。前方加黄连继服，黄连性寒入心，功善清心除烦，另服《外科正宗》护心散（组成：绿豆粉一两，乳香净末三钱，朱砂一钱，甘草一钱，共为细末）。待患者烦躁、恶心之症皆除后，继用四妙汤合五味消毒饮至疮疡破溃。再用忍冬藤煎汤清洗患处，内服托里消毒散以补养气血，托毒外出。本病用药，虽前后移方，但以黄芪、当归、金银花三药为主，既兼顾正气，又可治其疮毒，实为疮家之圣药。

冲任损伤致崩漏，标本分治重调气

崩漏是指经血非时暴下不止或淋沥不尽，亦称崩中漏下。一般来势急暴、出血量多者为"崩"，出血量少或淋漓不净者为"漏"。诚如《济生方》云："崩漏之疾，本乎一证，轻者谓之漏下，甚者谓之崩中。"由于崩与漏二者常相互转化，故统称崩漏，是妇科常见病。张灿玾先生临证60余载，对崩漏的辨治积累了丰富的临床经验。

一、张灿玾先生对崩漏的认识

《诸病源候论》云："崩中之状，是伤损冲任之脉。冲任之脉，皆起于胞内，为经脉之海，劳伤过度，冲任气虚，不能约制经血。"因此，崩漏的发生，是由冲任损伤，不能制约经血所致。引起冲任损伤的原因，先生认为有血热、血瘀、脾虚、肾虚等方面。

1. **血热** 《傅青主女科·血崩》云："冲脉太热而血即沸，血崩之为病，正冲脉之太热也。"血热有虚实之分，理当辨清。实热者，多由素体阳盛，肝火易动；或素性抑郁，郁久化火；或过服辛温香燥助阳之品，热伏冲任，扰动血海，迫血妄行而致崩漏。虚热者，常见素体阴虚，或久病失血伤阴，阴虚失守，冲任不固，加之阴虚内热，虚火内炽，扰动血海，致经血非时而下；然失血则阴愈亏，冲任更伤，以致崩漏反复难愈。

2. **血瘀** 瘀血的形成，亦有虚实之别。实证者，多源于情志所伤，肝气郁结，气滞血瘀；或经期、产后余血未尽，又感受寒、热邪气，寒凝血脉，或热灼津血，冲任瘀阻，新血不生，旧血不去，蓄极而满，以致经血非时而下。虚证者，因元气虚弱，无力行血，血运行迟缓而成瘀血。

3. **脾虚** 《妇科玉尺·崩漏》云："思虑伤脾，不能摄血，致令妄行。"脾主统血，若忧思过度，或饮食劳倦，损伤脾气，统摄无权，冲任失固，不能制约经血而成崩漏。

4. **肾虚** 《兰室秘藏·妇人门》云："妇人血崩，是肾水阴虚不能镇守胞络相火，故血走而崩也。"此种情况可见于各年龄段的女性患者。禀赋不足，天癸初至，肾气稚弱，冲任未盛；育龄期房劳多产伤肾，损伤冲任胞脉；绝经期天癸渐竭，偏于肾阴亏虚者，阴虚失守，虚火内生，扰动冲任，迫血妄行；偏于肾阳虚弱者，肾气不足，封藏失司，冲任不固，不能调摄和制约经血，皆可发生崩漏。

二、张灿玾先生对崩漏的治疗

张灿玾先生家三世行医，对崩漏的治疗积累了丰富的经验。先生临证治疗此病时，承继家学，并结合自己的临床心得，形成了鲜明的治疗思路和方法。治疗崩漏，先生本着"急则治其标，缓则治其本"的原则，暴崩之际，急当止血、固脱之法，待血势渐缓则以调理脏腑为重，并从气血关系出发，强调补气理气之法的运用。

1. **急则治标，以止血、固脱为重** 凡崩漏来势凶险，下血量大者，必须尽快从标而治。治标者，先治血，当以止血为先，血不止必致脱阴亡阳。先生首选血余炭、百草霜等止血之品，研为细末，令患者急服之。条件允许时，最好以黄酒冲服，取其活血之力。不方便时也可以白开水冲服。

（1）血余炭：始载于《名医别录》。为健康人头发制成的炭化物。此药苦涩性平，入肝、胃经，有收涩止血之功，且能消瘀，使血止而不留瘀，《医学衷中参西录》云："其性能化瘀血、生新血，有似三七。"常用治各种出血病证。用治崩漏，可单味应用，如《备急千金要方》以此与酒和服；也可与他药配伍，如《类证治裁》三灰散，此药与陈棕榈炭、绢灰合用，止血之效更佳。

（2）百草霜：始载于《备急千金要方》，《本草再新》称为锅底灰。为稻草、麦秸、杂草燃烧后附于锅底或烟囱内的黑色烟灰。本品辛温，入肺、胃、大肠经。功善收敛止血，又有涩崩止带之用。《本草汇言》云："百草霜，解三焦结热，化脏腑瘀血之药也……《杂病方》用治吐衄崩血不止者，谓其轻浮火化之质，且色之黑也，血见黑即止，亦从治热胜动血，而安营血之暴走也。"《神农本草经疏》亦称："百草霜乃烟气结成……凡血见灰则止，此药性能止血，复能散瘀滞，故主上下诸血及崩中带下、胎前产后诸病。"如《校注妇人良方》治血虚内热，血不归源而崩，就用本品与陈槐花合用。

"有形之血不能速生，必生于无形之气。"因此，待患者大失血得到控制以后，先生认为此时患者因出血亡阴，阳气无所依附，阳气一脱，则生命力尽。这种情况下，护住阳气，即能护得生命。故先生强调此时应以益气回阳固脱为重，而并非补血。他常用《正体类要》参附汤（组成：人参、附子）以补气回阳固脱。

2. **缓则治本，重视调理心、肝、脾** 属慢性、长期漏下不止者，其病较缓，重在治其本，顾及心、肝、脾三脏。因心主血，肝藏血，脾统血，为血之本。若各种致病因素导致心、肝、脾三脏受损，血气得不到正常运行而引起崩漏。因此治本者，以调理心、肝、脾三脏为主，三脏功能得以恢复，自然可收止血之功。无论是产后或是经期，引起长时间的崩漏下血不止，进而导致的虚损证，先生基本上都是从这一思路出发，每收良效。

如肝气不舒，脾气虚弱，阴血有亏所致漏下不止，兼见胸胁疼痛，饮食减少，头目眩晕，气短心悸，全身无力，舌黯苔微黄，脉沉弦者，治宜疏肝理脾养血为要，常用《太平惠民和剂局方》逍遥散加减。郁而化热者，可酌加牡丹皮、栀子以清热泻火，此即丹栀逍遥散。如漏下是因元气大虚，中气下陷，不能载血上行而致，先生认为此时非止而涩之，应升而补之，宜用《内外伤辨惑论》补中益气汤加减。若血虚较重，可合用四物汤以补血调血。如心脾气血亏虚，脾不统血所致漏下不止，治当益气养血，健脾补心，方选《正体类要》归脾汤加减。若偏气阴两伤，则可合用生脉散，以益气养阴。如子宫虚冷，伤及冲任，气不摄血，血不归经所致漏下不止，兼见小腹不适，怕冷，乏力，舌淡红、苔白，脉浮而无力者，治宜调养气血为主，常用《万病回春》胶艾四物汤。若气血亏耗较重，可合用四君子汤，既可补气，又可摄血。

以上诸方，张灿玾先生临证灵活化裁，有两点特别说明：一是对于止血药的选用。先生认为，缓则治其本，重在调理脏腑，还应酌情配伍止血之品，多选用药性较为缓和者，如荆芥炭、阿胶珠等。偏于阳虚者，尚可用艾叶、炮姜炭、地榆炭等以温经止血。如果下血夹有血块、少腹痛而拒按者，则当注意不要过多使用止血药，还需要适当配伍活血药，防血止而留瘀，如三七粉止血，兼能活血，少用可防其瘀滞；再如川芎、益母草等活血化瘀之品；若瘀血较重，还可合用桃红四物汤等。

3. **血证治气，善施补气、理气之法** 对于崩漏一症，经血非时而下，可以出现程度不同的血虚，因此在止血的基础上，要配以补血之法。同时，为防其瘀滞，还运用活血的方法，都是以治血为要。然气与血互根互用，关系密切。《素问·调经论》说："人之所有者，血与气耳。"气为血之帅，能生血、行血、摄血。因此，先生在治疗崩漏时，常常根据患者病情，酌情运用补气、理气等治气之法。他常选用人参、白术、黄芪、甘草等补气健脾之品，与补血药配伍，使气旺血生，增强养血之力；另外，脾气健旺，统摄有权，亦能达到止血的目的。在治疗过程中，先生还强调应适当加入理气药，如柴胡、枳壳、陈皮、木香等，气机畅达，使陷者可以升提，瘀者可以疏解，滞者可以通利。先生称其为辨治血证的要义。

【验案举隅】

患女，30岁。初诊：患者因产后大出血不止，面色萎黄，气虚无力，脉象微弱。急需先治其血，免致亡阴亡阳之症。处方：血余炭二钱，百草霜二钱。黄酒冲服。

二诊：服药后，血崩之势有所缓解，但患者衰脱之象仍很明显，须立服益气回阳之剂，以防病势发展。处方：人参三钱，附子二钱。水煎温服。

三诊：服后病人精神有所好转，脉象仍很虚弱，仍需补气固脱为本。处方：人参二钱，黄芪五钱，当归五钱，川芎二钱，益母草三钱，荆芥炭一钱半，炙甘草一钱半。水煎温服。

四诊：服后，体力有所恢复，精神有所好转，下血的情况亦趋于正常，但面色仍见萎黄，脉象较弱。再以调理气血为本，促其康复。处方：党参三钱，白术三钱，茯苓二钱，黄芪三钱，当归三钱，川芎二钱，益母草三钱，艾叶二钱，阿胶珠（烊化）二钱，炙甘草一钱半。水煎温服。

五诊：服上方数剂后，病人精神体力均有所恢复，病情亦稳定。嘱其加强饮食调理，注意休息，后即康复。

按：此崩漏患者的治疗，充分体现张灿玾先生"急则治其标，缓则治其本"的治疗原则。患者发病初期，因产后大出血不止，急当止血以治其标，用黄酒冲服血余炭、百草霜，此法处之方便，用之及时，也是先生家传常用之法。待血崩之势减缓后，因患者正处于产后，不可再用大剂量止血药，以免造成恶露不下、腹满腹痛等瘀血阻滞胞宫之证，遂以调理气血为要，方用党参、黄芪、白术、茯苓、炙甘草，取四君子汤之义，补气健脾，使脾气健旺，气血化生有源；当归、阿胶珠味甘补血，当归辛散兼能活血，阿胶珠质黏功善止血；川芎活血行气；艾叶温经止血；再加益母草，也叫坤草，辛散苦泄，主入血分，功善活血祛瘀，能助其宫缩。诸药合用，补养气血为主，兼能活血止血。患者病情稳定后，嘱其以饮食调养为主，此为《黄帝内经》所谓"谷肉果菜，食养尽之"之意。

小儿泄泻辨轻重，内治外治相结合

张灿玾先生临证60余载，精于内、外、妇、儿各科疾病的治疗，经验丰富。本篇主要介绍他对小儿泄泻的认识和治疗心得。小儿泄泻是以小儿大便次数增多，粪质稀薄或如水样为特征的病证，是儿科常见病。一年四季均可发病，夏秋季节尤为多见。发病年龄多在2岁以下，且年龄越小，发病率越高，是我国婴幼儿最常见的疾病之一。

一、张灿玾教授对小儿泄泻的认识

张灿玾先生指出，对于泄泻的治疗，无论成人还是小儿，都应首先审明病因，再辨别寒热虚实，分别用药。由于小儿有自身的生理病理特点，因此小儿患病常与感受外邪、内伤饮食以及先天因素密切相关。先生认为，小儿泄泻的发生多由于乳食因素和外邪侵袭所致。

1. **内伤乳食** 小儿脾常不足，脾胃发育未臻完善，加之小儿饮食不知自节，冷暖不能调节，某些家长缺乏育儿知识喂养方法不当，过食寒凉、辛热或肥甘之品，皆可损伤脾胃，造成脾气受损、肠胃不和。也可因小儿神识未开，缺乏卫生知识，脏手取食，或误进污染食物而致。

2. **感受外邪** 小儿脏腑娇嫩，肌肤薄弱，易受风、寒、暑、热等外邪侵袭。因泄泻以夏秋季更为多见，长夏多湿，尤以湿热泄泻为主。

小儿泄泻病位主要在脾胃，病机关键是脾困湿盛，升降失司，水反为湿，谷反为滞，清浊合而下降导致泄泻。因此治疗的关键在于运脾化湿。轻证者，治疗及时得当，预后良好。然而，小儿具有"易虚易实，易寒易热"的病理特点，因此发生泄泻后容易伤阴伤阳，重证泄泻可出现气阴两伤，甚至阴竭阳脱之危候。若久泻迁延不愈，还可导致脾虚肝旺生风，形成慢惊风；或脾虚无以化生气血，脏腑肌肤失养而造成疳证。

因此，先生主张治疗此病证，更应辨清病情的轻重缓急，合理选用内治与外治方法。轻证者以内治为主，因脾虚湿盛者多见，故常选用参苓白术散加减；而对于重证者，则善用脐疗外治法以救其急。

二、运用参苓白术散治疗小儿泄泻心得

1. **参苓白术散为治脾虚泄泻之主方**　张灿玾先生从参苓白术散之源流发展，并结合自己临证运用经验，指出本方是治疗脾虚泄泻的主方。参苓白术散，出自《太平惠民和剂局方》卷三绍兴续添方，由人参二斤，白术二斤，山药二斤，白茯苓二斤，莲子肉一斤，薏苡仁一斤，缩砂仁一斤，白扁豆一斤半，桔梗一斤，炒甘草二斤组成。上为细末，每服二钱，枣汤调下，小儿量岁数加减服之。现代临床常用作汤剂煎服，用量按原方比例酌情增减。参苓白术散原方主治"脾胃虚弱，饮食不进，多困少力，中满痞噎，心忪气喘，呕吐泄泻及伤寒咳噫"，就已明确指出本方主治脾胃虚弱而引起的泄泻。后世医籍多有引用此方者。如清代医家张璐在《张氏医通》卷十六中就有记载："参苓白术散（《局方》一名参术散），治胃虚喘嗽，大便不实。"指出本方主治胃虚所致的大便不实之病证。清代汉医丛书《医宗金鉴》杂病心法要诀泄泻门中亦将此方列入治脾泻方中。可见后世医家也多用此方治疗脾虚泄泻。

先生家三世业医，经多次使用本方治疗泄泻，认为只要辨证准确，疗效颇佳。先生根据多年运用本方的经验，指出凡有明显脾虚之征者，无论男女老幼，见有食后不久即大便稀溏，或每日大便次数较多而稀溏者，或便溏而完谷不化者，或大便溏甚而难以控禁者，另见舌苔白滑，脉象较弱者，均可视为脾虚而用本方。

2. **参苓白术散为王道之剂，配伍注重药性平衡**　《素问·刺法论》曰："欲令脾实……宜甘宜淡。"本方以人参、白术、茯苓益气健脾渗湿，用为君药。山药、莲子肉甘平，缓补脾胃，益脾气，滋脾阴，又能厚肠止泻，助君药健脾益气止泻之力；又以白扁豆、薏苡仁甘淡渗湿健脾，与白术、茯苓共奏健脾祛湿止泻之功，俱为臣药。脾胃喜通而恶滞，脾胃气虚，运化功能薄弱，而补气之品易于碍胃，则佐以芳香之砂仁，理气化湿，醒脾和胃，寓行气于补益之中，则使甘温中守之品补而不滞；更借桔梗升提之用，使中气得以上升；炒甘草，健脾和中，调和诸药，为佐使之用。诸药合用，共奏健脾益气、渗湿止泻之功。本方用药甘淡平和，补而不滞，温而不燥，利而不峻，"此药中和不热，久服养气育神，醒

脾悦色，顺正辟邪"（《太平惠民和剂局方》）。

张灿玾先生常说，治病用药犹如排兵布阵，进退有章有法；治病又如执政，有王道与霸道之分，即所谓"用药如用兵，治病如执政"。这种治疗思想萌芽于《黄帝内经》，后世医家陈士铎将其引入到中医治疗中，在《本草新编》中有云："补正祛邪，王道也；单祛邪不补正，霸道也。补正多于祛邪，王道之纯也；祛邪多于补正，霸道之谲也。"对于所谓"王道""霸道"，先生进一步阐释："春秋战国的学术繁荣滋生出'王道'和'霸道'。所谓王道，在于行教化，施仁义，以儒家为代表。所谓霸道，霸道持力，在于行惩戒，施威慑，以法家为代表。"临床上，先生对于"王道""霸道"的具体运用体现在："对于外感实邪或是热毒炽盛，正气不虚者，应用霸道；内伤多为七情所伤，饥饱劳役，日积月累，正气日渐削夺，其来渐，其势缓，其伤深，应用王道进行治疗。王道荡荡，看之平常，用之奇妙，日计不足，岁计有余，日久必收奇功，此王道之法也。"参苓白术散以人参、白术、茯苓、甘草为主，取其四君子汤之义，重在补气健脾，先生称其为调补脾胃的王道之剂。

张灿玾先生临证处方用药，还尤其注重药性的平衡，强调补中有泻，泻中有补，散中有敛，敛中有散，辛开苦降并用等。小儿泄泻虽由脾虚而致，然其消化之功必有所损，加之小儿本就脾常不足，容易导致肠胃中有留滞之物，一味单纯补益脾胃难免造成因虚致实之变。因此，先生在运用参苓白术散的基础上，常配伍鸡内金，味甘性平，药性平和，功善消食健脾，不但可以治疗饮食积滞内停，还可用治小儿脾虚疳积，如《滇南本草》所载擅"宽中健脾，消食磨胃。治小儿乳食结滞，肚大筋青，痞积疳积"。与原方补气健脾之品相伍，既有消导之力，又具收涩之功，使补中有消、消中有涩，扶正与祛邪兼顾。

【验案举隅】

患男，婴儿。初诊：始患泄泻，治无效，复来济南某医院治疗，用西医治疗，数日后仍无效，遂求诊。患者系未满周岁之婴儿，尚在哺乳期，大便稀溏，次数较多，稀便中夹杂未消化之食物残渣及乳瓣。体质较弱，精神不振，舌红、苔薄白，脉沉细。张灿玾先生认为，此患儿当系素体较弱，平日之乳食调节失当而损及脾胃，致胃肠消化及运化之功能不足，水食之分化功能失调，引发泄泻，当以甘温平和之剂，温补脾胃，佐消导之药，以化其余滞，则不必止泻，泻可止矣。处方：党参10g，炒白术10g，茯苓10g，白扁豆10g，薏苡仁10g，砂仁6g，炒山药10g，莲子肉10g，桔梗6g，鸡内金10g，甘草3g。水煎，分多次适量温服。

患者出院，携上方回家治疗。后不久，电话告知，服上方效甚佳，服初剂泻即减，连服数剂即愈。

按：患儿泄泻是因素体虚弱，加之乳食不节，损伤脾胃，脾失运化，湿浊内生，下注大肠所致，属消化不良性腹泻，此证在临床较为常见。先生以参苓白术散加鸡内金，温补脾胃为主，佐以健脾消导，其效甚佳。原方人参改用党参，党参味甘性平，有与人参类似的补益脾气作用而药力较弱，为补中益气之良药。

三、脐疗法治疗小儿泄泻心得

张灿玾先生治疗小儿泄泻重证，常用脐疗法止泻。他曾诊治一位不满周岁的患儿，因感暑湿之气，开始泻有大量水样便，就诊时仅有少量水样便，并见全身无力，眼眶深陷，昏睡无神，舌红、苔白，脉沉细无力。先生认为其脱水症状严重，病情十分危急，急则治其标，当先止泻。而此时患儿服药已不可能，遂以外用贴脐之法，以救其急。方用枯矾二钱、黄丹一钱，研为细末，再取适量鲜生姜、鲜葱白捣成泥状，调和上两味药末，搅成膏，贴在肚脐上，外以布条缚紧。贴脐1小时后患儿泄泻大减，精神亦好转，脉象亦见增大，虽已脱离危险，尚需多注意护理，遂令晚间再敷一次，并适当给予患儿乳汁，患儿很快痊愈。

脐疗法，是利用少量中草药敷贴于肚脐中，即神阙穴，通过脐部对药物的吸收而达到治疗目的的一种疗法。脐既与十二经脉相连，也与五脏六腑和全身相通，为经络之总枢，经气之汇海，通过任、督、冲、带四脉而统属于全身经络，联系五脏六腑。药物经脐部皮肤吸收后，可循经络贯穿全身，直达病所而起治疗作用。因此，脐疗的适应证非常广泛，并且有奏效快、疗效高的特点。同时，脐疗给药途径特殊，患者无痛苦，避免了口服及注射给药的缺点，对于小儿尤为适宜。清代医家吴师机《理瀹骈文》中说："外治之理，即内治之理；外治之药，亦即内治之药；所异者，法耳！"意思是说外治法只是在给药途径和方法上与内治法不同，然而其治疗疾病的原理是一致的。

张灿玾先生运用脐疗法治疗小儿泄泻，常用枯矾、黄丹二药。枯矾酸涩性寒，《神农本草经疏》云"矾性过涩，涩以止脱"，有燥湿止泻之功。黄丹，即铅丹，味辛咸，入脾经，亦能涩肠收敛而止泻。《本草纲目》引《摘玄方》中载枯矾、黄丹治泄方，将枣肉捣烂，入黄丹、白矾各皂子大，粳米饭一团，和丸弹子大，铁线穿过，于灯上烧过为末，米饮服之。由此可见，是属内服之法。而先生临证时将其改为外用之法，加葱白、生姜，借其辛温香窜之力，贴于脐上，通过葱、姜通透之性，可使药直达病处，因此起效迅速，对于危重症患儿尤为适宜。但需注意的是，黄丹有毒，虽为外用，仍需谨慎，不仅宜少量，且不宜久服。根据小儿泄泻病情的不同，先生有时还将脐疗法与内服汤药相结合，以增强其治疗效果。

【验案举隅】

患女，婴幼儿。初诊：开始轻微腹泻，后发热，经某医院检查，为病毒性肠胃炎，治无效，腹泻加重，复经某医院检查，诊为肠炎，服药亦不见效。现仍以腹泻为重，肠鸣，大便如水样，夹带有乳瓣，三关脉不清晰，体质较弱，精神不振，舌红、苔白。张灿玾先生认为，此患儿系先受外感，诱发肠胃不和，运化无力，湿热内蕴。当以芳香化湿，调和脾胃，佐以消导疏利贴脐之法，以助药力。

内服方：藿香10g，制半夏10g，茯苓10g，厚朴3g，佩兰10g，薏苡仁10g，扁豆10g，陈皮10g，鸡内金10g，甘草6g。水煎，分多次适量温服。

脐疗方：枯矾10g，黄丹6g。研为细末。先以葱白、生姜捣乱合上药捣如泥。贴脐上。

二诊：服上方2剂，贴脐1次，腹泻即大减，食欲增加，精神亦振。复以上方继服，以调理肠胃即可。

按：此患儿虽因外感所致，症见发热，但腹泻较重，先生认为其病在里而不在表，是肠胃不和，运化失职，湿热内蕴所致，治当芳香化湿为主，给予藿朴夏苓汤合二陈汤内服。藿朴夏苓汤重在清化湿热，二陈汤重在燥湿和中，两方合用，祛湿功用大增；酌加佩兰、扁豆以助化湿之力；佐用鸡内金，既有消导之功,又具收涩之效。如此处方用药,使湿热得化,胃气得复。并结合脐疗法,内外合治,疗效显著。

主要参考文献

[1] 张灿玾. 咳喘诊治一得[J]. 中国中医药现代远程教育,2005,3(1):7-9.

[2] 张灿玾. 张灿玾医论医案纂要[M]. 北京:科学出版社,2009.

[3] 张灿玾. 国医大师临床经验实录——国医大师张灿玾[M]. 北京:中国医药科技出版社,2011.

[4] 张灿玾. 张灿玾医论医话集[M]. 北京:科学出版社,2013.

[5] 王娜,米鹂. 张灿玾治疗胃脘痛的经验[J]. 湖北中医药大学学报,2016,18(3):101-103.

[6] 张灿玾. 保元堂三世医案[M]. 北京:科学出版社,2015.

[7] 李玉清. 张灿玾临证经验举要[J]. 山东中医杂志,2012,31(7):521-522.

[8] 李玉清. 张灿玾教授治疗痛疽经验[J]. 山东中医杂志,2013,32(2):118-119.

[9] 谈勇. 中医妇科学[M]. 北京:中国中医药出版社,2016.

[10] 高学敏,钟赣生. 中药学[M]. 2版. 北京:人民卫生出版社,2017.

[11] 柳长华,徐春波. 山东中医药大学九大名医经验录系列——张灿玾[M]. 北京:中国医药科技出版社,2018.

[12] 李玉清. 张氏保元堂验方应用举隅[J]. 山东中医杂志. 2013,32(6):439.

[13] 于鹰,李玉清. 张灿玾临证方药运用经验[J]. 山东中医药大学学报,2019,43(2):111-114.

[14] 马融. 中医儿科学[M]. 北京:中国中医药出版社,2016.

[15] 高海宁. 中医优势治疗技术丛书——脐疗[M]. 北京:科学出版社,2014.

(于鹰整理,李玉清审阅)

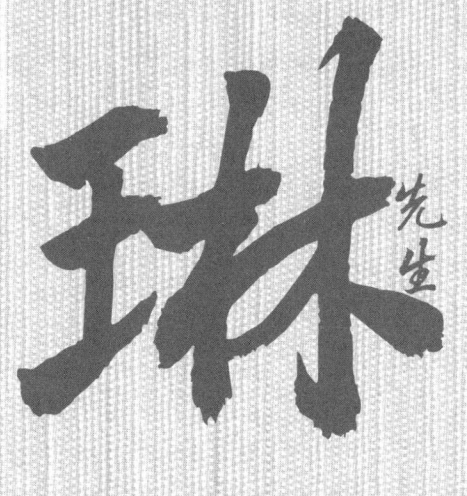

刘献琳先生理法方药经验

刘献琳
生平简介

　　刘献琳先生（1928—2000），字璞亭。1928年12月出生于山东曹县刘楼村一中医世家。其祖父、父亲皆是当地有名的中医。受家庭熏陶，先生幼时即对中医学产生了浓厚的兴趣，常在父亲指导下背诵《医学三字经》《药性赋》《濒湖脉学》及《医学实在易》等中医启蒙读物。1949年先生为了实现作医生夙愿，毅然放弃教员之职，开始学医，父亲将他介绍在当地名医李光济门下。李老不仅临床经验丰富，更有扎实的理论功底，擅长内科和妇科病的治疗，慕名前来就诊者络绎不绝。在李老的指导下，除了侍诊之外，还系统学习了《黄帝内经》《伤寒论》《金匮要略》《温病条辨》《医宗金鉴》和《神农本草经》等中医典籍。因先生学习努力，善于思考，悟性甚高，很快便以善治杂病而闻名乡里。

　　1958年春，先生被选拔到山东省中医进修学校学习，不久又被选派到南京中医学院（现南京中医药大学）中医教学研究班深造。1年后，以优异成绩完成学业，被山东省卫生厅分配至山东中医学院工作。此时先生正值而立之年，虽较年轻，但因其深厚中医功底，为首届中医专科生、本科生主讲"中医内科学""金匮要略"课程。先生以

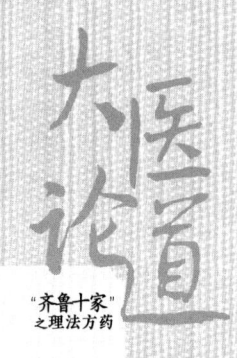

娴熟的中医理论、丰富的临床经验，讲课声情并茂，博得学生和同行好评。

1978年学校首批评选7名副教授，先生位列其中。并作为内科学术带头人申报和建立了中医内科硕士点，开始招收中医内科硕士研究生。

先生治学严谨，精研方药，学术上建树颇多。他推崇"读仲景之书，当于无字处求字，无方处索方"，一贯反对"胸中无方"，即临证恣意拼凑药物的组方方式。所谓"胸中有方"，先生认为是指《伤寒杂病论》中各病症主治方剂以及后世医家创制的确有实效的方剂。对这些方剂，不仅要对药物组成、功用、主治方面了然于心，还要掌握药物剂量、规格、煎服方法、药后调护等，只有这样，在临床实践中才能一触即发，运用自如。

先生一生辛勤耕耘在教学、临床、科研第一线，先后担任山东中医学院附属医院内科副主任兼内科教研室主任、金匮教研室主任、山东省卫生厅医学科学委员会委员、山东省中西医结合研究会顾问、光明中医函授大学山东分会顾问等职。

整体观念作指导，不治已病治未病

刘献琳先生指出，"治未病"作为一种先进的医疗卫生思想，早在秦汉以前就已见雏形。《素问·四气调神大论》言："是故圣人不治已病治未病，不治已乱治未乱……病已成而后药之，乱已成而后治之，譬犹渴而穿井，斗而铸锥，不亦晚乎。"《金匮要略》开篇亦云："上工治未病。"先生认为，"治未病"不仅是仲景学说的精髓，也应该是每一个业医者追求的目标及境界。

中医学"治未病"思想，主要包含两个方面，一是《素问·四气调神大论》所讲未病先防思想；二是《难经》中讲的已病防变思想。《金匮要略》当中引用《难经》的内容，开篇第一、二条原文，着重谈未病先防，"上工治未病"。

一、治未病首重养生

刘献琳先生强调，治未病，首先注重养生，具体包括以下几个方面。

1. **首重养慎；不令邪风干忤经络** 《金匮要略》言："若人能养慎，不令邪风干忤经络，适中经络，未流传脏腑，即医治之。"养，是指调养正气；慎，是指慎情志刺激及生活起居。正常情况下，情志变化有助于人体适应客观外界事物变化，并不引发疾病，只有当喜怒不节，情志变化超出脏腑调控范围时，才会导致疾病。因此，人们能注意保持心情愉快，乐观开朗，避免情志过用，同时注意生活起居，在工作和生活中，劳逸结合，弛张有度，不仅可以防止许多心因性疾病产生，还可以保持人体正气充足旺盛，使抵御各种疾病的能力得到增强，正所谓"恬淡虚无，真气从之，精神内守，病安从来"。

邪风，即外感"风、寒、暑、湿、燥、火"六淫之邪。自然界气候突变或剧变，超出了人的适应能力，或由于机体正气亏虚，不足以适应自然界气候变化时，"邪风"则会侵袭人体使之发病。因此，刘献琳先生常针对患者不同病情采取相应调护。例如，在使用解表剂时，先生总是耐心告诉患者，发汗之后，腠理空疏，外邪极易乘虚而入，故服药后要注意避风，以防旧邪未尽，复感新邪。另外，避免外邪，绝非单纯而被动的"避"，更重要是通过行之有效的方法和措施，扶助人体正气，主动地抵御外邪的侵袭，也就是《黄帝内经》中所言"正气存内，邪不可干"。例如，对于表虚卫外不固之人，先生常授之以玉屏风散，令其平时坚持服用，服药1~2个疗程，可有效防止邪风干忤经络。

2. **房事勿令竭乏；服食节其冷热，五味不偏** 肾为先天之本、主藏精。肾精盈亏，决定人的生长发育、强壮与否以及寿命长短。节欲养精，对养生防病有非常重要的意义。《素问·金匮真言论》云："夫精者，身之本也。"《金匮要略》中论述消渴、虚劳、黄疸等疾病时，每提及"男子"，其意义在于揭示房劳伤肾是重要病因。因此，先生常叮嘱患者，病愈前应节制性欲、保存正气，防止病邪传变。

服，是指服饰；食，指饮食。四季有春夏秋冬，气候有寒热温凉，因此，服饰应随气候冷暖变化而增减，以适应自然界寒热变化。饮食是摄取营养，维持身体健康的必要条件，而饮食失常又是导致疾病发生的重要因素。养生防病必须做到饮食有节，过饥会因气血津液化生乏源，使脏腑组织因得不到充养而功能减退。过饱则超过机体消化能力而损伤脾胃功能，亦可导致疾病，即所谓"饮食自倍，肠胃乃伤"。若饮食不洁，特别是误食腐败变质或有毒之物，轻则损伤胃肠，导致呕吐、腹痛、腹泻、下利脓血等，重者会因毒邪内攻而导致神识昏迷，甚至死亡。人以五谷五味为养，若过于偏食某些食物，不仅会因气血化生不全，还会因过度嗜食某味而损伤脏腑，导致阴阳偏盛偏衰。如《素问·五脏生成》云："多食咸，则脉凝泣而色变；多食苦，则皮槁而毛拔；多食辛，则筋急而爪枯；多食酸，则肉胝䐜而唇揭；多食甘，则骨痛而发落，此五味之所伤也。"此外，饮食有节，还包括因过食生冷，伤及脾胃，而致腹痛腹泻；过食辛热炙煿之物，易致热盛肉腐，致疮痈肿毒等疾患。《灵枢·师传》云："食饮者，热无灼灼，寒无沧沧，寒温中适，故气将持，乃不致邪僻也。"

3. **适中经络，未流传腑脏，即医治之** 《金匮要略》倡导疾病要尽早治疗，正如《素问·阴阳应象大论》所言"故邪风之至，疾如风雨，故善治者治皮毛，其次治肌肤，其次治筋脉，其次治六腑，其次治五脏，治五脏者，半死半生也"。刘献琳先生经常告诫我们，切不可认为感冒发热只是小病，不及时采取治疗措施而延误病情，不仅使病程延长，还会出现变证，甚至坏证，即所谓"伤风不醒便成劳"。

二、整体观念指导临床辨治

中医学认为，人体是有机的整体，脏腑经络在生理上相互资生、相互联系，在病理上相互影响，相互传变。一脏一腑有病，可影响相互关联脏腑功能。张仲景认为五脏有唯实邪能传，虚则不传；脏气虚者善受，实则不受的特点。以肝病为例，提出治未病具体方法：如果属肝实证，即所谓"见肝之病，知肝传脾，当先实脾"；肝虚证，则需"补用酸，助用焦苦，益用甘味之药调之"。

刘献琳先生认为逍遥散、柴胡疏肝散，都是疏肝健脾或者疏肝调胃之方，实为"见肝之病，知肝传脾，当先实脾"具体临床应用。先生曾诊治一男性慢性肝病患者，多方治疗效果不明显，1998年3月份来诊。病人主要临床表现为肝区胀痛，胸闷，纳呆，乏力，舌淡胖有齿印，苔薄白，脉弦无力。先生认为，有些医生认为病人肝脏B超显示肝肿大、质韧等硬化情况，一定属于肝脏气血瘀滞，为了速见其效，选用如三棱、莪术等破血药物。但是忽略脏腑病变传变规律，导致越用攻破，越伤正气；正气越虚，肝脏气血就越难恢复到正常的调达疏泄状态。因此，先生在用药时，常以当归、白芍、柴胡为君补肝体助肝用；黄芪、党参、白术、茯苓健脾益气；用香附、木香理气解郁，助柴胡疏肝；佐以焦三仙、莱菔子，助脾胃运化，同时使人参、黄芪、白术、茯苓等补而不滞；甘草既能健脾，又能调和药性。诸药合用共奏疏肝健脾，益气和胃之功。

由此可见，刘献琳先生临床一贯以整体观念为基本思想来指导，精妙之处常令人叹为观止。

又如治疗眩晕。先生结合西医学知识，认为高血压、动脉硬化性眩晕症，属肝肾阴虚阳亢者为多；耳源性眩晕主要是由于痰饮内伏、厥阴肝气夹饮邪上逆引起，二者病机不同，治法各异。

治疗高血压、动脉硬化性眩晕症，先生借鉴叶天士"乙癸同治法"：滋肾阴常用熟地黄、石斛、天冬等；平肝潜阳常用牡蛎、磁石、珍珠母。肝肾为母子之脏，肝为风木，内寄相火，体阴而用阳，其性刚，主动主升，全赖肾水以涵之。若肾精有亏，肝阴不足，则木失水涵而为阳亢，导致眩晕、耳鸣。肝阳化风，故易跌仆、痉厥。叶氏提出："缓肝之急以熄风，滋肾之液以驱热。"肝肾同治，重点在于用厚味以填之，如熟地黄、天冬、石斛、山茱萸之属；介类以潜之，如牡蛎、珍珠母、龟板、石决明等。清肝热可用桑叶、菊花、钩藤、夏枯草等。还需注意风木过动，必犯脾胃，须佐以健脾药，既可增强滋肾养肝之力，又能防止病邪传变。选用健脾药时，宜用不伤阴之辈，如山药、莲子、党参等，以防温燥伤阴之弊。

耳源性眩晕，主要由于痰饮内阻，蒙蔽清阳，清窍失养所致，故病人感到头晕目眩，即叶天士所言"浊邪害清"之意。刘献琳先生遵叶天士"治痰需建中，息风可缓晕"法则，采取健脾和胃、化痰逐饮、平肝息风立法，结合张仲景、李东垣、程钟龄及叶天士用药经验，特拟定如下处方：钩藤（后入）30g，菊花10g，半夏10g，茯苓30g，陈皮10g，白术12g，泽泻24g，猪苓20g，桂枝10g，生牡蛎30g，磁石40g。

本方合五苓散、泽泻汤、半夏白术天麻汤为一方。因足厥阴主风，手厥阴主火，眩晕抽搐，多为风火相煽。方中钩藤苦寒，入肝与心包二经，为清热平肝，息风定惊要药，配伍菊花增其平肝息风止眩之效。白术健脾燥湿，与泽泻相配，即《金匮要略》泽泻汤，有健脾利水，祛饮化浊之功；白术与半夏、陈皮相伍，健脾和胃，行气祛痰，降逆止呕；茯苓、猪苓利尿祛水饮，桂枝温阳化气，助君臣药化痰逐饮。牡蛎咸寒，有重镇潜阳之功，牡蛎与泽泻相配即为《伤寒论》中牡蛎泽泻散。磁石镇静安神，善治耳鸣耳聋。甘草调和诸药。加减：病人平素身体瘦弱，倦怠乏力，舌淡脉虚弱，加党参、黄芪，增强补气健脾助运化之力；兼有失眠，多是肝血不足，魂失所养所致，加酸甘化阴补肝之酸枣仁、五味子以补血养肝。诸药合用，共奏健脾和胃、化痰逐饮、平肝息风之功。

【验案举隅】

患女，47岁。自述头晕、头痛3年余，半年前，突然头昏头眩、耳鸣加剧，呕吐频繁，在某省级医院住院治疗2月余，日趋加重，脑CT报告："脑萎缩"，以小脑萎缩明显。现头痛伴眩晕，双耳如蝉鸣，听力渐减，失眠健忘，双下肢酸软无力，时而跌倒，大便干燥，畏寒惧冷，形体较肥胖，双下肢有轻度水肿。舌淡、苔白，脉沉细无力。辨证：肾阴阳两虚，痰浊上犯清窍。处方：地黄饮子加减。茯苓、熟地黄各15g，川芎、僵蚕、肉桂各6g，巴戟天、山茱萸、菖蒲、肉苁蓉各12g，炮附子、远志各9g，猪脊髓30g，生姜5片为引。每日1剂，水煎早晚2次分服，每半月为1疗程，其间停药2天。

药用3个疗程后，除呕吐、下肢无力外，余症均减，上方加半夏12g。

继服3个疗程后，言其诸症皆有不同程度好转，生活已基本自理，脑CT复查，"脑萎缩"亦有明显好转，上方加枸杞子12g。

又服2个疗程，症状基本消失。嘱其上药去猪脊髓，加大20倍量粉碎后炼蜜作丸，每丸重9g，每次1丸，每日3次。

1年后告之，诸症除，已上班工作。

按：本例患者头晕耳鸣为肾阴阳两虚，痰浊上犯清窍所致。"精不足者，补之以味"，故用厚味益精填髓，方选地黄饮子滋肾阴、补肾阳、开窍化痰。方中熟地黄、肉桂、巴戟天、山茱萸、肉苁蓉、附子，阴阳并补；茯苓、菖蒲、远志开窍化痰；川芎活血行气开郁。同时，刘献琳先生十分重视本病的善后调理，嘱患者耐心服药，不可急于求成，且要注意调节情志，调适环境，不宜食辛辣动风之品，核桃仁、猪脊髓、牛脊髓等血肉有情之品可适当增加，以食疗配合药疗，可收事半功倍之效。先生嘱患者注重"养慎"，"五味不偏"，从身心两方面进行调理，充分体现了先生整体观念指导下的治未病思想。

衷中参西融新知，病证结合显奇效

刘献琳先生出身中医世家，近50年来一直从事中医教学与临床工作，却不排斥西医。认为无论中医、西医，面对患者，最终目的都是为患者解除病患疾苦。因此，没必要相互对立，更没必要相互诘难。中西医各有所长，亦各有不足之处，只有互相学习，取长补短，才能不断促进各自学术体系的进步和完善。先生深切地体会到，随着科学技术的飞速发展，中医不能仅仅满足于凭借传统望、闻、问、切四诊来获取有关疾病信息，然后根据中医理论辨病或辨证论治，应力争与时代发展同步，及时掌握先进诊疗技术，作为四诊延伸，以便更准确地把握疾病本质及其发展演变规律。

刘献琳先生指出，自汉代张仲景就创立了辨病与辨证相结合的诊疗模式。很显然，中医"证"与西医"病"相比，缺少很多客观指标，因此显得较为模糊和笼统。刘献琳先生经常举例：水肿在中医看来是一种病，无论是风水、皮水、正水、石水，还是"五脏水"，或者阴水、阳水，经过治疗，只要水肿消退即为治愈。但是，西医认为水肿只是一个症状，可以见于多种不同的疾病，如急性肾小球肾炎、慢性肾小球肾炎、肾病综合征、肝硬化、风湿性心脏病、甲状腺功能减退等。以急性肾小球肾炎为例，仅消除可见的水肿、血尿及其他症状并不意味着治愈，只有尿常规化验正常1年以上，并且血压、肾功能正常，才达到治愈标准。因此，先生临证时常将中医辨病、辨证与西医辨病有机地结合，最大限度提高临床疗效。从先生治疗病毒性肝炎及肝硬化的经验，可大致了解其"衷中参西融新知"治学特点。

一、肝炎诊治经验

刘献琳先生所著《治疗病毒性肝炎的几点体会》一文中指出：急性病毒性肝炎，西医依据其有无黄疸分为两类，急性无黄疸性肝炎和急性黄疸性肝炎。中医所讨论的黄疸属于后者，其病因是感染湿热时邪而致脏腑功能失调。《素问·玉机真脏论》云："风者，百病之长也，今风寒客于人……弗治，肝传之脾，病名曰脾风，发瘅，腹中热，烦心，出黄。"《素问·气交变大论》载："岁金太过，燥气流行，肝木受邪，民病两胁下少腹痛。""岁火太过，炎暑流行……甚则胸中痛，胁支满胁痛。"《素问·刺热》言："肝热病者……胁满痛。"显而易见，古人所说热病，包括西医多种传染病。因此，无黄疸性肝炎的证治可参考古籍，如《金匮要略·黄疸病脉证并治》曰："寸口脉浮而缓，浮则为风，缓则为痹，痹非中风，四肢苦烦，脾色必黄，瘀热以行。"《千金翼方》卷十八认为："凡遇时行热病，多必内瘀着黄。"《温病条辨》亦明确指出，夏秋疸病由"湿热气蒸，外干时令"而成。黄疸基本病机是肝脾失和，肝病传脾。黄疸性肝炎是湿热蕴结脾胃，熏蒸肝胆，胆汁外溢所致，在病理上有热重于湿与湿重于热之不同。蒋式玉云："阳黄之作，湿从火化，瘀热在里，胆热液泄，与胃之浊气共升，上不得越，下不得泄，熏蒸郁遏……治在胃；阴黄之作，湿从寒水，脾阳不能化湿，胆液为湿所阻，渍于脾，浸淫肌肉，溢于皮肤……治在脾。"为现代治疗黄疸的治疗大法。

无黄疸性肝炎是时疫毒邪侵及于肝，肝失疏泄，乘脾犯胃所致。《金匮要略·脏腑经络先后病脉证》载："见肝之病，知肝传脾。"故此类肝炎在临床上表现为胁肋胀痛，兼腹胀、倦怠乏力、舌淡胖、苔薄白，或食欲不振、胃胀满、恶心、呕吐、苔厚腻等。肝为风木之脏，主藏血、疏泄，性喜条达；肾为肝之母，主藏精，为水火之宅，性命之根。肝肾同居下焦，精血互化，乙癸同源，肝病日久及肾，出现腰膝酸软、口干、五心烦热、舌红少苔等阴虚火旺之象。

治疗肝炎过程中，刘献琳先生始终坚持"中学为体，西学为用，取长补短，病证结合"原则。急性黄疸性肝炎以阳黄居多，属邪实为本，正虚为标，故治疗大法为清热利湿退黄，佐以解毒，以茵陈蒿汤合四苓散加减治之。方中茵陈用量宜重，一般在30~60g，而大黄用量应以服后保持大便2~3次/d为度，配伍茯苓、猪苓、泽泻，使湿热之邪从二便分消。若病属热重于湿者，酌加黄连、黄芩、黄柏，并减少淡渗利湿药味及剂量；湿重于热者，则增加四苓散药量，减少清热解毒药味及剂量；腹胀甚者，加半夏、厚朴、陈皮；右胁胀痛者，加香附、木香、郁金。先生本着除邪务尽，邪去则正安原则，特别强调治疗急性黄疸性肝炎，不可一见虚象就妄用温补，以免出现"炉烟虽熄，灰中有火"现象，使病情反复。

无黄疸型肝炎，无论急性还是慢性，多以正虚为本，邪实为标，以肝郁脾虚型最为常见，故其治疗大法为疏肝健脾，以逍遥散随症加减。郁热者，加黄芩、栀子、龙胆草等以泻火解毒；脾虚甚者，加黄芪、党参；肝气犯胃者，加苍术、厚朴、枳壳；肝区痛甚者，加丹参；肝阴不足者，加沙参、麦冬以柔肝养阴。在治疗无黄疸性肝炎时，更需调养为主，以免诛伐太过伤肝，影响病人康复。

先生通过多年临床观察，总结出一套针对肝功能化验异常选择性用药经验。例如，黄疸指数高者多属湿热毒邪蕴蒸，治之必用茵陈蒿、田基黄、玉米须，酌加黄芩、黄连、黄柏、栀子、大黄等清热解毒之品，配茯苓、车前子、泽泻等淡渗利湿之品。

病情迁延者，以整体治疗，调养为主，即便呈现肝大而质韧，亦不可徒用攻破逐瘀之品，以求诛伐无过，而使病体康复。病变部位虽主要在肝，但由于脏腑之间相互联系，相互影响，如叶天士所说："肝为风木之脏，因有相火内寄，体阴用阳，其性刚，主动主升，全赖肾水以涵之，血液以濡之，肺金清肃下降之令以平之，中宫敦阜之土气以培之，则刚劲之质，得为柔和之体，遂其条达畅茂之性。"因此，治疗上尤应从整体出发，协调各脏腑功能，进而使肝脏恢复其条达之性，诸症自愈。

二、肾病水肿诊治经验

刘献琳先生病证结合的理念还体现在治疗肾病水肿经验上。

水肿病位在肺、脾、肾，而关键在肾。基本病理变化为肺失通调、脾失转输、肾失开阖、三焦气化不利。病理因素为风邪、水湿、疮毒、瘀血。肺主一身之气，有主治节、通调水道、下输膀胱的生理功能。风邪犯肺，肺气失于宣畅，不能通调水道，风水相搏，则发为水肿。脾主运化，有"脾气散精，上归于肺"的功能。外感水湿，脾阳被困，或饮食劳倦等损及脾气，导致脾失转输，水湿内停，乃成水肿。肾主水，水液输化有赖于肾阳蒸化、开阖作用。久病，劳欲过度，损及肾脏，则肾失蒸化，开阖不利，水液泛滥肌肤，则为水肿。诚如《景岳全书·肿胀》指出："凡水肿等证，乃脾、肺、肾三脏相干之病。盖水为至阴，故其本在肾；水化于气，故其标在肺；水唯畏土，故其制在脾。今肺虚则气不化精而化水，脾虚则土不制水而反克，肾虚则水无所主而妄行。"

刘献琳先生常借助西医诊察手段作为诊断参考，指导用药，并作为观察疗效的重要指标。例如，慢性肾小球肾炎尿常规检查以蛋白尿和管型尿为主，多与肾虚不能封藏，精脂下泄有关，故以防己黄芪汤合五子衍宗丸加减治疗；慢性肾盂肾炎，尿常规检查为白细胞尿或脓尿，可有少量蛋白尿。虽无明显湿热表现，但尿细菌学检查多为阳性，随时可能引起急性发作。因此，治宜扶正气、调阴阳为主，酌加解毒清利之品，寓祛邪于扶正之中，常随证选用防己黄芪汤加金银花、野菊花、紫花地丁、炒栀子、车前草等。经过治疗，除浮肿等临床症状消失外，还须待尿常规正常、尿细菌培养3次阴性后，才可停药。

慢性肾炎水肿虚实夹杂，治宜权衡标本，扶正祛邪。扶正并非蛮补，而是调理肺脾肾三脏，以复其气化之职。①开宣肺气：用于慢性肾炎急性发作期，水肿兼肺经症状者，以麻黄连翘赤小豆汤合五皮饮为主方，方中麻黄并非发汗消肿，而是开宣肺气，调理肺之宣降功能。②健脾益气：用于慢性肾炎水肿见脾气、脾阳虚弱者，常用实脾饮加减；若脾虚水湿明显者，可用参苓白术散加减；若兼见脾虚气陷者，可用补中益气汤加减。③补益肾气：用于慢性肾炎水肿见肾虚之证者，常用济生肾气丸加减。实邪是慢性肾炎反复发作的重要因素，故祛邪也不容忽视；见咽部焮红疼痛，酌加清热利咽之金银花、连翘、野菊花、紫花地丁、山豆根、板蓝根等清热解毒利咽；小便色黄，尿频尿痛，舌苔黄腻，属湿热下注，酌加白花蛇舌草、土茯苓、半边莲、石韦、蒲公英、车前草等清热祛湿通淋；见舌质黯或有瘀斑、脉涩等为瘀血之象，酌加桃仁、红花、当归、赤芍、水蛭、益母草、泽兰等活血逐瘀。

刘献琳先生对肾炎蛋白尿治疗见解独到。先生认为：蛋白尿病机乃脾肾亏虚，邪气扰动，清气不升，精微不固。治疗从补益脾肾着手，以参芪地黄汤为基本方，药用熟地黄、山茱萸、山药、黄芪、党参、白术、金樱子、芡实、防风、蝉蜕。加减：兼咽痛、乳蛾者，加金银花、连翘、蒲公英、野菊花、板蓝根；兼下焦湿热者，加白花蛇舌草、土茯苓、半边莲、石韦、蒲公英；兼瘀血者，加桃仁、当归、赤芍、红花、水蛭、益母草；实邪不明显者，合五子衍宗丸、金锁固精丸。

【验案举隅】

患女，59岁。1992年11月4日初诊。胁腹胀痛3年。因卵巢癌切除术中输血感染丙型肝炎，两胁胀痛，全身乏力，面萎黄虚浮，胫部略肿，口干微苦，腹胀纳呆，大便调，小便黄，舌淡红，边有齿痕，苔白微腻，脉弦细。实验室检查：谷丙转氨酶 50~170U/L，血清蛋白 28g/L，球蛋白 34g/L。B超示：慢性肝病，少量腹水。

辨证：肝郁脾虚，水湿停滞，阴液略伤。

治法：疏肝行气、活血利水。

处方：参芪逍遥散合当归芍药散加减。

当归 15g，白芍 10g，柴胡 10g，茯苓 30g，白术 18g，黄芪 30g，党参 30g，香附 12g，木香 10g，炒延胡索 15g，川楝子 15g，泽泻 15g，车前子（包）15g，大腹皮 15g，紫苏梗 15g，北沙参 30g，麦冬 12g，黄芩 10g，炒莱菔子 15g。水煎服。

二诊：服药 7 剂，腹胀减轻，纳食稍好，口苦消失，胁痛隐隐，小便时黄，舌淡红，苔薄白，脉弦细。上方去黄芪，继服。

三诊：服药 14 剂，胁痛减，腹胀大轻，下肢水肿消失。近日小便频数热痛，大便时干，舌淡红，边有齿痕，苔薄白，脉弦细。上方去延胡索、川楝子、车前子、沙参、麦冬、莱菔子，加车前草 30g、萹蓄 15g、瞿麦 15g、木通 10g，水煎服。

四诊：服药 7 剂，小便频数热痛消失，大便调，胁痛隐隐时作，舌淡红，边有齿痕，苔薄白，脉弦细。将二诊方去沙参、麦冬，继服。

五诊：服药 30 剂，胁痛消失，面色较前红润，身体有力，二便调，纳食可，口中和，舌淡红，苔薄白，脉弦细。复查肝功能正常，血清蛋白 35g/L，球蛋白 26g/L，B超复查未见腹水。

按：患者两胁胀痛，全身乏力，面萎黄虚浮，证见本虚标实，脾虚为本，肝郁兼有水湿。故用参芪逍遥散合当归芍药散，疏肝健脾、活血利水。方中当归、白芍、柴胡、茯苓、白术、香附疏肝行气，养血健脾，加党参、黄芪增其补气健脾之功；炒延胡索、川楝子通络止痛；泽泻、车前子、大腹皮、紫苏梗行气利水；北沙参、麦冬养阴清热。诸药合用，标本兼治，气血并调，共奏疏肝行气、活血利水之功。

四诊合参重舌脉，
方证相应出真知

刘献琳先生常说，学习中医，虽然可将《医学三字经》《医学实在易》《药性赋》及《濒湖脉学》等通俗读物作为初学之门径，但是如果仅仅满足于这些，则会因缺少坚实的理论基础而难以提高临床疗效。辨证论治的核心是病机与治法，准确探求疾病原因和机理是治疗疾病的关键，只有善于谨守病机以遣方用药，才是临床疗效的保证。

一、重视舌脉

《难经·六十一难》载："望而知之者，望见其五色以知其病；闻而知之者，闻其五音以别其病；问而知之者，问其所欲五味以知其病所起所在也；切脉而知之者，诊其寸口，视其虚实，以知其病，病在何脏腑也。"中医诊病，强调四诊合参，而四诊之中，刘献琳先生尤为重视舌诊与脉诊。

先生认为，心为君主之官，五脏六腑之大主，而舌为心之苗，故心与其他脏腑病理改变最容易通过舌体形、色、质、态变化客观地表现出来。通过舌诊最能直接而准确地了解脏腑虚实寒热及气血津液盛衰。

脉是人体气血运行隧道，心主血脉。《素问·经脉别论》云："食气入胃，浊气归心。淫精于脉，脉气流经，经气归于肺，肺朝百脉，输精于皮毛……权衡以平，气口成寸，以决死生。"寸口为脉之大会，脉象的形成和脏腑气血关系密切，脏腑气血发生病变，血脉运行受到影响，脉象就有变化。通过诊脉可以准确判断疾病的病位、性质和邪正盛衰，推断疾病进退和预后。

先生诊脉严格遵循"持脉有道，虚静为保"之古训，诊脉时澄神内视，屏息静思，不存丝毫杂念；单诊总按，必在五十动以上。临床带教过程中，刘献琳先生发现有实习学生当患者一落座，便一边诊脉一边询问病史，认为这有悖于"虚静为保"的原则,指出"虚静"并非单纯环境安静,还包括医患双方精神状态,二者都需要气定神闲方可诊脉。张仲景在《伤寒杂病论·自序》中批判庸医作风,"按寸不及尺,握手不及足,人迎趺阳,三部不参,动数发息,不满五十",我们应该引以为戒。

刘献琳先生诊脉经验丰富,强调"动静结合"。"动",是指医生三指平布,分轻、中、重三种不等的力量,或单用一指按一部脉,以了解脉形、脉位、脉势及脉管通畅程度,如浮、沉、散、芤、伏、牢、滑、动、涩、洪、弦、紧、满等。"静",是指医生屏息纳神,置三指于寸、关、尺三部,以了解脉搏的频率、节律,如迟、数、缓、疾、促、结、代等。这种"动静结合"诊脉方法,对于深入了解病性、确定病位及遣方用药都有十分重要的意义。

先生曾经诊治一位心肌炎患者,因心悸、怔忡、疲乏无力、失眠多梦来诊,跟诊实习学生经察色按脉并未发现明显异常,便在病历上写下"舌脉正常",拟用益气补血、健脾养心之归脾汤治之。先生重新诊察患者之后,认为实习学生诊断有误,便耐心地予以指正:"诊察患者一定要认真仔细。问诊固须详尽,察色按脉更是丝毫马虎不得。你看,这个患者虽然舌苔薄白属于正常,但其舌尖偏红,而整个舌质却偏黯,前者提示心阴不足,后者为气血运行不畅之征。结合其脉象,虽至数分明,但脉势如丝线,往来不甚流畅,结合患者心悸、怔忡、乏力、眠差等症状,当属气阴两虚、血行不畅所致,治宜益气养阴、活血安神,方用天王补心丹合丹参饮加减。"患者依法服药6剂,诸症明显减轻。

二、方证相应

方剂是临床辨证论治的产物,方剂的产生是以辨证为依据,依据具体病证制定出的针对性治疗用药方案。方证相应,是指方与证之间存在类似"钥匙和锁"对应关系。刘献琳先生认为,疾病病因是多方面的、复杂的,其形成的病机也很少有单一的,多为复杂病机。强调疾病本身内在相关性,遵循"杂合邪者,当以杂合法治之"。临床组方时,不仅要考虑方剂结构的完整性与严谨性,更要考虑到组方用药对疾病病情的针对性与适应性,二者密不可分。

1. 因病选药 刘献琳先生认为,中医学强调辨证,同时也重视辨病施治。如《伤寒杂病论》每一篇章,均以辨某病脉证并治冠名。对某种病或症具有特别效用的方或药,常称为"专病或专能方药",如治疗伤食用保和丸、瘿瘤用海藻玉壶汤、破伤风用玉真散等。某些传统方治疗现代疾病常获神效,如六神丸治心力衰竭、大黄䗪虫丸治红细胞增多症、加味二仙丹治更年期综合征等。此外，还有专药治疗专病或专症，如车前草治高血压，晚蚕沙治白血病，龙葵、蛇莓有抑瘤作用，鸡血藤有升高白细胞作用，茵陈退黄疸，黄连、白头翁、鸦胆子治痢，金樱子、芡实治疗乳糜尿等。

2. 因证配伍 刘献琳先生强调病机有主次之分、先后之别。不同体质、不同疾病、不同阶段有不同证候病机，针对复杂病机表现，要明确病机主次、先后，把握主要矛盾，确立治法不同层次。辨证论治落实在临证组方环节上，强调以证候为中心来进行组方配伍，即"因证组方"。以疾病综合反应状态为调节要点，综合考虑证候病机中病因、病位、病性、病势等诸要素，在治法指导下，有主次、有针对性配伍用药。因证组方强调把握疾病当前主要矛盾，实施多环节和动态调节，是中医组方用药基本思路，也是"异病同治"的组方基础。

3. 因症用药 症，即症状，是组成证候的单位和辨识证候的重要依据，一个证由多个相关症状所构成。刘献琳先生认为，临床疾病复杂多样，且表现各异，据症立法，往往容易形成"头痛医头，脚痛医脚"局限性治疗局面。先生强调"大凡有效治疗多源于正确的辨证；而准确把握病因病机，则又是辨证的关键"，症状变化往往提示病机有所变化，所谓"症随病移"，是易法更方的重要指征。如温病气分热甚证，如见高热势减，但发热入夜加重，口渴虽已不甚，但舌质红而转绛，可知热已由气分转入营分，治疗组方则由辛寒清气转为清营透热的配伍用药。

刘献琳先生认为，"方证相应"包含以下几层含义：

（1）药物有主次，药量有轻重。遣药组方应在治法指导下选择药物，并根据病机及立法要点，有主次轻重地安排方中药味的角色，重视药物间配伍关系，务使方中药物与病证病机之间具有高度的针对性，以获得最大疗效。

（2）方机相应，以法统方。把握疾病的病机，明确治疗方法，只有治法与病机相符，方剂的功用与治法相同，才能祛邪安正。

（3）辨证要准，用方须活。药物根据病机而选。"活"字体现在药味、药量两个方面。药味庞杂无序，目无定见，则立法不明，主次不分。药量上最忌讳药过病所、病重药轻，须把握病情轻重、病势进退。

三、精研药量

刘献琳先生经常教导学生，根据病情调整方中药量是较难掌握的高级用药技巧，自古有"汉方不传之密在于药量"说法，并系统考证了古今度量衡，甚至亲自验证药量。先生认为，根据历史学家、考古学家的实践验证，对于张仲景生活时代药物量衡已经基本确定。汉代重量单位主要是用到两、铢、斤、钧，一两大约相当于现代15g；容量单位有合、升、斗、斛，汉代的一升，相当于现代200ml左右。

"方寸匕"是汉代的一种小铜勺，边长约2.3cm（1寸=2.3cm）。经过刘献琳先生实际称量，草木类药物，大约是5~6g；金石药物大约30g。"钱匕"是用汉代的五铢钱，抄起药末，大约相当于1/4方寸匕，重量为1g左右。

先生指出，方剂学教材中提到古代一两约等于30g，但是经方一两现代建议用量却只有3g，有两个原因：一是张仲景用药"药少而精，药专力宏"。因为药味少，所以药量要大才能保证疗效，而现代处方药味远远多于经方，故药量就没必要那么大。正如《普济方》中所说"今人治病，剂料虽薄，而类药竟进"。此外，通过药物配伍，可以减缓或消除方中药物毒、峻之性，所以尽管药量大，也不至产生不良反应。如《伤寒论》中越婢汤、大青龙汤两首方麻黄用量为六两，煎药法要求：先煎去上沫，可以降低其发散峻性。另外，方中都用半斤石膏，清热除烦，制约麻黄的发散之性。《方剂学》教材采取的是按李时珍的说法，"今古异制，古之两，今用一钱可也"。先生强调，临床用药，还是要遵循《中华人民共和国药典》，防止用量过大产生毒副作用。

【验案举隅】

患男，24岁。1996年9月16日初诊。下利、便脓血3日，5~6次/日，腹痛即泻，泻后痛减，无寒热，伴里急后重，肛门灼热，自汗出，动辄益甚，周身疲乏无力，口干渴欲饮水，舌质红，苔黄腻，脉弦数。

辨证：湿热蕴结肠腑，传导失司。

治法：清热利湿，导滞去积。

处方：芍药汤合白头翁汤、小承气汤加减。

白芍40g，黄连10g，黄芩10g，黄柏10g，槟榔10g，枳实15g，厚朴15g，木香10g，白头翁30g，苦参15g，肉桂10g，当归15g，大黄3g，甘草6g

3剂，水煎分2次温服。

二诊：服药后腹痛明显减轻，腹泻2~3次/日，夹少许黏液，里急后重、肛门灼热减轻，仍口干，自汗出，舌红，苔腻微黄，脉弦细。上方去白头翁，改肉桂为4.5g，加薏苡仁30g，继服5剂。

按：刘献琳先生认为，腹痛即泻，并非都由肝旺脾虚所致，应根据其是否泻后痛止来辨其虚实，宜通则通，当补则补。本证见腹痛即泻，泻后痛减或痛止，舌红，苔黄厚或黄腻者，为湿热积于肠，传导失序，属实证。治宜清利湿热，导滞去积。宜选用芍药汤加减。需要注意的是，方中之生大黄为必用之品，与木香、槟榔调气之品同用，可使肠中之湿热积滞尽去，腹痛腹泻等症自除，属通因通用之法。

遵古鉴今不盲从，
读书临证相印证

刘献琳先生经常教导我们，学无止境，要想成为一名合格中医，要靠锲而不舍的努力。几十年来，先生凭着顽强的毅力，勤求古训，博采众长，在不断充实、提高自己的同时，又注意将教学、临证中的体会及时加以总结，指导后学。

一、遵古鉴今不盲从

刘献琳先生在学术上遵循古训，但绝不盲从，对读书或临证中发现的问题，都能旗帜鲜明地提出自己的观点。如先生指出《金匮要略·水气病脉证并治》未能针对正水和石水提出治法方药，这是其不足之处，应结合后世医家及中医内科学治疗阴水的相关内容，进行临床诊治。

刘献琳先生认为《温病条辨》也存在不足之处。如《温病条辨·上焦》第2条云："凡病温者，始于上焦，在手太阴。"自注曰："温病由口鼻而入，自上而下，鼻通于肺，始手太阴。温者火之气，风者火之母，以未有不克金者，故病始于此。"先生指出：温病有新感与伏邪之分。由口鼻而入，是由外入里，自上而下，为肺卫表证，治法以辛凉透邪为主；邪伏于里，热自内发，初起即见里热症状，其变是由里达表，治法以苦寒清里热为主。紧接第4条曰："太阴风温、温热、温疫、冬温，初起恶风寒者，桂枝汤主之；但热不恶寒而渴者，辛凉平剂银翘散主之。"并自注曰："盖温病忌汗，最喜解肌，且桂枝芳香化浊，芍药收阴敛液，甘草败毒和中，姜、枣调和营卫。温病初起，原可用之……虽曰温病，既恶风寒，明是温自内发，风寒从外搏，成内热外寒之证，故仍旧用桂枝辛温解肌法，俾得微汗，而寒热之邪皆解矣。"先生认为，上述议论颇值得商榷。银翘散证可见恶寒，因温邪上受，首先犯肺，肺主卫而外合皮毛，故太明温病初起当有恶寒之证。吴鞠通在《温病条辨·上焦》第3条明确指出"太阴之为病，脉不缓不紧而动数，或两寸独大，尺肤热，头痛，微恶风寒"之说。叶天士言："肺主气，其合皮毛，故云在表，在表初用辛凉轻剂。""在卫汗之可也。"《临证指南医案·温热门·谢案》说"温邪上受，内入于肺，肺主周身之气，气窒不化，外寒似战栗……用辛凉轻剂为妥"，《临证指南医案·风温门·郭案》中"风温入肺，气不肯降，形寒内热，胸痞，皆郁之象，辛凉佐以微苦，手太阴主治"之论，皆说明太阴温病初起，必有恶寒之证。观银翘散之荆芥穗、豆豉、薄荷、牛蒡子有辛散表邪、透热外出之功，俾营卫和调，恶寒发热自止。伤寒与太阴温病初起，虽然均有恶寒之象，但二者机理大不相同。前者因风寒外束皮毛，卫气不能行温分肉之职，故虽感恶寒，无内热之象，舌质淡而苔薄白，脉必浮紧或浮缓；而后者为温邪侵犯肺卫，营卫不和，正邪交争所致，故热象明显，症见舌边尖红、脉浮数等。在治疗上，前者宜辛温解表，后者则应辛凉疏散，临床切不可混淆。

综上所述，风温初起，不宜用桂枝汤。因手太阴温病，邪在肺卫，最忌辛温发汗，只宜辛凉疏解，且桂枝辛温动血，实温病之所当禁，所谓"桂枝下咽，阳盛则毙"。如果"温自内发，风寒从外搏，成内热外寒之证"，只宜散寒解表，兼清里热，可随证选用仲景之麻杏石甘汤或河间表里双解之防风通圣散，若用桂枝汤，则有以火济火之弊。另外，先生根据自己多年临床经验认为：香薷味辛微温芳香，为祛暑之佳品，尽管《本草纲目》言"香薷乃夏月解表之药，如冬月之用麻黄"，不可拘泥于吴鞠通"手太阴暑温，服香薷饮，得微汗，不可再服香薷饮重伤其表"之说，更不要认为香薷是发汗峻药，暑温服之得微汗而表证犹在者，仍可再服。

刘献琳先生非常善于学习，笃信"三人行，必有我师"圣训，不仅注重向书本学、向前辈学，还注重向同行学，甚至向晚辈学。先生平时总是随身带着个小本子，做到"有师即学，有闻即录"，只要有所心得便随时总结，并分门别类地加以整理，以备临床检用。例如，"五参汤"（组成：党参、玄参、苦参、北沙参、丹参）是他人治疗"房颤"的一首方，先生通过临床应用，反复验证，发现该方经过适当加减化裁，还可治疗多种心律失常疾患。如合银翘散治疗感冒后心动过速伴全身明显乏力者；合生脉散治疗心肌炎频发期前收缩属心肺气阴两虚者，效果明显。

二、三步辨证治咳嗽

刘献琳先生精于内科杂病，尤其擅长若干首小方合用，治疗肺系疾病，如咳嗽等病症。刘献琳治疗咳嗽，强调辨证精准，创立"三步辨证法"以辨内外、定脏腑、断虚实；组方配伍强调以祛风为先，重视外感与内伤联系，重视善后调理，为临床诊治咳嗽提供成熟的辨证思路和宝贵经验。

"三步辨证法"首先根据起病之急缓及是否兼恶寒发热等表证，辨外感及内伤；其次结合兼证，确定病变脏腑；最后以痰之有无和性质，判断寒热虚实。使咳嗽辨治秩序井然，有据可循，不易遗漏。先生辨治咳嗽善用经方和《温病条辨》诸方，针对复杂病机，喜用若干小方合用，常获奇效。

咳嗽证治首分外感、内伤。外感咳嗽，源于外邪犯肺，主要影响肺气宣发，治宜宣肺散邪为主。如果患者咳嗽，痰稀白，伴恶寒，发热，无汗，头痛或周身酸楚，舌淡红，苔薄白，脉浮紧者，为风寒袭肺所致，当以杏苏散加味宣肺散寒；见痰黄或稠，口干，咽痛，恶风，发热，汗出，鼻流黄涕，舌边尖红，苔薄黄，脉浮数者，则提示风热犯肺，用桑菊饮加味疏散风热；若咳嗽少痰，稠黏难出，或痰中带血丝，咽干痛，唇干鼻燥，舌尖红，苔薄黄而干，脉细数者，为燥邪犯肺，治用桑杏汤清肺润燥止咳；若干咳兼头痛恶寒，发热，无汗，苔薄白而干，脉浮紧者，属凉燥犯肺，则以杏苏散加味治之。因燥邪易伤津液，先生治疗燥邪致咳，每于润燥散邪剂中酌加沙参、麦冬、百部、炙枇杷叶等药物，使润肺止咳而无闭门留寇之弊。

内伤咳嗽，病势缠绵，除肺脏自病外，与肝、脾、肾等脏腑功能失调关系密切，多影响肺之肃降，治宜降气为主。如果患者症见咳嗽痰多色白，胸脘痞闷，纳呆，便溏，体倦乏力者，为脾虚生痰，湿痰犯肺之咳，当以六君子汤健脾益气，化痰止咳；痰浊盛者，合用葶苈大枣泻肺汤或三子养亲汤，降气祛痰止咳。若咳嗽声低气怯，伴自汗，恶风，手足不温者，按肺肾虚弱辨证论治，方用补肺汤合参蛤散加减以健脾益肾，金水相生。咳嗽气急，连连不已，甚则咳吐鲜血，或痰中带血丝，胸胁串痛，急躁易怒，口苦咽干，面红目赤者，则为木火刑金，以黛蛤散合丹栀逍遥散清肝宁肺，凉降止血治之。

刘献琳先生指出：内伤咳嗽患者因肺气虚，更容易感受外邪，特别是天气骤冷之季，受外邪侵袭而病情加重；外感咳嗽，多在人体正气失调之时，外邪袭表而发生，因此立法遣方须内外兼顾。风为百病之长，夹寒、热、燥等外邪入侵肺系，肺失宣降而致咳嗽，风邪不去，咳必不除，治法须以祛风为先，同时辨识外邪之寒、热为关键。刘献琳先生宗《医学心悟》关于治咳之要的论述，"肺为娇脏，不耐克伐，肺体属金，畏冷恶热"生理特点，极力推崇止嗽散方，认为该方重在宣肺止咳，兼以解表，能使"客邪易散，肺气安宁"，六淫之邪所致之咳嗽皆可化裁用之。实际运用过程中，先生发现该方药性偏温，故常于方中加入川贝母一味，使其更符合"温润和平、不寒不热"的制方之旨，成为治疗外感咳嗽之主方。

刘献琳先生临证十分重视善后调理，认为人体气血阴阳在病后恢复到平衡状态，但此时患者正气尚未彻底恢复，抗病能力较弱，如果不重视善后调理，则易重感邪气。正如柯韵伯说："治风者，不患无以驱之，而患无以御之；不畏风之不去，而畏风之复来。"先生总是耐心地告诉病人，所开处方有发散肌表作用，导致腠理疏松，外邪极易乘虚而入，服药后要注意避风，以防旧邪未尽，复感新邪。避免外邪，绝非单纯而被动的"躲避"，是通过行之有效的方法和措施，扶助人体正气，主动地抵御外邪侵袭。对于咳嗽属虚，或因肺卫不固而反复发作的患者，常在临床治愈之后，继以扶正固本善后。肺气虚者，用玉屏风散；肺气阴两虚者，用生脉散；脾气虚者用香砂六君子汤；肾气虚者用肾气丸，坚持久服，能起到防止复发作用。

【验案举隅】

患男，28岁。咳嗽5天，晨起咳重，痰少色黄，质黏难出，咽喉作痒，小便黄，舌质红，苔黄腻，脉滑。

辨证：风邪犯肺，痰热内蕴证。

治法：疏风宣肺，清热化痰。

处方：止嗽散合银翘二根蚤休汤加减。

荆芥穗10g，白前12g，橘皮10g，紫菀15g，百部15g，川贝母10g，桔梗10g，金银花30g，连翘10g，蚤休30g，鱼腥草30g，板蓝根30g，牡丹皮15g，赤芍15g，甘草6g

二诊：服药3剂，咳嗽大轻，痰稀易出，咽痛，喉痒瘥，舌质略红，苔薄黄，脉滑。上方去牡丹皮，赤芍，继服4剂痊愈。

按：银翘二根蚤休汤为刘献琳先生所创，功能清热解毒，利咽消肿。内伤咳嗽患者由于肺虚，容易感受外邪；外感咳嗽，多在人体正气失调之时为邪袭中而发生。本方以止嗽散宣利肺气，疏风散邪治其外；以银翘二根蚤休汤清热解毒，利咽消肿治其内。两方合用，内外并重，共奏疏风宣肺，清热化痰之功，方证对应，故患者很快得以康复。

机圆法活守病机，
胸中有方不泥方

刘献琳先生指出："中医治疗首重辨证，既要辨其致病因素为何种邪气，又要辨其所兼之邪，必须同时兼顾，始能提高疗效。"有效的治疗源于正确的辨证，而准确把握病因病机，则又是辨证的关键。《素问·至真要大论》云："必伏其所主，而先其所因。"指出探求病因、病机，是治疗疾病的首要条件。中医辨证方法有脏腑辨证、六经辨证、八纲辨证及卫气营血辨证等多种。刘献琳先生主张兼收并蓄，以适应疾病特点而选择，排斥形式上、口头上的兼收并蓄，而是切实用于临床的融合应用，据病而择。临床上很难见到单一病机的疾病，病机均较复杂。明确病机的主次，明辨先发后发、主要次要尤为重要。

一、谨守病机

病机，即疾病发生、发展、变化的机理，包括病性、病位、病势、病传及预后等。病机是用中医理论分析疾病现象，从而得出对疾病内在本质、规律性的认识，清晰分辨病机是认识疾病本质的关键，也是进行正确诊断和恰当治疗的重要前提。

"病机"一词首见于《素问·至真要大论》"谨候气宜，无失病机""谨守病机，各司其属"，总结归纳了被后世称为"病机十九条"的脏腑病机和六气病机。《伤寒杂病论》注重病机理论与临床应用的结合，在《黄帝内经》外感热病病机理论的基础上，精辟地阐述了外感病六经病机的变化及其传变规律。《金匮要略》则对脏腑、气血、阴阳等病机进行了系统、深入的论述，并探讨了内科杂病和妇科病证的病机。

中医病机理论的主要特点，是从整体观、辩证观和恒动观来认识和研究疾病发生、发展以及变化机理。刘献琳先生强调：①病机理论的整体观，一是注重把局部病变同机体全身状况联系起来，通过脏腑经络之间的相互联系和相互制约关系来探讨疾病发生、发展与传变规律；二是注重疾病发生、发展及患病机体与自然、社会等外界环境因素之间的相互关联。②病机理论的辩证观，将病机的普遍性和特殊性联系起来，在疾病发生、发展与传变过程中，既注重一般规律研究，也注重某些"不以次相传"的特殊情况认识。③病机理论的恒动观，是基于运动变化的观点，视其进退，察其吉凶，及时、动态地辨析疾病发生、发展和传变，形成临床实践全过程必须始终遵循的基本原则。

二、胸中有方

方剂是治法的重要载体，没有方药，治法就无从体现辨证论治的全过程。治法为指导遣药组方的原则。"方从法出，法随证立"，方剂是体现治法的主要手段。方剂虽然由药物组成，但不是单一药味药效的简单叠加，而是根据病情需要，在辨证基础上，按君、臣、佐、使组织原则，选择适当药物配伍而成的药物组合。"药有个性之特长，方有合群之妙用"。基于此，先生一贯反对那种"胸中无方"，临证时恣意拼凑药物的组方方式，反复强调"胸中有方而又不泥于成方"是临证必不可少的基本素养。所谓"胸中有方"，是指对《伤寒论》《金匮要略》中各病证的主治方剂，以及后世医家经千锤百炼所创制的一系列确有实效的方剂（如六味地黄丸、补中益气汤、逍遥散、平胃散、二陈汤、四物汤、四君子汤、一贯煎、升阳益胃汤、血府逐瘀汤、补阳还五汤等），从功效主治，到药物炮制、组成、剂量、煎服方法、药后调护等，都能了然于胸中，临证过程中便可一触即发，运用自如。

由于先生在实践中潜心钻研，反复揣摩，注意掌握历代名方的配伍精髓，故临证时善用成方，但又绝不泥于成方，正所谓"圆通活法医家诀，不即不离是津梁"。而对纷繁复杂的疾病，先生有时集中方之药力直捣病所，以迅速收功，有时则将数方合用，从多个层面祛邪扶正。

刘献琳先生又能做到"不泥于成方"，根据疾病特点，结合所学所悟拟定了诸多行之有效的验方，这些验方配伍严谨，合乎法度，最突出特点在于既有明确"方、机"，又不拘泥于症状之囿，如胆道排石汤、乌菟汤等。

胆道排石汤主治胆石症。症见右胁下剧痛，脘腹胀，纳呆恶心，舌红、苔黄，脉弦数，证属肝胆湿热、灼津成石。组方：金钱草 30g，郁金 30g，鸡内金

10g，茵陈 30g，木香 15g，枳实 12g，大黄 10g，芒硝（冲）6g。功效：清热利湿，行气止痛，利胆排石。方中金钱草、郁金、鸡内金、茵陈清热利湿，利胆排石；木香、枳实行气止痛；大黄、芒硝泄热通腑排石。若合并胆囊炎者，加金银花 30g、连翘 15g、黄芩 12g；寒热往来者加柴胡 20g、黄芩 10g。用药后疼痛加剧或大便稀者不用担心，为药物正常作用，前者可能为排石征象，后者为导湿热下行；如长期服药对食欲有影响时，可间断服药。

乌菟汤由蒸何首乌 15g、菟丝子 15g、桑椹 15g、桑叶 10g、菊花 10g、炒酸枣仁 15g、远志 6g、生龙骨 30g、生牡蛎 30g、五味子 10g 组成。此方系刘献琳先生根据刘完素、叶天士等医家对于上实下虚病机论述，综合"龙相宁则水源生""缓肝之急以熄风，滋肾之液以驱热"的论述，确立清上实下治法，以清、补二法互为补充，创制而成治疗失眠验方。此方针对病机为肝肾阴虚、虚火上扰，以蒸何首乌、菟丝子、桑椹、五味子滋补肝肾，填精益髓；桑叶、菊花清上平肝，龙骨、牡蛎重镇安神，降逆制亢；酸枣仁、远志养血安神宁心，上下兼理，扶正祛邪，特色鲜明。

【验案举隅】

患男，40 岁。1993 年 2 月 15 日初诊。失眠 3 年，每夜仅能睡 1~2 小时，头晕头沉，腰膝酸软，耳鸣如蝉，心烦，纳食可，二便调，舌质略红，少苔，脉弦细。

辨证：肝肾阴虚，虚火上扰。

治法：滋下清上，宁志安神。

处方：乌菟汤加减。

女贞子 15g，菟丝子 15g，枸杞子 15g，蒸首乌 15g，桑椹子 15g，桑叶 10g，菊花 10g，炒枣仁 30g，远志 6g，五味子 10g，夜交藤 30g，磁石 30g，生龙骨、生牡蛎各 30g，甘草 6g。水煎服。

二诊：服药 6 剂，每夜能睡 3~4 个小时，头晕头沉大减，仍腰酸、耳鸣，舌质略红，少苔，脉弦细。上方加磁石至 40g、朱砂（冲）1g、神曲 12g。水煎服。

三诊：服药 6 剂，每夜能睡 5~6 个小时，头晕头沉消失，耳鸣、腰酸大减，舌质略红，苔薄白，脉弦细。上方继服。

四诊：服上方15剂后，睡眠正常、头晕、耳鸣、腰酸消失，自行停药。近日因工作劳累，失眠复发，以三诊方继服14剂而愈。

按：乌菟汤为刘献琳先生自拟方，功能滋下清上，宁志安神。患者为肝肾阴虚，虚火上扰证。故用蒸首乌、菟丝子、桑椹子、五味子滋补肝肾、养血填精以滋下；桑叶、菊花疏散风热以清上平肝；酸枣仁、远志、生龙骨、生牡蛎宁心安神，诸药合奏滋下清上、宁志安神之功。

主要参考文献

［1］陶汉华，张苏颖，贾士安，等．山东中医药大学九大名医经验录系列——刘献琳［M］．北京：中国医药科技出版社，2018．

［2］杨丁友．刘献琳临证经验拾零［J］．浙江中医杂志，1994（12）：541．

［3］张苏颖．刘献琳教授治疗肝硬化腹水经验［J］．山东中医药大学学报，2005（1）：28-29．

［4］姚鹏宇，吕翠霞，陶汉华．刘献琳基于叶天士"清上实下"治法理论运用乌菟汤治疗不寐经验探析［J］．河北中医，2019，41（9）：1293-1296．

（刘西建整理，陶汉华审阅）

尚德俊先生

理法方药经验

尚德俊
生平简介

　　尚德俊先生（1932—2020），河南济源人，我国著名中西医结合外科专家、周围血管疾病专家。

　　1939年，先生在济源背坡村读私塾，先后在郑州市公立维新一小学、上海市陆行中学、上海吴淞中学就读，1955年9月毕业于山东医学院医学专业。1955年9月在辽宁省锦西县（今辽宁省葫芦岛市）人民医院参加工作，1956年9月选调参加在天津举办的全国第一批西医学习中医离职班，以第一名优异成绩毕业，荣获卫生部颁发的金质奖章和证书。中医班毕业后，先后在辽宁中医学院、新疆医学院附属医院工作，1962年4月调往山东中医学院工作，先后任讲师、副教授、教授，1979年被聘为首届中医外科学硕士研究生导师。1981年12月加入中国共产党，历任第五、第六、第七、第八届全国政协委员。

　　尚德俊先生从医、从教60余载，一直从事中西医结合周围血管疾病的临床、教学和科研工作，开辟了国内中西医结合治疗周围血管疾病之先河，创立了中西医结合治疗周围血管疾病的理论体系，在我国首次总结了周围血管疾病治疗法则和辨证论治规律，是中国中西医结合学会周围血管疾病专业委员会的创始人和领导人之一。先后担任中

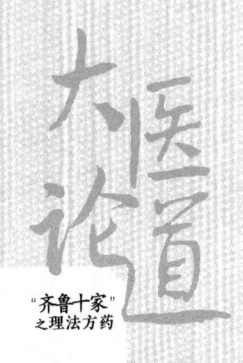

华全国中医学会（现中华中医药学会）山东省外科学会主任委员、中华医学会山东省外科学会副主任委员、中国中西医结合学会周围血管疾病专业委员会主任委员、《中国中西医结合外科杂志》编委会副主任等职。研制和创用四虫丸（虫类药物）、活血通脉片、通脉安等系列药品治疗血栓闭塞性脉管炎，临床疗效显著，"中西医结合治疗血栓闭塞性脉管"荣获1978年全国科学大会国家一级成果奖。先后出版了《外科血瘀症学》《外科外治疗法》《周围血管疾病证治》等学术专著17部，发表学术论文近80篇，为创建中西医结合周围血管疾病学科做出了突出贡献。

先后获得"卫生部优秀学员奖状和金质奖章""全国医药卫生科学大会医学卫生科学技术先进工作者""全国老中医药专家学术经验继承工作指导老师""山东省有突出贡献的名老中医药专家"等奖励和荣誉称号，享受国务院政府特殊津贴。

2014年，被授予"国医大师"称号。2019年，获得"全国中医药杰出贡献奖"。

尚德俊先生德高望重、医术精湛，治学严谨、造诣精深，为中医药事业传承创新发展做出了重要贡献。

倡导瘀证，
活血为要

尚德俊先生主张，对周围血管疾病必须作出明确的西医学诊断，同时结合辨证论治进行研究，辨病与辨证相结合，宏观辨证与微观辨证相结合，尤其是以病为纲，病证合参，以揭示病证的变化规律。

先生根据多年的临床实践发现，周围血管疾病虽然发病原因和病理变化有所不同，但都存在血瘀共性——血液循环障碍和微循环障碍，表现为瘀血、缺血、瘀斑、肿胀、粥样斑块、血栓形成、血管狭窄或闭塞等，甚至出现溃疡或坏疽。因此，根据"异病同治"的理论，都可以应用活血化瘀法进行治疗，以祛除瘀血，流通血脉，改善血液流变性和血液黏度异常，纠正肢体血液循环障碍和微循环障碍，使疾病好转或治愈。临床上，早期周围血管疾病虽无明显血瘀表现，但根据疾病所反映的血瘀证病理变化，也可应用活血化瘀法治疗。

活血化瘀法具有活血化瘀、通络止痛、消坚散结等作用。临床适用于：

（1）各种原因所致的动脉痉挛、栓塞、狭窄或闭塞所引起的肢体缺血、血液循环障碍；

（2）各种静脉循环障碍（瘀血），发生静脉血液倒流或静脉血液回流障碍；

（3）对急性血管（动脉或静脉）炎症，常与清热解毒法配合使用；

（4）周围血管疾病稳定阶段，以活血化瘀法为主改善肢体血液循环和进一步消除血管炎症。

先生强调，周围血管疾病是血瘀证疾病，有明显的血瘀表现，活血化瘀法应贯穿治疗始终。但是，由于病因和病理变化不同，以及疾病发展过程中的不同阶段有其不同的变化和特殊性，所以不能单纯以活血化瘀法应用于疾病的全过程，必须对具体病人作具体分析，针对每种疾病各个阶段的特殊性进行辨证论治，灵活应用活血化瘀法才能提高临床疗效，据此先生提出了治疗周围血管疾病的"活血十法"。

尚德俊先生认为，活血化瘀法对周围血管疾病具有多方面治疗作用及调整机体功能等特点，与周围血管疾病防治有关的活血化瘀法作用原理有：

（1）改善血液循环和微循环，增加肢体血流量，改善局部组织营养；

（2）扩张周围血管，解除血管痉挛；

（3）具有抗凝、抗血栓和促纤溶作用；

（4）降血脂和促进粥样斑块消退；

（5）抗炎解热，促进炎症吸收；

（6）促进增生性病变的软化和消退；

（7）促进组织修复，使创口愈合。

病证结合，
异病同治

尚德俊先生根据中医学同病异治、异病同治理论和血瘀证学说，从以病串证，到以证带病，探索中西医结合治疗周围血管疾病。从中医中药治疗血栓闭塞性脉管炎为开端，发展到中西医结合治疗研究周围血管疾病，辨病与辨证相结合，同病异治，总结周围血管疾病的治疗法则、辨证论治规律，提出了中西医结合辨证论治整体疗法。

根据血栓闭塞性脉管炎的发病过程、证候变化，结合患者的体质强弱、气血虚实，将临床各期分为阴寒、血瘀、湿热下注、热毒炽盛和气血两虚5个证型进行辨证论治。在总结血栓闭塞性脉管炎辨证论治经验的基础上，异病同治，同时探索慢性肢体动脉闭塞性疾病的辨证论治规律，既重视肢体缺血性疾病的共性，又注重不同疾病的特殊性；既重"诊病"，又须"审证"。

闭塞性动脉硬化和糖尿病肢体动脉闭塞症患者多是中老年人，为全身性动脉粥样硬化在肢体局部的表现，多为四肢发病，双下肢为重。先生认为其病理过程和病理生理特点符合中医学"血瘀""痰结"的理论，所以瘀血阻络、血脉闭阻是主要的病机，由于疾病的演变过程不同，证也不同，可以出现阴寒证、血瘀证、湿热证和脾肾阳虚证，因此治疗法则和方药也就不同。治疗既要重视改善肢体血液循环障碍这个病的血瘀共性，又要注意解决证的个性。

多发性大动脉炎多发生于青少年女性，主要的病理过程有血管炎症急性活动期和稳定期两个阶段，先生根据临床表现结合病理分期进行辨证论治，急性活动期多见阴虚内热证，治以养阴清热、活血通络；稳定期常以脾肾阳虚证和气血两虚证为主，治以温肾健脾、散寒活血，或补气养血、活血通络。伴有关节痛、脑缺血、高血压等病变者，应随证加减，标本兼顾。

下肢静脉疾病主要分为静脉回流障碍和静脉血液倒流，虽然其发病原因和病理变化有所不同，但共同特点是下肢静脉系统血液瘀滞、静脉高压、局部缺氧，属血瘀之证，因此都可以用活血化瘀法治疗，改善患肢血液循环，促进下肢静脉血液回流，消除下肢静脉瘀血状态，促进溃疡愈合，控制病情发展，防止并发症。对于下肢深静脉血栓形成，先生采用期型结合的辨证论治方法，急性期辨证为湿热下注型，慢性恢复期辨证为血瘀湿重型，后遗症期辨证为脾肾阳虚型。先生认为下肢静脉曲张的主要病机是气滞血瘀，治宜行气活血；并发淤积性皮炎，以及出现脂质硬化症，表现为局部红肿热痛者，辨证为湿热下注型。对于血栓性静脉炎，先生还注意发病部位与辨证分型的关系，肢体血栓性静脉炎多为湿热蕴结，脉络血瘀，而胸腹壁血栓性静脉炎多为肝郁化热、气滞血瘀为主。这种辨证分型方法能反映疾病的发病过程和临床分期，比较符合临床治疗需要。

中西合参，整体辨治

对于周围血管疾病的诊断，尚德俊先生提出，既要明确西医学的诊断和分期，又要充分发挥中医辨证的精华，辨别发病过程中不同阶段的病理变化特点，把西医学诊断与中医学的辨证相结合——病证合参。西医学诊断和中医辨证相结合，可以取长补短，更明确疾病的发病原因、部位和性质，了解疾病发生的全部过程，既有整体观念、动态观念，又不忽视局部变化，充实了诊断的完整性和治疗的全面性。

先生强调，在临证时应特别重视详细询问病史和认真地进行体格检查，了解疾病的发病诱因、病变特点、发病规律和临床表现特征等，对周围血管疾病的诊断和鉴别诊断极为重要，从临床症状和体征来诊断周围血管疾病，是不可忽视的最重要的诊断方法。先生认为，中医学为宏观辨证整体医学，辨证论治体现了整体观念和动态观念，这就为中西医结合治疗学的形成积累了丰富的经验和奠定了基础。周围血管疾病中的某一个疾病，由于发病情况不同，临床表现和疾病发展阶段不同，证候各异，治疗上也有区别——同病异证，同病异治；而各种不同的疾病可以出现血瘀共性，应用活血化瘀法治疗——异病同证，异病同治。同时又强调必须进行辨证论治灵活应用活血化瘀法，才能提高临床疗效。

尚德俊先生根据周围血管疾病的临床特点，结合中医学整体观念辨证论治理论和西医学病理生理学观点，将中医学和西医学的有效疗法结合应用，创建中西医结合周围血管疾病辨证论治整体疗法，已成为我国治疗周围血管疾病的独特疗法。

中西医结合辨证论治整体疗法，具有疗效显著、多方面治疗作用和调整机体功能的特点，主要包括以下几方面内容：

1. 辨病与辨证相结合，就是既明确西医学的诊断，又不忽视中医学的辨证，以西医学病名为纲，又有中医的辨证分型的内容，这样病证合参。有利于认识疾病和研究病与证的变化规律，有利于总结临床经验，提高疗效。

2. 宏观辨证与微观辨证相结合，就是中医学宏观整体辨证，与现代有关检查相结合，充分应用现代新知识、新技术，多学科、多指标揭示"证"的实质；

深入了解疾病的微观变化，进行微观辨证，使疾病的各种证现代化、客观化，掌握病证变化规律，使疾病的辨证更深入、更准确、更具体，有利于疾病的早期诊断，更能发挥辨证论治的优势和疗效，进一步提高认识疾病、防治疾病的水平。

3. 内治疗法与外治疗法相结合，是在辨证论治内服中药的同时，结合应用外治疗法。外治疗法是在辨证论治的原则下，针对不同疾病的具体病情，应用熏洗疗法、贴敷疗法、掺药疗法等。

4. 临床辨证论治与药物静脉滴注、药物动脉注射相结合，是在辨证论治内服中药，结合应用外治疗法的同时，静脉应用抗凝药物，必要时采取经动脉灌注药物的方法，这样可明显改善血液流变学异常，降低血小板聚集性和纤维蛋白原含量，扩张血管，促进侧支循环建立，使病情得到迅速缓解，预防和减少并发症或后遗症。

5. 活血化瘀法与莨菪药物疗法相结合，莨菪药物具有明显的扩张周围血管作用，改善肢体血液循环和微循环，促进侧支循环建立；降低血液黏度，改变血液流变学相关指标，能够提高活血化瘀疗效，尤其是可以解除微循环障碍和顽固性持续性动脉痉挛。

6. 临床辨证论治与手术治疗相结合，可以取长补短，控制病情发展，改善患者全身情况，巩固疗效，预防或减少复发，防治手术并发症，缩短疗程，提高疗效。慢性肢体动脉闭塞性疾病，施行血管重建手术等，具有迅速改善肢体缺血状态作用。对严重的下肢静脉曲张和下肢深静脉瓣膜功能不全，施行曲张浅静脉剥除和静脉瓣膜矫正手术等，可以有效地消除下肢静脉瘀血状态。对严重肢体缺血性坏疽，需施行坏死组织切除，和不能完全避免的截肢手术等。周围血管损伤，需施行血管修补术和血管重建术等。先生认为，这些手术治疗与中医辨证论治相结合，才是周围血管疾病治疗学的完整概念。因此，中西医结合治疗周围血管疾病，手术治疗仍然占有重要地位，手术治疗也是中西医结合治疗学的重要内容。

综上所述，尚德俊先生主张，中西药结合和药物与手术（主要指血管重建术）结合，才是发展具有我国特色的中西医结合治疗学的最佳道路。

外治五法，疗效独特

外治疗法以其独特的理论和显著的疗效，在中医临床治疗学中占有重要地位，是不可缺少的独特疗法。外治疗法在周围血管疾病治疗中的应用，能明显提高临床疗效，日益受到重视和推广，积累了宝贵的经验。尚德俊先生根据周围血管疾病的病变特点和临床实践经验，从现代外科角度对周围血管疾病的外治疗法进行系统研究和总结，对其治疗特点、应用原则、作用原理和使用方法，都有独到见解和理论建树，并创立了许多临床疗效显著的外用方药。

先生倡导的周围血管疾病的"外治五法"，内容如下：

一、活血通络法

周围血管疾病的主要病机是血脉瘀阻，经络阻塞。因此，活血通络法应用广泛，适用于：

1. **慢性肢体动脉闭塞性疾病**　血栓闭塞性脉管炎、闭塞性动脉硬化、多发性大动脉炎和雷诺综合征等，肢体缺血、瘀血，肢端皮肤呈潮红、紫红，常有肢体疼痛和皮肤瘀斑、瘀点。

2. **下肢静脉回流障碍性疾病和血液倒流性疾病**　由于下肢静脉功能不全，静脉高压、瘀血，以致静脉瘀阻，瘀血留滞脉络，发生肢体肿胀、沉重、胀痛，皮肤色素沉着，皮肤纤维性硬化。各种血栓性静脉炎慢性期（瘀结），肢体遗留硬条索状物或硬结节，不易消退，常有疼痛。

3. **淋巴管疾病**　如淋巴回流障碍发生的淋巴水肿、象皮肿等，肢体粗肿增厚。另外，各类血管炎导致的皮肤瘀斑、硬结节疼痛等。

尚德俊先生认为，这些肢体缺血、瘀血性疾病，表现瘀阻明显，都可以应用活血通络法。本法具有活血通络、消肿散瘀作用，能够促进侧支循环建立，扩张血管，改善肢体的血液循环和微循环，同时能够促进静脉和淋巴回流，消除下肢瘀血肿胀，减轻肢体瘀血状态。外治主要应用熏洗疗法。

常用方剂："活血消肿洗药"（尚德俊先生经验方）等。"活血消肿洗药"，由刘寄奴、海桐皮、苏木、羌活、大黄、芒硝各30g，当归、川芎、红花、白芷、丹参、鸡血藤、泽兰、甘草各10g组成，具有活血消肿，软坚散结之功，可用于软组织损伤，局部瘀血肿痛；慢性瘀血炎症、复发性丹毒所致象皮肿；下肢深静脉血栓形成、下肢静脉曲张等肢体瘀血肿胀，血栓性静脉炎瘀血硬结；血栓闭塞性脉管炎、闭塞性动脉硬化、糖尿病肢体动脉闭塞症、大动脉炎、雷诺综合征等肢体瘀血、缺血者。

二、温经回阳法

慢性肢体动脉闭塞性疾病，如血栓闭塞性脉管炎、闭塞性动脉硬化、糖尿病肢体血管病变、多发性大动脉炎、雷诺综合征等，多有患肢发凉、怕冷，皮色苍白，肢体冰凉，遇寒冷疼痛加重等阴寒证，主要病机是寒凝血瘀。尚德俊先生认为，肢体动脉闭塞性疾病出现阴寒证，都可以应用温经回阳法治疗，以温通血脉，解除动脉痉挛，扩张周围血管，促进肢体血液循环，改善患肢缺血状态。

常用熏洗方剂："回阳止痛洗药""温脉通洗药"（尚德俊先生经验方）等。常用药物：生草乌、生天南星、川花椒、当归、川芎、桂枝、艾叶等。"温脉通洗药"，由当归、川芎、赤芍、艾叶、羌活各20g，川花椒、白芷、生附子、生天南星、干姜、红花、甘草各10g组成，具有温经散寒，活血通脉之功，加水煎汤，熏洗患处，每日1次，用于慢性肢体动脉闭塞性疾病（阴寒证），肢体明显发凉怕冷，受寒冻肢体缺血加重，或引起疾病发作（雷诺综合征等）。

三、解毒消肿法

慢性肢体动脉闭塞性疾病，由于肢体血液循环障碍，瘀滞日久化热，发生肢体坏疽继发感染；或下肢静脉疾病并发瘀血炎症、溃疡继发感染，局部红肿热痛，脓多有坏死组织；各类血栓性静脉炎和皮肤血管炎的急性期，发生痛性硬条索状物、红斑结节；以及急性淋巴管炎、丹毒等疾病，都属瘀热证、热毒证。尚德俊先生认为，对周围血管疾病和外科疾病的瘀热证、毒热证，都可以应用解毒消肿法治疗，并根据具体病情，选用熏洗疗法、贴敷疗法、掺药疗法等不同的治疗方法。这些外治疗法对外科化脓性感染疾病有良好效果，具有明显的抗菌消炎作用，可使早期急性炎症消散而治愈，或者控制创面感染，使疮口顺利愈合。

1. 急性炎症硬块（急性瘀血炎症），应用硝矾洗药、解毒散瘀洗药熏洗患处，洗后外敷大青膏、大黄膏等，或外涂马黄酊等，即熏洗疗法与贴敷疗法相结合，具有显著的解毒消炎、活血消肿作用。

2. 急性感染化脓，创口脓多，有坏死组织（急性热毒症），应用四黄洗药熏洗患处和创口，洗后创口敷盖大黄（黄芩、黄连）油纱布；创口剧烈疼痛者，外敷全蝎膏；创口周围贴敷大黄膏等，即熏洗疗法与围敷疗法相结合，具有显著的解毒消炎、祛腐止痛、清洁创口作用。

3. 急性炎症消退后，遗留慢性炎症硬块（慢性瘀血炎症），解毒散瘀洗药熏洗患处，具有解毒活血、软坚散结作用，促进慢性瘀血炎症消散吸收而痊愈。

四、生肌敛口法

慢性肢体动脉闭塞性疾病，肢体发生破溃，疮口脓少，肉芽组织灰淡，或静脉瘀血性溃疡经久不愈，属气血亏虚者，可应用生肌敛口法。尚德俊先生指出，中医学的生肌敛口法具有独特的治疗作用，在改善肢体血液循环和静脉瘀血的基础上，对促进慢性溃疡愈合有良好效果。临床应用生肌敛口法的经验是：

1. 疮口有脓，或有少许坏死组织者，应用四黄洗药熏洗疮口，于创面撒少许九一丹、九黄丹等，外敷大黄（黄连）油纱布包扎。

2. 疮口较干净，愈合迟缓者，应用"艾黄洗药"熏洗疮口。"艾黄洗药"，由艾叶、蒲公英各50g，黄芩、丹参、白蔹各30g组成，具有清热解毒，生肌敛口之功。加水煎汤，乘热浸洗患处或创口，每日1次，洗后，再常规换药。用于下肢静脉疾病、闭塞性动脉疾病并发慢性溃疡，创口久不愈合者，外洗后外敷生肌玉红膏油纱布包扎。

3. 疮口后期，很干净，而愈合缓慢者，应用生肌玉红膏油纱布换药，或外敷生肌膏直至疮口完全愈合。

这些熏洗疗法、贴敷疗法、掺药疗法等多种外治疗法相结合应用，具有抗菌消炎、清洁疮面、改善局部血液循环作用，促进肉芽组织和上皮组织生长，而使疮口迅速愈合。常用药物：熟地黄、当归、丹参、白蔹、石决明、珍珠、香油等。

五、清热燥湿法

下肢静脉倒流性疾病和回流障碍性疾病，使下肢静脉瘀血、高压、缺氧，从而造成小腿皮肤营养障碍，发生色素沉着，干燥脱屑、瘙痒、糜烂、渗液，形成湿疹样皮炎或继发感染，表现为湿毒证。其主要病机为湿热蕴结，可以应用清热燥湿法。尚德俊先生常常应用燥湿洗药、归甘洗药等熏洗患处，熏洗法与掺药法结合应用，既可燥湿、收敛、止痒，又能抗菌消炎，清洁皮肤，防止或消除皮肤感染，疗效显著。

先生根据外科疾病的临床特点和各种外治方药的治疗作用特点，结合西医学理论，将外治疗法的作用原理归纳为：解毒消肿、促进内消，收束肿毒、促使成脓，开结拔毒、促溃排脓，消毒杀菌、祛腐生肌，生肌收口、促进愈合，活血通络、行气止痛，祛风燥湿，杀虫止痒。

尚德俊先生临床应用外治疗法时，很重视周围血管疾病的特殊性，注重中西医结合辨证论治整体疗法，强调内治法与外治法相结合。提出应用外治疗法治疗周围血管疾病的注意事项：

1. 缺血肢体创面，忌用腐蚀性和刺激性药物。
2. 根据病变情况，合理选用适当外治疗法。
3. 应用熏洗疗法时，注意药液适宜温度，避免加重损伤。
4. 干性坏疽或坏疽在发展阶段，不宜应用熏洗疗法和贴敷疗法。
5. 严重肢体缺血和急性缺血期，应慎用外治疗法。

临证灵活，
特色鲜明

尚德俊先生临床运用活血化瘀法，治疗多种周围血管疾病，均取得满意疗效。

一、活血化瘀法治疗血栓闭塞性脉管炎

早在中华人民共和国成立初期，血栓闭塞性脉管炎（thromboangiitis obliterans）是一种常见难治的慢性肢体动脉闭塞性疾病，在我国东北地区、华北地区和山东省等比较多见。20世纪50年代，对血栓闭塞性脉管炎的治疗，除应用腰交感神经节切除术和硫酸镁注射外，别无其他有效的治疗方法，截肢率高达30%~70%。

尚德俊先生采用辨病与辨证相结合，以病串证，同病异治，总结临床辨证论治经验。先生指出，对血栓闭塞性脉管炎的辨证分型，尽管说应该以中医的四诊八纲理论和方法为依据，但由于对血栓闭塞性脉管炎分型没有进行过深入的研究，所以也就难免出现不同的辨证意见。西医辨病和中医辨证是应用中医论治的基础和中药选择的依据，对于这个问题，由于认识不一致，所以未能进行深入的探讨。血栓闭塞性脉管炎辨证论治方法也多不一致，有三种情况：①以中医理论为指导进行临床辨证论治；②以西医学临床分期为基础，结合中医观点来治疗，即西医学的某期相当于中医辨证的某型；③以固定某一方剂为基础，再随证加减治疗。

尚德俊先生依据中医辨证论治的原则和理论，结合自己10余年临床研究的结果和一些学者们的有关论述，于1971年完成了血栓闭塞性脉管炎中医分型、论治原则和方剂选用的研究，这些研究成果，让血栓闭塞性脉管炎中医理论取得了很大进展，对中医和中西医结合研究血栓闭塞性脉管炎起到了推动的作用。

1. 分型辨治 先生主导明确了血栓闭塞性脉管炎临床辨证论治分型，并在全国推广。根据血栓闭塞性脉管炎的发病过程、证候（局部和全身）的变化，结

合病人的体质强弱，将各期的临床辨证分为五型：

（1）阴寒型：寒凝血瘀，经络瘀阻。患肢喜暖怕冷，冰凉，皮肤苍白，苔薄白，舌质淡，脉沉细或迟。宜温经散寒，服用阳和汤加味；

（2）血瘀型：气滞血瘀，瘀阻为重。患肢固定性疼痛，呈紫红或青紫色，或有瘀斑，苔薄白，舌质红绛或有瘀斑，脉沉细涩。宜活血化瘀，服用活血通脉饮；

（3）湿热下注型：为寒湿郁久化热的初期阶段。肢体发红、肿胀、疼痛，或发作血栓性静脉炎，肢端小的坏死，苔黄腻，舌质红，脉象弦数。宜清热利湿，服用四妙勇安汤加味；

（4）热毒炽盛型：为寒湿郁久化热的炽盛阶段。肢体溃烂、坏疽，红肿热痛，发热，喜凉怕热，苔黄燥，血质红绛，脉洪数。宜清热解毒，服用四妙活血汤；

（5）气血两虚型：为正气不足，气血两亏。患者身体虚弱，面色萎黄，消瘦无力，或创口久不愈合，苔薄白，舌质淡，脉沉细无力。宜补气养血，服用顾步汤加减。

尚德俊先生强调，以上这种辨证分型在临床治疗上不是孤立的，各型之间既有区别又有联系。还应注意脏腑虚实，脾虚者应健脾和胃，肾虚者应温肾壮阳。并应分辨夹湿、夹湿热或虚实夹杂之不同。

2. 分阶段辨治　在临床血栓闭塞性脉管炎辨证治疗时，先生还强调应注意以下 2 个阶段：

（1）炎性改变阶段：是指急性血管炎性改变期，患肢反复发作游走性血栓性静脉炎，缺血明显，坏疽处于发展中，分界线不清楚，或者肢端瘀血斑扩展加重。在此阶段，应以清热解毒为主，佐以活血化瘀，服用四妙勇安汤加味，并可考虑使用激素、抗生素等，以迅速消除血管炎性改变。而不适宜使用活血化瘀为主治疗，如过多使用活血化瘀药，可激发血栓闭塞性脉管炎血管炎性改变，加快毒素吸收，使血小板聚集性增高，而促进血液凝固，血流缓慢，可致血栓形成，加重肢体微循环障碍。

（2）稳定阶段：血管炎症已停止发展，肢体缺血显著改善，溃疡逐渐缩小或愈合，疾病处于恢复期。在此阶段，可应用补气养血、活血化瘀法，佐以温经散寒法，服用顾步汤加减或合用阳和汤加味，以增强机体的抵抗力，扩张周围血管，促进侧支循环的建立，改善肢体血液循环，使疾病逐渐痊愈。先生多主张在血栓闭塞性脉管炎稳定阶段，服用顾步汤加减和活血通脉片，常有助于巩固疗效。

3. 常用方药　尚德俊先生应用现代知识和方法，根据中医学理论，创用"四妙勇安汤加味"组方，由金银花、玄参各 30g，当归、赤芍、牛膝各 15g，黄柏、黄芩、栀子、连翘、苍术、防己、紫草、生甘草各10g，红花6g组成。方中金银花、玄参清热解毒为君药；当归、赤芍、黄柏、黄芩、栀子、连翘、苍术、防己、生甘草活血通络，清热解毒为臣药，紫草、红花活血祛瘀为佐药；牛膝通络止痛，引药下行为使药。功用为清热利湿，活血化瘀，用于血栓闭塞性脉管炎属湿热下注，热毒蕴结，瘀血阻络导致的肢体溃疡、红肿、疼痛、红斑、硬结、缺血性坏疽等证候。

对于属血瘀阻络型以肢端麻木、固定性疼痛、皮色潮红或是黯红为主要证候的，先生创用"活血通脉饮"，活血化瘀通络为主，药用丹参30g，赤芍60g，当归15g，川芎15g，鸡血藤15g，川牛膝15g组成。方中丹参、赤芍活血通络止痛为主药，当归、鸡血藤温通血脉，活血养血，助主药活血通脉，川芎行气活血为佐药，牛膝引药下行，通脉止痛为使药。

1964年，尚德俊先生在我国首先研制创用"四虫丸"（虫类药物），并相继创用活血通脉片、通脉安、活血通脉饮等药品和方剂，治疗血栓闭塞性脉管炎等疾病取得良好疗效。

需要注意的是，在临床治疗中，尚德俊先生强调，在观察血栓闭塞性脉管炎肢体缺血性创口的特点及其愈合过程中，需要谨慎思考，在中西医结合辨证论治整体治疗的基础上，改善肢体血液循环，同时对肢体坏死组织施行手术切除，能比坏死组织自然脱落，更能减轻患者痛苦，促进创口愈合，缩短疗程，提高疗效。先生总结了肢体坏死组织手术切除的指征、时机和注意事项。但对严重肢体坏疽感染，还不能完全排除大的截肢手术。

4. 活血化瘀法的应用　血栓闭塞性脉管炎发病主要与脏腑、经络及营卫气血有密切关系。《诸病源候论》载："疽者，五脏不调所生……若喜怒不测，饮食不节，阴阳不和，则五脏不调，营卫虚寒，腠理则开，寒客经络之间，经络为寒所折，则营卫稽留于脉……营血得寒则涩而不行，卫气从之与寒相搏，亦壅遏不通……故积聚成疽……发于足趾，名曰脱疽。"中医学认为，人体气血运行周流不息，"血脉营卫，周流不休""如环无端""以营四末，内注五脏六腑""脉道以通，气血乃行"。如情志不舒、饮食失节、劳伤虚损和禀赋素虚等可使脏腑功能失调，引起心、脾、肾、肝的亏虚，而导致经络、气血功能紊乱，这种机体内部矛盾的发展，是发病的内因，在发病上起主导作用。但也不应忽视寒冷、吸烟和外伤等外在不良刺激对机体内部的影响，这些外在因素可促使机体内部矛盾激化，当机体抗病能力降低时，才能引起发病。

关于中西医结合治疗血栓闭塞性脉管炎如何使用中药问题，尚德俊先生认为，如临床上被脉管炎的临床表面现象所迷惑，辨证用药频繁更换，以致忽视了它的实质；也有采用单味药物或始终一方一剂的应用，均有不妥。先生主张，根据中医对血栓闭塞性脉管炎病因病机学说，并结合西医学知识，抓住它的实质来立法、处方、用药，才能符合中医学辨证论治的原则和正确使用中药。

血栓闭塞性脉管炎是血瘀证疾病之一，气滞血瘀、经络瘀阻为其主要病机，有明显血液循环和微循环障碍，所以活血化瘀法是血栓闭塞性脉管炎的主要治法，在脉管炎的治疗中有较广泛的适用范围。在辨证论治的基础上，在脉管炎的整个病程中应贯穿活血化瘀治疗。活血化瘀药具有活血化瘀，通络止痛、消坚散结等作用。在脉管炎急性进展阶段，对急性动脉或静脉炎症，活血化瘀法与清热解毒法配合使用，以控制急性血管炎性改变。当脉管炎处于稳定阶段，以活血化瘀法为主来改善肢体血液循环和进一步消除血管炎症。在脉管炎恢复阶段，补气养血法与活血化瘀法结合使用，以巩固治疗效果。

尚德俊先生强调，在血栓闭塞性脉管炎的急性血管炎症阶段，以及寒凝血瘀郁久化热，肢体出现溃烂继发感染，常表现有不同程度的热证，根据中医"热者寒之"的原则，清热解毒法也是血栓闭塞性脉管炎常用的主要治法。清热解毒药多具有抗感染、抗炎作用。临床具体应用为：

（1）湿热者，寒湿郁久化热初期阶段，肢体轻度坏疽感染，发红肿胀疼痛，应清热利湿；

（2）湿热蕴结，瘀血留滞脉络，脉管炎并发游走性血栓性静脉炎，以及末梢动脉急性炎症，出现红肿疼痛硬性索状物或结块，应清热利湿与活血化瘀法配合应用；

（3）热毒炽盛，肢体溃烂严重继发感染，应清热凉血；

（4）肢体坏疽继发感染，高热，热盛伤阴者，应清热解毒与滋阴法配合应用。

对于湿热下注之证，先生认为，是因气血凝滞，经脉瘀阻，瘀滞日久，化热生毒，热盛肉腐，筋烂骨脱所致，最终发为脱疽，宜清热利湿、活血化瘀（清热活血法）治疗，用四妙勇安汤加味治之，即可取得满意疗效。

【验案举隅】

验案1 患男，23岁。因右足发凉、怕冷2年，足趾溃烂2个月，于1972年8月28日住院。

现病史：病人自1970年发现右足发凉、怕冷，遇寒冷足变为苍白色。2个月前右足拇趾起一小疱，自行挑破后感染，逐渐拇趾及第2趾发黑，渐成坏疽，有恶臭气味，剧痛。体检：发育中等，消瘦，痛苦表情，神志清楚，体温38.2℃。右足拇趾及第2趾发黑，坏疽状，趾根周围有腐烂坏死组织，足背至小腿下端明显发红肿胀，足背、胫后动脉搏动消失，腘动脉搏动减弱。舌苔黄薄，舌质红绛。实验室检验示血常规：血红蛋白11.3g/L，白细胞$10.5×10^9$/L，中性粒细胞比率69%。红细胞沉降率：110mm/h。脓液细菌培养可见产碱杆菌、溶血性金黄色葡萄球菌、绿脓杆菌、副大肠杆菌。

治疗经过：病人入院后诊断为血栓闭塞性脉管炎（三期2级）。病人肢体肿胀、足趾坏疽，疼痛重，且伴有全身高热，舌质红绛，此为热毒炽盛，热盛化腐阶段，当以清热解毒利湿、活血化瘀法，内服四妙勇安汤加味，并用庆大霉素、卡那霉素、四环素等治疗。9月15日体温降低，右足坏疽局限，脓液较多，出现黑苔，舌质红绛。9月19日施行坏疽足趾切除术。以后体温逐渐下降，疼痛减轻，夜间能入睡，全身情况好转。至9月29日，舌面前半部黑苔消退，而转为黄腻苔，仅舌根部有黑苔，舌质淡绛。10月11日，体温已降至正常，右足创面缩小，肉芽新鲜，脓液很少，黑苔全部消退，舌根部转为黄腻苔，舌质绛。至10月30日黄苔退尽，转为薄白苔，舌质淡红。右足创面逐渐愈合。病人于1973年1月29日出院。

按：黑苔在临床上比较少见，一般在疾病发展到相当程度，病情比较严重时才出现黑苔。正如《辨舌指南》载"凡舌苔见黑色，病必不轻""均属里症无表症"。一般说见到黑苔病情多危重，已发展至热极或寒极的地步，此时舌质也多有变化，多数为"邪热传营，舌色必绛"。沈际皋报道，黑苔比率在轻型为0.89%，在重型为2.25%，体温正常时为0.75%，体温在41℃以上增长为2.2%，随着病程的延长而黑苔增多。陈泽霖等总结30例黑苔病人，以化脓性炎症感染为最多，约占半数，认为黑苔之形成，与高热、脱水、炎症感染、细菌毒素刺激、肾亏、胃肠功能紊乱、霉菌感染等有关。尚德俊先生见到6例血栓闭塞性脉管炎出现黑苔的病人，有5例为气滞血瘀，寒湿郁久化热的热毒炽盛阶段，辨证为热毒炽盛型，肢体严重坏疽继发感染，病情均比较严重，溃烂坏疽时间在1~5个月，持续发热时间为1~2个月。1例为郁久化热的初期阶段属湿热下注型，足趾局限性坏疽 1 月余，有低热。均在发热过程中出现黑苔，可明显地看到病人的舌苔由黄转黑的变化过程。病例中舌的边尖部是黄腻苔，舌中根部为黑苔，是处于黄苔转为全黑苔的演变过程中，说明体内蕴有湿热毒盛。可见黑苔之形成，与炎症感染及发热有密切关系。此 6 例黑苔，以中医辨证分析，均属里证热证，由于病人的病情严重，高热、剧痛，多伴有胃纳减退，不思饮食，使身体逐渐消耗，因此都有不同程度的热极耗伤津液的表现。虽经大剂量清热解毒、养阴活血之剂和应用抗生素等治疗，均未能控制坏疽感染及发热，黑苔持续不退，当施行坏死组织切除术以后，体温逐渐降至正常，一般情况好转，胃纳改善，可看到舌苔由黑转黄，由黄变白转为正常，而疾病也恢复。《察舌辨证新法》说："舌上黑苔，有由白而黄，由黄而黑。"《临床验舌法》说："由白而黄，由黄而焦，而枯黑燥裂。"《辨舌指南》则曰："由白而黄，由黄而黑者，病日进；由黑而黄，由黄而白者，病日退。"可见舌苔变化的基本规律为：白⇆黄⇆黑。先生强调，临床上根据舌苔、舌质的颜色变化，对推测病情的轻重、病程的发展和预后，以及指导临床辨证论治等，均有较大的参考价值。

验案 2 患男，38 岁。1984 年 5 月 7 日以血栓闭塞性脉管炎（二期）入院。因右下肢间歇性跛行，发凉、麻木 2 年就诊。

现病史：病人于 1982 年 5 月，走路时感到右足掌胀麻不适，稍停步休息症状消失，出现间歇性跛行。8 月份，出现右内踝前下部肿胀，后渐消失。1983 年 5 月，右足背起发红痛性斑块，经 3~4 天后消退，但又复发，间断发作约 20 天消失。同年 7 月，右小腿内侧起发红痛性硬条状物，由内踝处向上延伸至膝内侧（大隐静脉），至 10 月份消退。同年 11 月，病人发现右足发凉、麻木，间歇性跛行加重，仅能走路 1~2 里（1 里 =0.5km），足不出汗，皮肤干燥，趾甲生长缓慢，遇寒冷，右足变苍黄色。其他肢体无不适。病人 15 岁起吸烟，25 支/日，忌烟半年。右足潮红色，发凉，皮肤趾甲干燥，右小腿大隐静脉显硬性索条状物，无炎症及压痛。足背、拇趾背汗毛尚存在。右下肢勃格征（+）。右足背动脉搏动微弱，胫后动脉搏动消失，腘动脉搏动弱。病人间歇性跛行，肢体疼痛、麻木，足部皮色潮红，动脉搏动消失，此为血脉闭阻，营卫不通，属血瘀型，以活血化瘀通络为主，内服活血通脉饮治疗，兼服通脉安，并应用丹参注射液静脉滴注。

按：此案患者首先出现右下肢间歇性跛行，然后在右内踝处、足背部起血栓性静脉炎斑块，接着侵犯右小腿内侧大隐静脉，由内踝部向上延伸至膝部，呈持续性间断发作，说明病情处于进展期，逐渐加重。最后才出现右足发凉、麻木、间歇性跛行加重，足变为苍黄色。辨证要点为肢体疼痛、麻木，间歇性跛行，动脉搏动消失，近期无明显肢体缺血加重，此为血瘀阻络证，以活血化瘀为主，方用活血通脉饮。

二、异病同治诊疗动脉硬化闭塞症

闭塞性动脉硬化（arteriosclerosis obliterans）是一种老年动脉粥样硬化性疾病，是全身性动脉疾病在肢体的局部表现，多发生于下肢，且常发冠心病、高血压、脑血栓和糖尿病，是常见的肢体动脉闭塞性疾病。近些年来，随着社会安定、人民生活改善和社会老年化，它的发病率有日益增多的趋势。此病虽可起病于青壮年，但绝大多数病人发病在50岁之后。男女平均年龄分别在60岁和65岁，比例为8∶2。闭塞性动脉硬化属中医学中的"脱疽"，在古典文献中多有记载。如《外科理例》记载的"脱疽"病例中，就有"……年逾五十亦患此，色紫黑，脚焮痛"。《外科正宗》描述的"脱疽"病例中，就有"妇人中年肥胖，生渴三载，右手食指麻痒月余……半指已变紫黑"。与其他"脱疽"相比，不仅在年龄上，而且在病因上也不相同。中医认为此病的发生，多由"平昔厚味膏粱，熏蒸脏腑，丹石补药"以及"消渴多饮"而引起。这些观点，对于认识闭塞性动脉硬化和糖尿病坏疽的发生起到很大作用。

尚德俊先生在中西医结合治疗血栓闭塞性脉管炎获得良好效果的基础上，根据中医学的血瘀证和"异病同治"的理论，用来治疗闭塞性动脉硬化也获得了相似的效果。

根据闭塞性动脉硬化的临床表现，亦属中医学"脉痹"和"脱疽"的范畴。动脉粥样硬化病变主要发生在下肢，上肢比较少见，闭塞性动脉硬化常累及肢体大、中型动脉，发生肢体动脉高位狭窄和闭塞，动脉粥样硬化病变广泛，常引起肢体严重缺血和坏疽，甚至发生广泛坏疽，更甚者整个肢体坏死、脱落。先生临证时，首先明确该病诊断和分期分级，再根据临床证候明确辨证分型，施行以辨证论治为主的中西医结合整体治疗。

1. 辨证分型及治疗 目前闭塞性动脉硬化的中医辨证分型尚未统一，尚德俊先生以中医理论和临床分期，结合实践经验，提出中医辨证分型及治疗方法。

（1）阴寒型：肢体明显发凉，冰冷，呈苍白色，舌苔薄白质淡，脉弦细或沉迟。为寒凝血瘀，宜温通活血，内服阳和汤加味：熟地黄、鸡血藤各30g，党参、当归、干姜、赤芍、怀牛膝各15g，肉桂、白芥子、熟附子、炙甘草、鹿角霜（冲服）各10g，地龙12g，麻黄6g。

（2）气虚血瘀型：肢体发凉怕冷，麻木，疼痛，肢端或肢体有瘀斑，或呈紫红色，舌有瘀点或舌质绛，脉弦涩。为气虚血瘀，宜益气活血通络，内服丹参通脉汤：丹参、赤芍、当归、鸡血藤、桑寄生各30g，黄芪、郁金、川芎、川牛膝各15g。方中赤芍、黄芪益气活血化瘀为君药，丹参、当归、桑寄生、鸡血藤活血祛瘀通络为臣药，郁金、川芎行气活血止痛为佐药，川牛膝引药下行通络为使药。

（3）湿热型：肢体轻度坏疽，红肿疼痛，舌苔白腻或黄腻，脉滑数或弦数。为寒凝郁久化热初期阶段，湿热蕴结，宜清热利湿、活血化瘀，内服四妙勇安汤加味：金银花、玄参各30g，当归、赤芍、川牛膝各15g，黄柏、黄芩、栀子、连翘、苍术、防己、紫草、生甘草各10g，红花、木通各6g。

2. 分型辨治详解 由于闭塞性动脉硬化是全身动脉粥样硬化在肢体局部的表现，因此，先生认为在临床上患者除了有肢体慢性缺血的症状与体征外，尚有全身动脉硬化的各种特殊表现，特别要注意有无心脑血管疾病。临床诊断时应根据发病年龄，详细询问病史，认真全面进行体格检查，并作血常规、尿常规及血糖检验，必要时再结合某些特殊检测，然后进行综合分析，则不难做出明确诊断。根据临床证候明确辨证分型，施行以辨证论治为主的中西医结合整体治疗。

（1）气虚血瘀证辨治

1）辨证思路：闭塞性动脉硬化，主要病因病机为年老体衰，气虚不充，气血运行不畅，经脉痹阻，阳气不达四末，失于濡养而成脉痹之证。表现为全身乏力，活动时气喘、出虚汗，肢体发凉、怕冷，麻木，疼痛，肢体持续性固定性疼痛，肢端、小腿、股部出现瘀斑、瘀点，手部或足部呈紫红色、青紫色，瘀肿；间歇性跛行，疼痛加重。舌有瘀点、瘀斑，或舌质红绛、紫黯；脉象弦涩或沉细。此型多属二期闭塞性动脉硬化，个别严重者肢体缺血、缺氧，可能发生肢体局部坏疽。

2）治则治法：益气活血，化瘀通络。

闭塞性动脉硬化患者多为中老年人，表现为瘀阻而体弱气虚（气虚血瘀），先生将活血法与补气法配合应用，以补其不足，攻其瘀滞，攻补兼施，目的在于消除瘀阻，流通血脉，调和气血。《景岳全书》认为"气虚而血滞"，"气弱而不行者"，应重视调气、益气。活血法与补气法联合应用，使元气健旺，增强改善血液循环，扩张周围血管，改善机体免疫功能，可以提高活血化瘀法的疗效，能够消瘀血而不伤正气。

【验案举隅】

患男，61岁。因右手发凉、怕冷、发绀10年。因闭塞性动脉硬化于2005年11月24日来院治疗。

初诊：患者10年前开始右手指发凉，怕冷，发绀，冬季症状加重。5年前右足也有发凉、怕冷表现。1月前双手发凉、怕冷加重，右手指发绀，麻木不适。双足发凉，行走200米后出现间歇性跛行。证见右手指发绀，冰凉，两侧桡动脉搏动消失；双足皮温低，皮肤干燥，汗毛脱失，胫后动脉搏动减弱。舌质红绛，苔白，无脉。

此为年老体衰，气虚血运无力，脉络不畅，阳气不达四末而发为本病。治以益气活血化瘀法，方用丹参通脉汤治之。药用丹参、赤芍、黄芪、桑寄生、当归、鸡血藤各30g，郁金、川芎、川牛膝各15g。水煎服，日1剂。同时应用通脉安片、通塞脉片。

复诊：证见右手仍凉，手指已现红色。两手桡动脉搏动消失；双足皮温仍低，皮肤干燥，汗毛稀疏，胫后动脉搏动减弱。舌质红绛，苔白，无脉。诸证为气血来复，脉络渐通之象。治以益气活血化瘀法，方用丹参通脉汤加减治之。水煎服，日1剂。中药渣煎汤温洗患肢。同时继用通脉安片，治疗3月而愈。

按：本案初诊诸证属气虚血瘀之证，治以益气活血化瘀法，先生以丹参通脉汤治之。同时应用通脉安片，以增强活血化瘀之力。复诊证候明显减轻，诸症渐除，效不更方，继续服用，以善其后。

（2）阴寒证辨治

1）辨证思路：该病主要病机为年老体衰，气虚不充，气血运行不畅，复感寒邪，寒凝血瘀，脉络不畅，阳气不达四末，失于濡养，终成本病。此为寒邪过盛，寒凝血瘀，经络阻塞，病人呈现一派阴寒证。此类病人患肢特别怕冷，冰凉，局部皮肤呈苍白或潮红色。也有病人为恢复阶段创口愈合期，而寒凝不易消退，患肢仍发凉怕冷，舌质淡，舌苔薄白，脉象沉细或迟。先生认为本证以患肢特别怕冷、皮色苍白为突出特点,而肢体无明显疼痛。

2)治则治法:温经散寒、活血通络。

3)处方用药:《黄帝内经》指出:"寒独留,则血凝泣,凝则脉不通……""血气者,喜温而恶寒,寒则泣不能流,温则消而去之。"先生认为血宜温,温则通,寒则凝。"血脉凝泣",寒凝血瘀,主要表现为患肢发凉怕冷,遇寒则症状加重,或引起发作,或肢体疼痛加重(寒痛),宜用温通活血法,应用阳和汤加味治之。

【验案举隅】

患女,59岁。因双足发凉、麻木15年就诊,诊断闭塞性动脉硬化后住院治疗。

初诊:患者15年前开始双足发凉,怕冷,近来双足发凉、怕冷加重,麻木不适,以左足为甚,尤以拇趾麻木明显。证见双足皮色苍黄,皮肤干燥,汗毛稀疏,皮温低,双足背动脉、右胫后动脉搏动减弱,左胫后动脉搏动消失。舌质红绛,苔白,脉弦涩。

此为年老体衰,气虚血运无力,加之寒邪凝滞,脉络不畅,阳气不达四末,失于濡养而发为本病,呈现一派寒凉之象。先生临证治以温通活血法,方用阳和汤加味:熟地黄、炙黄芪、鸡血藤各30g,党参、当归、干姜、赤芍、怀牛膝各15g,肉桂、白芥子、熟附子、炙甘草、鹿角霜(冲服)各10g,地龙12g,麻黄6g。水煎服,日1剂。方中熟地黄、炙黄芪补阴益气助阳为主药,鹿角霜、肉桂、干姜、附子、鸡血藤、怀牛膝温阳散寒,通络止痛为臣药,白芥子、党参、当归、地龙、麻黄、赤芍温经通络活血为佐药,甘草解毒调和诸药为使药。

同时应用通脉安、四虫片,配合应用温脉通洗药,煎汤趁热外洗患肢,内外合治以提高疗效。

二诊:证见双足皮温较前升高,发凉减轻,麻木基本缓解。舌质红,苔白,脉弦涩。此为寒邪驱除,气血来复,脉络复通之象。效不更方,仍治以温通活血法,方用阳和汤加味。水煎服,日1剂。同时应用通脉安、四虫片,并配合温脉通洗药,煎汤趁热外洗患肢。

三诊：证见双足疼痛减轻，麻木仍未完全缓解。舌质红，苔白，脉弦涩。此为气血来复，脉络渐通之象。效不更方，仍治以温通活血法，方用阳和汤加味。水煎服，日1剂。同时应用通脉安、四虫片，并配合温脉通洗药，煎汤趁热外洗患肢。治疗5个月病症缓解。

按：本案初诊诸证乃属气虚血瘀，寒邪凝滞之证，治以温通活血法，尚德俊先生方用阳和汤加味治之。同时应用中成药，并配合中药温脉通洗药外洗，内外兼治，温通经脉，活血化瘀，取得疗效。

（3）湿热证辨治

1）辨证思路：先生临证认为此证属气血凝滞，经脉瘀阻，瘀久化热的初期阶段，临床表现为轻度肢体坏疽感染，局部发红、肿胀、疼痛，或是肢体大片瘀斑感染（急性瘀血炎症），皮肤紫红，疼痛。或是肢端感染，肢体局部红肿、灼痛或是剧痛，伴有间断发热或是持续低热，舌苔白腻或黄腻，舌质红绛；脉象滑数或弦数。此型多属三期（坏死期）1级闭塞性动脉硬化，发生轻度肢体坏疽感染，或肢体瘀斑继发感染等。

2）治则治法：清热利湿、活血化瘀（清热活血法）。

3）处方用药：先生认为，闭塞性动脉硬化湿热下注证是肢体血液循环障碍，气血凝滞，经脉瘀阻，瘀滞久而化热，在肢体缺血、瘀血的基础上，肢体发生轻度坏疽继发感染，灼热疼痛，宜清热活血法治疗，用四妙勇安汤加味治之。能够有效地消除组织炎症，改善血液循环，控制坏疽感染。

【验案举隅】

患男，53岁。因右手指发凉，怕冷，疼痛4个月就诊。

初诊：病人寒冻及生气后右手指变白色、紫色，4天前第2指末端破溃，疼痛剧烈，夜间尤甚，不能安睡。舌质紫黯，苔薄黄，脉弦涩。右手第2指潮红色，汗毛脱落，皮温低，指端有约0.5cm×0.5cm溃疡面，无明显渗液，触之痛甚。右手尺、桡动脉搏动消失，左手尺、桡动脉搏动减弱。肱动脉搏动尚好。双足背动脉搏动消失。西医诊断：闭

> 塞性动脉硬化。此为血瘀日久，瘀热化毒，属瘀血重证。治法：清热利湿，活血化瘀。方用四妙勇安汤加味，处方：金银花、玄参各30g，当归、赤芍、牛膝各15g，黄柏、黄芩、栀子、连翘、苍术、防己、紫草、生甘草各10g，红花、木通各6g。水煎服，日1剂。同时服用四虫片、通脉安。
>
> 复诊：左手第2指疼痛减轻，溃疡渗出液少，舌紫黯、苔薄黄，脉弦涩。之后继用以上方案，治疗1月而愈。

按：闭塞性动脉硬化并发溃疡（瘀血重症），应用清热活血法，内服四妙勇安汤加味，配合应用虫类药物四虫片等治疗，以祛瘀通络、解痉止痛，改善肢体血液循环，促进肢体侧支循环建立，取得疗效。

3. **辨治特色** 尚德俊先生治病采用整体辨证论治与药物静脉滴注相结合，活血化瘀法与莨菪药物疗法相结合，内治疗法与外治疗法相结合，活血化瘀疗法贯穿治疗始终的临床思辨特点。先生中西医结合的理念主要强调既要明确西医学的诊断和分期，又要充分发挥中医辨证的精华，辨别发病过程中不同阶段的病理变化特点，把西医学诊断与中医学的辨证相结合——病证合参。西医学诊断和中医辨证相结合，可以取长补短，更明确疾病的发病原因、部位和性质，了解疾病发生的全部过程，既有整体观念、动态观念，又不忽视局部变化，充实了诊断的完整性和治疗的全面性。病变早期或是病变较轻，病人患肢可以没有症状和体征，无证可辨，但是通过化验和仪器检查可以发现血液学和血流动力学的异常，这样就可以结合整体辨证。当病情发展到严重结局，如严重肢体动脉高位闭塞、严重肢体缺血、严重肢体坏疽及出现严重并发症，治疗非常困难。整体辨证和局部辨证相结合，整体辨证是运用中医四诊方法，分析病人全身状况得到的中医辨证分型；局部辨证是根据病变患肢表现的症状、皮肤的颜色和温度，患肢溃疡部位脓液的颜色、质地，肉芽等情况，按照传统中医外科理论进行辨证而得到的临床证型。

对闭塞性动脉硬化患者，尚德俊先生认为在临床上应重点关注以下情况：

（1）发病年龄大多数为中老年（45岁以上）；

（2）常有高血压、糖尿病、高脂血症、偏瘫和冠心病等既往病史；

（3）多数患者发病表现为缓慢起病，出现下肢发凉、麻木、间歇性跛行等症状，逐渐加重，病程较长；

（4）有肢体缺血性疼痛，肢体动脉搏动减弱或消失，肢端组织营养障碍，皮色、皮温改变，以及发生溃疡、坏疽等特点。大动脉区（如颈动脉、腹主动脉、股动脉等）可闻及血管杂音；

（5）实验室检查常有胆固醇、甘油三酯增高/低密度脂蛋白、极低密度脂蛋白增高，而高密度脂蛋白降低。血液流变学、血液凝固性检测有异常；

（6）超声多普勒血管检测、肢体光电容积、磁共振成像等检查，对诊断、鉴别诊断和判断病情具有一定价值。

三、清热解毒活血化瘀法施治糖尿病肢体动脉闭塞症

糖尿病肢体动脉闭塞症，是除心脑血管、肾血管和视网膜血管病变之外的，肢体大、中、小动脉粥样硬化和微血管病变，并伴有周围神经病变，可引发肢体缺血、缺氧，甚至坏疽、感染等病变，从而失去正常的活动能力。糖尿病肢体动脉闭塞症是糖尿病最常见的慢性并发症之一，也是糖尿病患者致残、致死的主要原因之一，对人类健康危害极大。

尚德俊先生临证首先明确该病的临床诊断、病变分期，再根据临床病变类型和证候特点辨证分型，以辨证论治为主进行中西医结合整体治疗。

1. 诊病要点 患者多有糖尿病史，或无明显糖尿病史，但有关糖尿病检查指标阳性，病程较长，年龄较大。并发血管病变者，起病多缓慢，大多数患者糖尿病病程在5年以上，年龄一般在50岁以上。临床特点主要是：

（1）四肢发病，下肢病变重，上肢病变轻；

（2）常以对称性双下肢病变为主，肢体大血管、微血管同时受累；

（3）发病缓慢，肢体缺血逐渐加重，发生溃疡或坏疽，常继发感染而呈湿性坏疽；

（4）同时还可有心、脑血管、肾和视网膜微血管病变，以及周围神经病变表现。根据肢体动脉阻塞与微血管病变的偏重、主次不同，坏疽的性质、程度也不同，临床上可以分为不同类型。尤其应注意不典型的糖尿病患者。

2. 辨证思路 尚德俊先生认为，该病主要病机是消渴病日久不愈，气阴两虚，阴亏日甚，阴损及阳，致阳气不达；或因毒邪外袭，凝滞血脉，气血不畅，脉道不充，经脉瘀阻，而出现各种并发症，因此，并发症多见于消渴病后期。

经脉瘀阻，则四末失于温煦濡养，故有肢体发凉、怕冷、麻木、疼痛等证。若寒凝郁久化火生热，再有脾胃受损，健运失司，湿热内生，火热与痰湿相结，下注于肢体，可见肢端红肿溃烂，甚者变黑坏死成为"脱疽"之证。若复感邪

毒，热毒炽盛，毒火攻心，则证属凶险；若迁延日久，气阴大亏，气虚无力推动血运，脉道失充，肢体失于濡养，可致脱疽久不收口，新肉不生，缠绵难愈；若生变证，则病情更加深重，甚至危及生命。

所以，先生认为，该病乃是因虚致实，病久又转虚，本虚标实，虚实夹杂，错综复杂，本虚以阴阳气血不足为主，标实以瘀血、湿热、火毒为主，病机关键为瘀阻经脉，血行不畅而导致本病的发生。本病的主症是肢端红肿疼痛，或有溃疡继发感染。

3. 治则治法　本病治宜清热利湿、活血化瘀之法。先生提出本病的中西医结合治疗原则：

（1）积极有效地控制糖尿病；

（2）控制糖尿病血管病变的发展，抗凝、促纤溶和扩张周围血管，改善血液循环，防止发生肢体溃烂；

（3）控制肢体坏疽感染，使用抗生素和支持疗法，促进创口愈合。

4. 处方用药　糖尿病肢体动脉闭塞症，多属本虚标实，虚实夹杂之证，急则治其标，以祛邪实为主。患者如肢体发生溃烂继发感染，表现为不同程度的发红、肿胀、疼痛等瘀热证，应清热利湿与活血化瘀法配合应用，方用四妙勇安汤加味。

【验案举隅】

患女，75岁。因右足反复破溃2年，红肿、疼痛半月就诊，因糖尿病肢体动脉闭塞症住院治疗。

初诊：患者有糖尿病史20余年，间断服药物治疗。2年前，患者右足第1跖趾关节内侧出现破溃，有少许渗液，未经系统治疗。双足底麻木，右足红肿、疼痛，伴发热，口渴，多饮，尿频，纳眠可，大便干。证见双下肢肌肉萎缩，双小腿肌肤甲错，色呈淡褐色。双足色苍白，皮肤光薄，趾甲增厚无光泽。右足背红肿，足底第1趾间糜烂，足底第2跖趾关节下方有一脓肿，约3cm×2cm大小。右侧股动脉以下动脉搏动减弱，左侧腘动脉以下动脉搏动减弱。舌红绛，苔黄，脉弦。实验室检验示纤维蛋白原：5.15g/L，血糖：14.17mmol/L，甘油三酯：2.42mmol/L。

此为久病耗伤气血,气血运行不畅,血瘀脉络,日久化生毒热,热盛肉腐,发为本病。治以清热利湿,活血化瘀,方用四妙勇安汤加味治之。药用金银花、玄参各30g,当归、赤芍、牛膝各15g,黄柏、黄芩、栀子、连翘、苍术、防己、紫草、生甘草各10g,红花、木通各6g。6剂。水煎服,日1剂。

同时应用丹参注射液静脉滴注,以活血通经。应用抗生素控制感染,使用胰岛素以控制血糖。脓肿处以尖刀挑开排脓,疮面以庆大霉素纱布湿敷换药。

二诊:经上治疗后右足背红肿及疼痛明显减轻,第1趾间糜烂处已结痂,第2跖趾关节处溃疡脓液减少,肌腱裸露。大便干,尿频,舌黯红,苔薄黄,脉沉。诸证仍为湿热下注之象,继服四妙勇安汤加味。疮面以大黄油纱布换药。应用抗生素控制感染,使用胰岛素以控制血糖。

三诊:经上治疗后右足背红肿及疼痛消退,第1趾间糜烂处已愈合,第2跖趾关节处溃疡肉芽生长,色泽鲜红。纳眠可,二便调,舌黯红,苔薄白,脉弦。诸证为血瘀之象,服丹参通脉汤(组成:丹参、赤芍、黄芪、桑寄生、当归、鸡血藤各30g,郁金、川芎、川牛膝各15g)加金银花30g,蒲公英30g。疮面应用生肌玉红油纱布换药。使用胰岛素以控制血糖。

按:该案初诊属于湿热下注之证,治以清热利湿,活血化瘀,先生选择四妙勇安汤加味,及时切开排脓,清洁换药,同时应用丹参注射液静脉滴注,以增强活血化瘀之力,配合应用抗生素、胰岛素控制感染和血糖;次诊根据疮面情况局部应用大黄油纱布换药;三诊见脓腐已净,改用生肌玉红油纱布换药,中药改服丹参通脉汤益气活血,尚老重视局部处理,以清洁换药为主,避免使用刺激性和腐蚀性药物,以中西医结合治疗,保存患者肢体。此为先生外科血瘀证异病同治临床思辨特点的典型体现。

四、补肾活血法治疗糖尿病合并下肢神经和血管病变及糖尿病足

糖尿病是常见的内分泌代谢疾病,由于胰岛素分泌不足或缺乏,引起糖、蛋白质、脂肪代谢紊乱,发生高血糖、高脂血症、血小板聚集性增高,患者血液

高凝状态，而导致一系列血管病变——动脉粥样硬化，发病早，病情严重。糖尿病血管病变，主要是指糖尿病患者除心脑血管、肾血管和视网膜病变之外，并发肢体血管病变、周围神经病变。糖尿病患者下肢的中小血管及微循环障碍、周围神经病变或并发感染所致的足部坏疽或感染称糖尿病足。糖尿病常发生肢体大中小型动脉粥样硬化和微血管病变、微血管基底膜增厚和动脉内皮细胞损伤、粥样斑块形成、血栓形成，使血管狭窄和闭塞，引起血液循环和微循环障碍，组织缺血、缺氧，甚至发生肢体坏疽。糖尿病患者并发高血压时可促进和加重动脉粥样硬化病变。近年来我国人民饮食结构变化和生活水平提高，糖尿病发病率增高，糖尿病并发肢体血管病变的诊治日益受到重视。

1. 糖尿病血管神经病变的临床特点　糖尿病血管病变在肢体的表现，主要为肢体缺血、神经病变和感染三个方面。临床特点是：

（1）四肢发病，下肢病变重，上肢病变轻；

（2）表现常以对称性双下肢病变为主，肢体大血管，以及周围神经，尤其是微血管同时受累；

（3）发病缓慢，肢体缺血逐渐加重（慢性瘀血症），发生溃疡或坏疽，常继发感染（湿性坏疽）。

尚德俊先生对糖尿病下肢血管神经病变辨证分型主要分为以下4型：①阴寒型。肢体明显发凉，冰凉，呈苍白色，遇冷则症状加重；脉沉迟。应温通活血，内服阳和汤加味、当归四逆汤加减，兼服通脉安。②气虚血瘀型。肢体发凉怕冷，疼痛，肢端、小腿有瘀斑，或足呈紫红色、青紫色；舌有瘀斑或舌质绛，脉弦涩。应活血化瘀，内服丹参通脉汤、活血通脉饮，兼服舒脉酒。③湿热下注型。轻度肢体坏疽感染，发红、肿胀、疼痛，有低热；舌苔白腻或黄腻，脉滑数。应清热利湿、活血化瘀，内服四妙勇安汤加味，兼服西黄丸。④脾肾阳虚型。肢体发凉、乏力，全身畏寒怕冷，腰膝酸软，胃纳减退；舌质淡，脉沉细。应温肾健脾、活血散寒，内服补肾活血汤。

2. 补肾活血法的提出　尚德俊先生善于发现问题，善于实践，把临床治疗赋予研究的内涵。先生发现，糖尿病合并下肢神经和闭塞性动脉硬化部分病人有肾虚的表现，结合中医传统理论，肾藏先天之精，主骨，生髓，为先天之本的认识，在运用活血化瘀疗法治疗外科疾病多年临床实践经验的基础上，受到启发，把补肾填精（滋补肾阴、温补肾阳）和活血化瘀疗法结合应用，1965年提出了补肾活血法的临床治疗方法，并付诸临床实践中，作为活血化瘀疗法一种治法，丰富了周围血管疾病的治疗方法，在临床上应用于治疗这种类型的病人，取得较好的疗效，发展了中医理论和中医治法。

补肾活血汤，最早见于《伤科大成》，组成药物为：熟地黄 9g，杜仲 3g，枸杞子 3g，补骨脂 9g，菟丝子 10g，当归尾 3g，没药 3g，吴茱萸 3g，红花 1.5g，独活 3g，肉苁蓉 3g，主治肾受外伤，两耳立聋，额黑，面浮白光，常如哭状，肿如弓形。补肾活血法是一种新兴的中医防病、治病的基本法则，经 30 多年的临床证实，在几十个学科 200 多种疾病中得到广泛应用，并取得良好的疗效。

先生充分利用现代技术，积极开展临床血瘀证和补肾活血法的研究，并对这一治法进行了充实和完善。

3. **补肾活血法的应用**　尚德俊先生将补肾活血法用于糖尿病血管病变，开拓了中药治疗的思路。糖尿病血管病变病人辨证属脾肾阳虚型者，主要表现有：肢体发凉、麻木，全下肢的广泛性疼痛、有明显乏力，行动困难，肢体僵硬，言语不利或是低微，患足皮色青紫或苍白，全身畏寒怕冷，腰膝酸软，胃纳减退，小便不利或有频数，舌质青黯，舌苔白或是少苔，脉沉细弱。为先天不足，久病不愈，多有身体虚弱，五脏虚损，气血津液耗伤，肾阴阳俱亏。应补肾温脾、益精活血，应用"补肾活血汤"治疗，效果显著。处方组成：熟地黄 30g，续断、怀牛膝、桑寄生、鸡血藤、山药、仙灵脾、补骨脂、茯苓各 15g，当归、川芎、威灵仙、丹参、赤芍各 12g，白术 10g。

分析补肾活血汤方义，主要由四物汤、四君子汤、六味地黄汤、当归芍药散，加上补益肝肾药物仙灵脾、补骨脂、桑寄生、川续断，以及活血化瘀药物，怀牛膝、鸡血藤、威灵仙、丹参组成。主症主要有：肢冷畏寒怕冷，肢体疼痛或是全身疼痛，肢体麻木，肢体乏力，行动不利，言语不利，小便不利，肢体震颤，下肢浮肿，舌质青黯。

【验案举隅】

患男，72 岁，因四肢发凉、怕冷、麻木、疼痛 20 年，于 2005 年 12 月 1 日就诊。

初诊：病初病人四肢麻木、怕冷，逐渐加重，并出现双足发凉、疼痛，近 10 年下肢间歇性跛行，行走 50 米后，小腿胀痛，双下肢乏力，酸软，双足底麻木疼痛，活动有困难。糖尿病病史 20 年。血压偏高，近期血糖 6.8mmol/L。查体：双足皮肤干燥、肌肉萎缩，趾甲增厚，双足凉，两足背动脉，胫后动脉未触及，双腘动脉搏动减弱。舌质红绛，苔薄白，脉细涩。此为脉络瘀阻，肾气不充，脾肾两虚证候，西医诊断为糖尿病并发血管病变，周围神经病变。当治以温肾健脾，活血通络之法，方用补肾活血汤。水煎服，日1剂。

复诊：2005年12月15日，用药12剂后双下肢麻木、疼痛减轻，较前下肢有力气，舌红绛苔白，脉弦涩。原方继用，14剂。

按：补肾活血汤，是尚德俊先生根据中医学肾主骨和瘀血证的理论所创用，由补肾药物和活血化瘀药物所组成，主要用于治疗增生性骨关节炎，以及闭塞性动脉粥样硬化、脑梗死等。具有强壮身体，补肾健脾，活血止痛作用。经治疗，骨关节疼痛明显减轻或消失，恢复活动功能。补肾活血汤与四虫片结合应用，能增强活血止痛作用。治疗糖尿病并发肢体动脉闭塞症、周围神经炎也有显著效果。补肾活血法，将补肾法与活血法有机结合，通过补肾促进活血，应用活血加强补肾，二者相互协同。

五、活血化瘀法治疗下肢静脉疾病

慢性下肢静脉血瘀证是指下肢静脉回流障碍性疾病（深静脉血栓形成等）和静脉倒流性疾病（下肢静脉曲张、下肢深静脉瓣膜功能不全等），发病缓慢，由于静脉高压，可导致下肢广泛性瘀血肿胀，胀痛，浅静脉怒张和曲张。

下肢静脉瘀血性溃疡：下肢静脉曲张、下肢深静脉血栓形成等疾病到后期，由于下肢静脉高压，患肢处于瘀血状态，缺氧，发生皮肤营养障碍改变，轻微外伤，容易发生下肢静脉瘀血性溃疡，常位于小腿下1/3内侧和外侧，为其临床特点。

下肢静脉瘀血综合征：下肢静脉回流障碍性疾病和静脉倒流性疾病，如果未能得到有效治疗，由于静脉压增高，组织缺氧，最终出现下肢静脉瘀血综合征，使患肢处于病废状态。

主要临床表现有：①下肢广泛性瘀血肿胀，并发淋巴水肿，最后形成象皮肿（慢性瘀血重症）；②下肢浅静脉怒张和曲张；③下肢瘀血性皮炎；④下肢皮肤色素沉着，呈现棕褐色，皮肤、皮下组织纤维性硬化，如"皮革"状（瘀结）；⑤下肢慢性瘀血性溃疡，由于下肢处于瘀血状态，发生慢性瘀血性溃疡，经久不易愈合。

1. **血栓性静脉炎** 血栓性静脉炎是临床外科常见的疾病，表现为沿着肢体的浅静脉出现发红、疼痛、肿胀、灼热，常可摸到结节或硬索状物，有明显压痛，有时伴有患肢肿胀，可有发热等全身症状。

此病属于中医学"脉痹""恶脉""腨病"等范畴。由于局部损伤、感染和静脉瘀血等，发生浅静脉炎症变化，血栓形成。为湿热蕴结，瘀血留滞脉络所致。《肘后备急方》谓"恶脉病，身中忽有赤络脉，起如蚓状"，是"其血瘀所作"。《备急千金要方》指出："凡痛病喜发四肢，其状赤脉起如编绳，急痛壮热，其发于脚。喜从腨至踝，亦如编绳……"

尚德俊先生以清热利湿、活血化瘀、通络散结为主要治疗法则论治，主要分2型辨治。

（1）湿热型：肢体血栓性静脉炎，应清热利湿、活血化瘀，内服四妙勇安汤加味、茵陈赤小豆汤加减。

（2）瘀结型：慢性炎症期，遗留硬结节和硬性索条状物，应活血化瘀、通络散结，内服活血通脉饮、舒脉汤、丹参通脉汤。同时兼服四虫片、活血通脉片、活血祛瘀片。

药物静脉滴注疗法：应用丹参注射液静脉滴注，促进炎症吸收消散。

外治疗法：应用硝矾洗药、活血消肿洗药熏洗患处，或外涂马黄酊。

2. 原发性下肢静脉瓣膜功能不全 原发性下肢静脉瓣膜功能不全，包括原发性下肢浅静脉瓣膜功能不全（下肢静脉曲张）和原发性下肢深静脉瓣膜功能不全，两者病理改变相同，往往同时并存，同属于下肢静脉血液倒流性疾病，是临床外科常见的疾病。属于中医学"瘀血""臁疮"等范围。由于下肢深静脉、浅静脉和交通支静脉瓣膜关闭不全，瓣膜松弛、脱垂，以及长期从事站立性工作和重体力劳动，损伤静脉瓣膜，使静脉血液由近侧向远侧倒流，由深静脉倒流入浅静脉，引起下肢静脉瘀血和高压状态，而使下肢静脉曲张。多发生在男性青年、中年人。发病隐匿，缓慢加重。病人常感到小腿沉重、胀痛、疲累，站立过久小腿、足踝部可出现浮肿。在下肢前内侧（大隐静脉）和小腿后外侧（小隐静脉）有明显静脉曲张、隆起、弯曲，严重时呈扭曲或团块状。临床症状的轻重与下肢静脉曲张的程度并无关系。当日间站立劳作和行走过多，至午后或晚间则症状加重，出现踝部和小腿浮肿，卧床休息后可使症状减轻和浮肿消失。由于下肢静脉瘀血，常并发血栓性静脉炎。最后往往出现皮肤营养障碍性改变，如萎缩、干燥、脱屑、色素沉着和纤维性硬化，多见于小腿下端皮肤。由于并发湿疹样皮炎，病人感到发痒，搔抓后可引起小腿溃疡，经久不易愈合。还可发生曲张静脉破裂出血。

尚德俊先生认为，此病多由气血瘀滞、脉络瘀阻所致。以活血化瘀、清热利水为主，主要分两型辨治。

（1）血瘀型：可见下肢静脉曲张，胀痛，皮肤黯褐色，纤维硬化，慢性炎症肿块，舌质红绛。应活血化瘀、通络散结，内服活血通脉饮、舒脉汤、丹参通脉汤，兼服大黄䗪虫丸。

（2）湿热型：继发血栓性静脉炎，急性炎症或溃疡感染，可见红肿热痛，伴有发热等全身反应，舌苔黄腻。应清热利湿、活血化瘀，内服四妙勇安汤加味，兼服西黄丸。

外治疗法：继发下肢感染者，用解毒散瘀洗药、硝矾洗药熏洗患肢，外涂黄马酊。下肢皮肤色素沉着纤维硬化，或慢性炎症，用活血消肿洗药熏洗患肢，具有活血消肿、软化组织作用。并发湿疹样皮炎，用燥湿洗药熏洗患肢。

【验案举隅】

患男，34岁。因右下肢青筋突起、胀痛、肿胀7年，小腿皮肤变色5年就诊，诊断为下肢静脉曲张并发瘀血性皮炎，于2006年5月18日于我院住院治疗。患者曾2次发生小腿溃疡。

初诊：证见右下肢浅静脉曲张，右小腿广泛性色素沉着，皮肤硬化。舌质红绛，苔黄，脉弦涩。

临床诊断为下肢静脉曲张并发瘀血性皮炎，属中医学筋瘤病，治以清热解毒，活血化瘀，方用活血通脉饮，并口服活血通脉片，燥湿洗药外洗，此为瘀血重症。药用丹参、金银花各30g，赤芍、土茯苓各60g，当归、川芎各15g，方中赤芍、土茯苓活血通络，利湿散结为主药，丹参、金银花清热活血，解毒消肿为臣药，当归、川芎活血行气，化瘀通络为佐使药。水煎服，20剂，日1剂。

同时应用活血通脉片，每次10片，每日3次，以活血化瘀，通脉止痛。燥湿洗药，药用白鲜皮、马齿苋、苦参各30g，黄柏、苍术各15g。水煎外洗，以清热燥湿。方中苦参、白鲜皮祛风燥湿止痒为主药，马齿苋清热解毒为臣药，苍术燥湿止痒为辅药，黄柏清热燥湿为佐药。嘱咐患者注意保护患肢，不要搔抓患处，抬高患肢。

二诊：2006年06月8日，经上述治疗后右小腿瘀肿、色素沉着减轻，舌质红绛，苔黄腻，脉弦。诸证仍为血瘀之象，活血通脉饮继服。活血通脉片，每次10片，每日3次；燥湿洗药，水煎外洗，以清热燥湿、活血化瘀。

三诊：2006年06月22日，经上述治疗后右小腿瘀肿、色素沉着基本缓解，局部皮肤转红润。舌质红绛，苔黄，脉沉。诸证仍为血瘀之象，活血通脉饮继服。活血通脉片，每次10片，每日3次；燥湿洗药，水煎外洗，以清热燥湿、活血化瘀。

按：下肢静脉曲张并发瘀血性皮炎，属中医学筋瘤病范畴，主要病因病机为瘀血留滞络脉所致。该案为下肢静脉曲张的并发症瘀血性皮炎，属于血瘀重症，治以活血祛瘀，应用尚德俊先生所创"活血通脉饮"，同时应用活血通脉片，以活血化瘀，通脉止痛。燥湿洗药外洗以清热燥湿，取得临床显著好转之效。体现了先生对外科血瘀证辨病与辨证相结合，内服与外治相结合，活血化瘀疗法贯穿治疗始终的临床思辨特点。

六、内治外治相结合治疗下肢深静脉血栓形成

下肢深静脉血栓形成是深静脉阻塞性、回流障碍性疾病，属于中医学"脉痹""肿胀""瘀血流注"等范围。深静脉血栓形成的三大原因是：①静脉血流瘀滞；②血液高凝状态；③静脉损伤。外伤、手术后、妇女分娩后长期卧床休息，均可使静脉内膜损伤，血液凝固性增高，血流缓慢、瘀滞，而发生静脉血栓形成。为湿热流注，气血瘀结，瘀阻血脉所致。急性下肢静脉血瘀证指的是急性下肢深静脉血栓形成，发病急骤，突然发生严重下肢广泛性瘀血肿胀，剧烈胀痛，低热，浅静脉怒张和皮肤毛细血管扩张呈网络状。严重者，由于肢体动脉痉挛，出现下肢血液循环障碍，发生股青肿（股蓝肿），又可称为急性瘀血重症。在发病7天以内，中西医结合辨证论治（清热活血法），和溶栓疗法相结合，可以取得显著疗效。发病半月之后病机为肢体瘀血，血脉阻塞，瘀湿蕴结。可见肢体广泛性肿胀，轻度胀痛、沉重，浅静脉曲张和皮肤微血管扩张；不发热。舌质红绛或有瘀斑，舌苔白腻，脉沉涩。本证为典型血瘀证表现，以下肢胀痛、皮色黯红、浅静脉扩张为特点，属于下肢深静脉血栓形成亚急性期或是慢性期，此类患者以血脉瘀滞为主，应用丹参活血汤、活血通脉饮。

1. 辨治思路 尚德俊先生通过临床实践，中西医结合辨病与辨证相结合，总结下肢深静脉血栓形成的辨证论治经验。20世纪80年代，中西医结合治疗下肢深静脉血栓形成，从宏观辨证进入微观辨证，宏观辨证与微观辨证相结合，不

断加深对疾病的认识，积累了丰富的临床经验，根据文献下肢深静脉血栓形成的临床辨证论治主要有三种情况：

（1）某方剂为主，根据临床证候变化，随证加减治疗；

（2）以西医学分期为基础，结合中医学理论进行辨证论治；

（3）根据中医学理论，指导临床辨证论治。

由于下肢深静脉血栓形成是血瘀证疾病，均可应用中西医结合辨证论治活血化瘀疗法，并能取得显著疗效。下肢深静脉血栓形成的治疗效果，取决于能否早期中西医结合治疗。

2. **分型论治** 尚德俊先生把本病主要分为2个临床类型：

（1）湿热下注型：急性静脉血瘀证。发病早期，处于深静脉炎阶段，发热，胀痛，肿胀，舌苔白腻或黄腻。应清热利湿、活血化瘀，内服四妙勇安汤加味，抵当汤加味，兼服西黄丸、四虫片。

（2）血瘀湿重型：慢性静脉血瘀证。深静脉炎症消退，血栓形成，静脉阻塞，下肢明显肿胀，浅静脉曲张和皮肤毛细血管扩张（瘀血性肿胀），苔白腻，舌质红或有瘀斑。应活血化瘀、利湿通络，内服活血通脉饮、丹参活血汤，兼服大黄䗪虫丸、四虫片。丹参活血汤，药用丹参、赤芍、当归、金银花各30g，川牛膝、漏芦、泽泻、木瓜各12g，川芎、红花、黄柏、地龙、防己各10g。方中丹参、金银花活血化瘀，解毒通络为主药，赤芍、当归、泽泻、木瓜、黄柏、地龙活血利水消肿止痛为臣药，漏芦、川芎、红花活血通络为佐药，川牛膝、防己引药下行通络止痛为使药。

对急性静脉血瘀证，病情较重者，同时内服四妙勇安汤加味和活血通脉饮，每日服2剂，并加用大黄、芒硝，以通里攻下、泻热逐瘀，增强清热活血、消瘀溶栓作用。

外治疗法：应用活血消肿洗药、硝矾洗药煎汤，趁热熏洗患肢，具有消除肢体瘀血肿胀，缓解疼痛和促进侧支循环作用。

【验案举隅】

验案1 患女，因右下肢胀痛3天，肿胀2天，于1980年3月14日来诊。

初诊：患者3天前购物后发现右小腿肿胀痛，逐渐加重。2天前右下肢肿胀，小腿肿甚前来门诊就诊，初步诊断为"急性下肢深静脉血栓形成"收入院。现患者右下肢粗肿胀痛，无胸痛、咳嗽、咳血等症状，无发热。右下肢广泛性粗肿，皮色淡红，浅静脉曲张，腓肠肌饱满紧韧，有压痛，皮温较对侧高，胫前呈凹陷性水肿，股三角区有压痛。霍曼氏征（＋），尼霍夫征（＋）。足背动脉、胫后动脉可触及。血常规检验：白细胞计数 $13.1×10^9/L$，便常规及尿常规（－）。红细胞沉降率：30mm/h。

患者素有筋瘤，血壅于下，郁久化热，湿热阻塞脉道，而成本病。患者以"右下肢胀痛3天，肿胀2天"为主诉，属中医学之"肿胀"病范畴，证属湿热下注证，中医诊断：①股肿，②筋瘤；西医诊断：①下肢深静脉血栓形成（右），②下肢静脉曲张。治疗以活血化瘀、清热利湿，方选四妙勇安汤加味，水煎服，日1剂，共12剂，口服活血通脉片20片/次，每日3次。

按：患者为右下肢深静脉血栓形成，发病2天，属急性静脉血瘀证（湿热下注型）。应清热、活血、利湿法，异病同治，仍可内服四妙勇安汤加味治疗，可以加泽兰30g、猪苓24g、泽泻15g增强活血利水的功效。

验案2 患女，49岁。因左下肢广泛性肿胀6年，左小腿溃破1年就诊。以髂股静脉血栓形成并发小腿性溃疡为诊断于2006年6月26日来我院住院治疗。

初诊：患者6年前出现左下肢广泛性肿胀，伴有下肢胀痛，1年前左小腿曾溃破。近半个月又溃破。证见左小腿广泛肿胀，皮肤色素沉着，内踝处溃疡大小为3cm×3cm，已结痂。舌质红绛，苔薄黄，脉沉弦。此为下肢瘀血重症。治以活血化瘀，药用丹参、赤芍、当归、金银花各30g，川牛膝、漏芦、泽泻、木瓜、泽兰、猪苓各12g，川芎、红花、黄柏、地龙、防己各10g。水煎服，日1剂。同时应用四虫片、活血通脉片，丹参注射液静脉滴注，以活血化瘀，通脉止痛；解毒散瘀洗药，水煎外洗患处，以清热解毒，活血化瘀，药用大黄50g，芒硝、紫

> 花地丁、芙蓉叶各30g，川芎、红花、白芷、苏木、皂角刺各15g。方中大黄、芒硝泻热通瘀为君药，紫花地丁、芙蓉叶、川芎活血通络，清热解毒为臣药，红花、白芷、苏木、皂角刺为佐使药。嘱咐患者注意休息，避免久站久坐。
>
> 二诊：治疗后左小腿肿痛减轻，溃疡结痂，皮肤色素沉着减轻。舌脉同前。诸证仍为血瘀阻络之象，原方继服。解毒散瘀洗药，外洗患处，以清热解毒，活血化瘀。嘱咐患者注意休息，避免久站久坐。
>
> 三诊：经上治疗后左小腿肿胀减轻，溃疡痂皮脱落创面愈合。舌质红绛，舌苔白，脉沉。诸证仍为血瘀阻络之象，原方继服15剂。口服四虫片每次10片，每日3次；解毒散瘀洗药，外洗患处，以清热解毒，活血化瘀。共治疗月余病症缓解。

按：尚德俊先生认为，下肢深静脉血栓形成属于中医学的"脉痹""瘀血流注"和"肿胀"等范畴。髂股静脉血栓形成并发瘀血性溃疡，主要病因病机为血瘀脉络所致。该案治以活血祛瘀，应用丹参活血汤，同时应用四虫片、活血通脉片、丹参注射液，以加强活血化瘀，通脉止痛之力，提高疗效。解毒散瘀洗药外洗以清热解毒，活血化瘀，取得临床显著好转之效。体现了先生对该病期型结合、病证结合辨证论治，内治疗法与外治疗法相结合，活血化瘀法贯穿治疗始终的临床思辨特点。

主要参考文献

［1］全国中西医结合治疗血栓闭塞性脉管炎经验交流学习班．血栓闭塞性脉管炎防治手册［M］．济南：山东人民出版社，1972．

［2］尚德俊．中西医结合治疗血栓闭塞性脉管炎［M］．济南：山东科技出版社，1983．

［3］尚德俊．秦红松．中西医结合治疗周围血管疾病［M］．北京：人民卫生出版社，1990．

［4］尚德俊．中西医结合治疗闭塞性动脉硬化症［M］．北京：人民卫生出版社，1998．

［5］尚德俊，侯玉芬，陈柏楠．周围静脉疾病学［M］．北京：人民军医出版社，

2001.

［6］尚德俊，王嘉桔，张柏根．中西医结合周围血管疾病学［M］．北京：人民卫生出版社，2004.

［7］尚德俊．中西医结合治疗血栓闭塞性脉管炎的几点体会［J］．山东中医学院学报，1978（4）：30.

［8］尚德俊．活血化瘀法在周围血管疾病中的应用［J］．山东中医学院学报，1980（4）：52.

［9］尚德俊．中西医结合治疗闭塞性动脉硬化的几个问题［J］．山东中医学院学报，1988（2）：55.

［10］尚德俊．周围血管疾病治疗八法［J］．山东中医杂志，1990（4）：2.

［11］尚德俊，秦红松．闭塞性动脉硬化症截肢手术问题［J］．山东医药，1990（3）：11.

［12］尚德俊．中西医结合治疗周围血管疾病的发展趋势［J］．山东中医学院学报，1993（4）：12.

［13］尚德俊．周围血管疾病诊断和治疗的几个问题［J］．中国中西医结合外科杂志，1996（3）：135.

［14］尚德俊．熏洗疗法［M］．3版．济南：山东人民出版社，1976.

［15］尚德俊，秦红松．外科外治疗法［M］．北京：人民卫生出版社，1992.

［16］尚德俊．外科"围药"研究［J］．山东中医学院学报，1985（1）：36.

［17］尚德俊．外科"贴熁药"研究［J］．山东中医学院学报，1985（4）：35.

［18］尚德俊．外科外治疗法（一）［J］．山东中医学院学报，1986（1）：41.

［19］尚德俊．外科外治疗法（五）［J］．山东中医学院学报，1987（1）：36.

［20］尚德俊．周围血管疾病的外治疗法［J］．山东医药，1988（2）：35.

（秦红松整理）